Gabriele Kiesling

NACKEN & SCHULTERN

SCHMERZFREI IN 30 TAGEN

Bibliografische Information der Deutschen Nationalbibliothek
Die Deutsche Nationalbibliothek verzeichnet diese Publikation in der Deutschen Nationalbibliografie. Detaillierte bibliografische Daten sind im Internet über http://dnb.d-nb.de abrufbar.

Für Fragen und Anregungen

info@rivaverlag.de

Wichtige Hinweise
Dieses Buch ist für Lernzwecke gedacht. Es stellt keinen Ersatz für eine individuelle medizinische Beratung dar und sollte auch nicht als solcher benutzt werden. Wenn Sie medizinischen Rat einholen wollen, konsultieren Sie bitte einen qualifizierten Arzt. Der Verlag und die Autorin haften für keine nachteiligen Auswirkungen, die in einem direkten oder indirekten Zusammenhang mit den Informationen stehen, die in diesem Buch enthalten sind.

Ausschließlich zum Zweck der besseren Lesbarkeit wurde auf eine genderspezifische Schreibweise sowie eine Mehrfachbezeichnung verzichtet. Alle personenbezogenen Bezeichnungen sind somit geschlechtsneutral zu verstehen.

Originalausgabe
1. Auflage 2023

Türkenstraße 89
80799 München
Tel.: 089 651285-0
Fax: 089 652096

Redaktion: Ulrike Reinen
Umschlaggestaltung: Sonja Vallant
Umschlagabbildungen: Nils Schwarz
Fotos: sämtliche Fotos im Innenteil von Nils Schwarz, nilsschwarz.com, außer S. 207 Roswitha Kaster
Models: Christina Bohle c/o FREISTIL Sportmodels; Nicky Laungani c/o FREISTIL Sportmodels
Illustrationen: sämtliche Illustrationen im Innenteil von Gabriele Kiesling, außer: S. 12 shutterstock/Alila Medical Media; S. 15 shutterstock/udaix; S. 16 shutterstock/ORLY Design
Satz: Daniel Förster
Druck: Firmengruppe APPL, aprinta Druck, Wemding
Printed in Germany

ISBN Print 978-3-7423-2295-1
ISBN E-Book (PDF) 978-3-7453-2089-3
ISBN E-Book (EPUB, Mobi) 978-3-7453-2088-6

Gabriele Kiesling

NACKEN & SCHULTERN
SCHMERZFREI IN 30 TAGEN

Über 90 Übungen gegen Verspannungen, Blockaden und andere Beschwerden

riva

INHALT

VORWORT

Nackenschmerzen sind in der Bevölkerung weitverbreitet und können die Lebensqualität bei einem Teil der Betroffenen deutlich mindern. Laut der BURDEN Studie des Robert Koch-Instituts (RKI; 2020) sind Nackenschmerzen die zweithäufigste Form orthopädischer Beschwerden in Deutschland. 45,7 Prozent der Bevölkerung geben an, in den letzten zwölf Monaten mindestens einmal Nackenschmerzen gehabt zu haben. Frauen berichten vorwiegend häufiger von Nackenschmerzen als Männer. Im Altersverlauf zeigen sich nur wenige markante Veränderungen. Der Hauptgrund für Nackenbeschwerden ist eine Überbelastung der oberen Wirbelsäule, der Nerven und myofaszialer Strukturen. Belastung entsteht heutzutage zumeist durch Schreibtischarbeit, Handynutzung und falsches Krafttraining. Dies führt dann zu Beschwerden, nicht nur im Nacken, sondern auch in Schultern, Armen und Kopf. So entstehen aus den zunächst akuten Schmerzbeschwerden später chronifizierte Krankheitsbilder wie Hals- und Brustwirbelsäulensyndrom, Bandscheibenerkrankungen, Atemstörungen, CMD (craniomandibuläre Dysfunktion, eine Funktionsstörung des Kausystems) oder Schultersteife.

Sie sind also nicht allein, wenn Sie an Nackenschmerzen leiden, Sie bewegungseingeschränkt sind oder an Folgen Ihrer Nackenbeschwerden leiden. Grund genug für mich, eine 30-Tage-Challenge für Sie auszuarbeiten, um diese Beschwerden in den Griff zu bekommen. Vielleicht fragen Sie sich, ob Ihr Nackenleiden überhaupt wieder besser werden kann? Ich verspreche Ihnen: Das kann es. Mit meiner Praxiserfahrung nehme ich Sie an die Hand und führe Sie in 30 Tagen in die Schmerzfreiheit. Mein 30-Tage-Programm für den Rücken hat bereits zahlreichen Menschen nachhaltig geholfen, das gleiche Prinzip funktioniert auch für den Nacken. Wichtig für den Erfolg ist Ihre genaue Umsetzung meines Fachkonzepts.

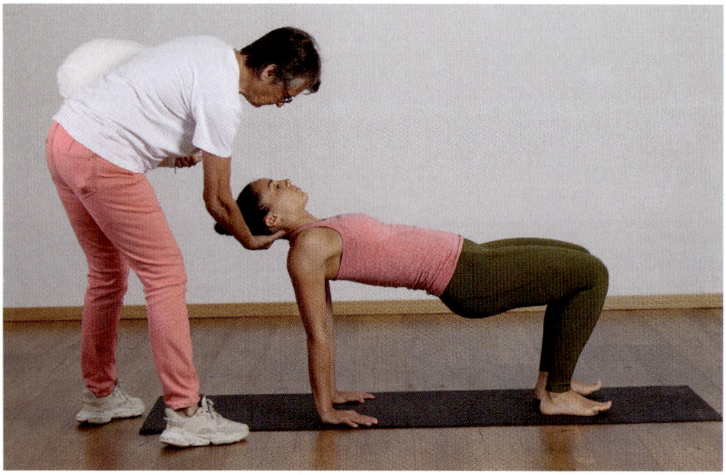

Das 30-Tage-Programm ist perfekt für alle, die an einer natürlichen Heilung ihrer Nackenschmerzen interessiert sind. Denn: Alles, was gegen die Natur ist, hat auf Dauer keinen Bestand! Auf dem Bild zeige ich dem Model beim Fotoshooting die richtige Kopfposition für die Übung.

Der Schmerz ist das Alarm-, aber auch das Startsignal schlechthin. Jetzt ist es an der Zeit, einen »Reset« durchzuführen, wie Sie es vielleicht von Ihrem Computer oder Ihrem Handy kennen: Setzen Sie alles auf Anfang! Denn nichts anderes ist wichtiger, als zunächst Ihre Schmerzen zu beseitigen. Danach startet, um im Bild zu bleiben, Ihr Körperprogramm wieder besser durch. Erleben Sie die Beschwerdelinderung als eine erste Hilfe und bleiben Sie dran. Dann werden sich im Laufe dieser 30 Tage Ihre Bewegungsstereotype und Alltagsgewohnheiten positiv verändern. Mit diesen Erfolgserlebnissen werden Sie sich ermutigt fühlen, tiefer ins Physiotherapieprogramm einzusteigen. Anhand von Erfolgsdiagrammen (siehe Seite 37) werden Ihre Fortschritte sichtbar. Komplexes Training mit den fortgeschrittenen Maßnahmen bringt Sie schlussendlich wieder in den Bereich Ihrer Lieblingsübungen, sofern diese ratsam für Sie bleiben.

Mit meinem Krankheits-/Gesundheitskontinuum (siehe unten) können Sie selbst ermitteln, wie es um Ihre Nackengesundheit steht. So können Sie sich ganz individuell Ihr Programm zurechtschneidern. Bei starken Beschwerden ist selbstverständlich erst einmal größte Vorsicht geboten – sehen Sie sich dazu die Übungen der ersten Woche des Programms an (siehe ab Seite 60). Wie Sie sich Schmerzlinderung verschaffen, erfahren Sie in der zweiten Woche (siehe ab Seite 74). Während der dritten Woche können Sie sich mit Ihren Übungen schon zuversichtlich weiter vorwagen (siehe ab Seite 88). So geht es dann hoffentlich in der vierten Woche (siehe ab Seite 102) immer weiter und steil bergauf bis zu schmerzfreien Übungen oder zurück zu Ihrem Lieblingssport.

Je weiter Sie sich im Laufe der 30 Tage von Ihren Schmerzen entfernen und möglichst verabschieden, umso mehr beschützen Sie Ihren Nacken vor dem Wiederauftreten der Beschwerden und den Folgeschäden. Viel Erfolg auf Ihrem ganz persönlichen Weg durch mein Wissen und Ihr Handeln – das wünsche ich Ihnen von ganzem Herzen!

Gabriele Kiesling

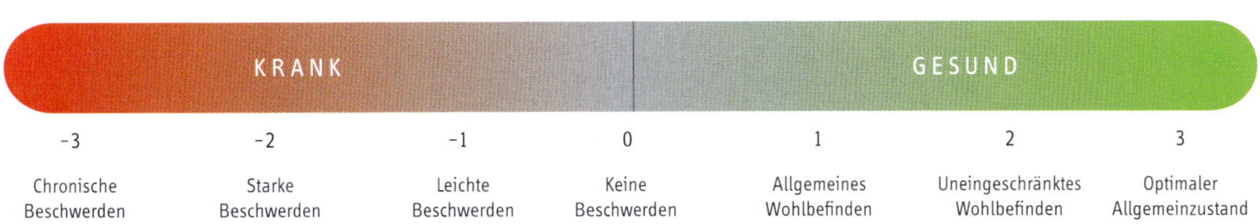

Die chronischen und akuten Nackenschmerzen sind, je nach Intensität, bei –3 und –1 auf der Krankheitsseite einzuordnen. Das Ziel Ihres Nackenprogramms ist, dass Sie sich zwischen 1 und 3 auf der Gesundheitsseite verorten. Achten Sie bitte auch mit der Hilfe des Erfolgsdiagramms (siehe Seite 59) auf eine stetige Verbesserung Ihrer Beschwerden. Passen Sie Ihr Maßnahmenprogramm immer der jeweiligen Situation an. Lassen Sie sich von kleinen oder größeren Rückschlägen aber nicht entmutigen.

EINFÜHRUNG

Der Nackenschmerz ist ein gravierender Störfaktor Ihrer Gesundheit. Und, wenn Sie nicht Sorgfalt auf die Heilung legen, die Quelle für eine zunehmend chronifizierte Erkrankung. Mit meiner über 50-jährigen Praxiserfahrung als Physiotherapeutin habe ich natürlich unzählige Nacken gesehen und behandelt.

Entscheidend für mich ist dann zunächst das Erstgespräch, die sogenannte Anamnese, die zielführenden Tests und die Bewegungsuntersuchungen. All das können Sie in etwa auch selbst machen. Wie das geht, zeige ich Ihnen in diesem Buch. Sie wissen vielleicht selbst am besten, was Ihnen fehlt. War es eine lange zurückliegende Verletzung, eine Überlastung, der Stress oder eine akute Fehlbewegung? All das kann die eigentliche Ursache Ihrer Nackenproblematik sein.

MEINE PHYSIOTHERAPIE FÜR SIE

Die Kiesling-Methode gegen Nackenbeschwerden ist lösungsorientiert und patientenspezifisch. Aus meiner Perspektive gibt es kein Allheilrezept, sondern ausschließlich ein qualifiziertes, individuelles Vorgehen mit messbaren Erfolgen.

Bedingt durch Trends und Moden in den Medien haben immer neue Ideen in die Behandlung von Nackenschmerzen Einzug gehalten. Erfolgreiche Physiotherapie ist multimodal. Sie zeichnet sich durch aktive und passive Maßnahmen sowie durch lehrende und beratende Inhalte aus. Die Halte- und Bewegungsfunktionen sind wichtiger als die ausschließliche Schmerzbetrachtung. Die bekannte Architekten- und Designerformel besagt: »Form follows function!« Heute sage ich: »Die Körperform folgt der Funktion.« So hat zum Beispiel ein Büromensch, bedingt durch seine sitzende Tätigkeit und manuellen Bewegungsstereotypen, eine völlig andere Nackenform und Haltung als ein Bergbauer oder ein Zehnkämpfer und sollte daher spezifisch therapiert werden.

HELFEN SIE SICH SELBST

Die Nackendiagnostik hat sich in den letzten Jahren sehr auf die radiologische Seite hin verschoben. MRT (Magnetresonanztomografie), CT (Computertomografie) und das Röntgen haben Hochkonjunktur. Dementsprechend wird dann sehr schnell operiert, harte Medikamente werden verschrieben oder kuriose Hilfsmittel wie »Nackenretter« und Ähnliches eingesetzt. Moderne Radiologie, so wichtig sie auch im Einzelfall sein mag, sieht ausschließlich die strukturellen Aspekte des Nackens. Das sind Knochen,

Bandscheiben, Sehnen, Bänder und Muskeln. Die funktionelle Beurteilung des Nackens ist daher eher in den Hintergrund gerutscht. Ich halte die Haltungs- und Bewegungstests, die Solllängenbeurteilung der Muskulatur und den Zustand des Fasziengewebes für mindestens so aussagekräftig. Unter Faszien versteht man das die Muskeln umgebende Bindegewebe. Das Fasziengewebe macht ein Drittel unseres Körpergewichts aus und ist unser wichtigstes Sinnesorgan. Die Beurteilung kann durch eine Selbstuntersuchung erfolgen.

Am Anfang meiner Diagnostik steht die Anamnese, die Krankengeschichte. Sie reicht oft schon Jahrzehnte zurück. Alte gravierende Verletzungen wie Frakturen oder Verrenkungen werden sich ein Leben lang im Schmerzbewusstsein ablagern; sie sind dann nicht wirklich verheilt und vergessen. Gelenkfehlstellungen, fasziale Verklebungen, Muskelfehlbalancen und ein angepasster Bewegungsstereotyp zeugen später davon. Machen Sie sich selbst einmal ein »Nacken-Bild« Ihres Lebens. Drehen Sie in diesem Sinn Ihren Lebensspielfilm doch noch einmal zurück. Welche besonderen oder starken Verletzungen haben Sie im Laufe Ihres Lebens erlitten? Ereignisse, die Sie heute noch ganz genau beschreiben können, sind Erinnerungen, die immer noch in Ihrem unbewussten Schmerzgedächtnis eingegraben sind. Solche Erlebnisse werden, wenn sie erkannt und verstanden werden, Ihr Schlüssel zu besserer Nackengesundheit werden. Reversible, also umkehrbare, Nackenbeschwerden gibt es viel häufiger als manifeste und nicht umkehrbare Nackenleiden wie die Arthrose, den Schiefhals oder die Osteoporose. Daher kommen der Selbsterforschung und der funktionellen Betrachtung Ihrer Nackenbeschwerden in diesem Buch mehr Bedeutung zu als der radiologischen Untersuchung.

Auch psychische beziehungsweise psychosomatische Faktoren können einen gravierenden Einfluss auf Ihren Nacken haben. Ich habe jedoch diesen Aspekt ausgespart. Suchen Sie bitte im Zweifelsfall einen klinischen Psychologen oder Psychiater auf. Auch der positive Einfluss richtiger Ernährung ist heute kein Geheimnis mehr. Intervallfasten und entzündungshemmende Kost kann das in diesem Buch vorgestellte 30-Tage-Programm sicher sinnvoll bereichern. Bitte informieren Sie sich hierzu an geeigneter Stelle selbst.

Der Theorieteil dieses Buches ist Ihr Schlüssel zum Erfolg. Lesen Sie ihn bitte aufmerksam, um sich mit dem nötigen Hintergrundwissen auf Ihren ganz persönlichen Weg zu einem gesunden Nacken zu begeben.

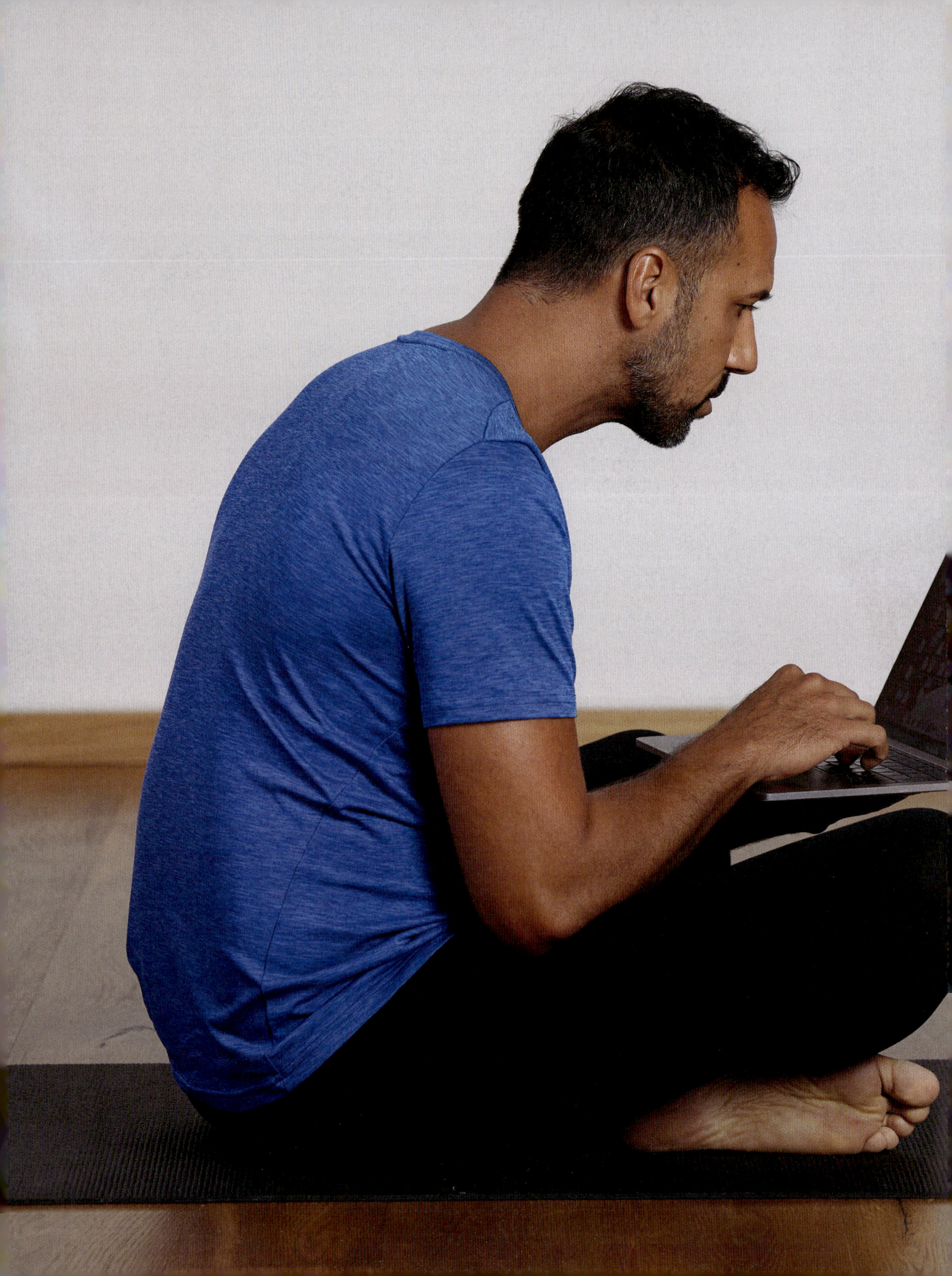

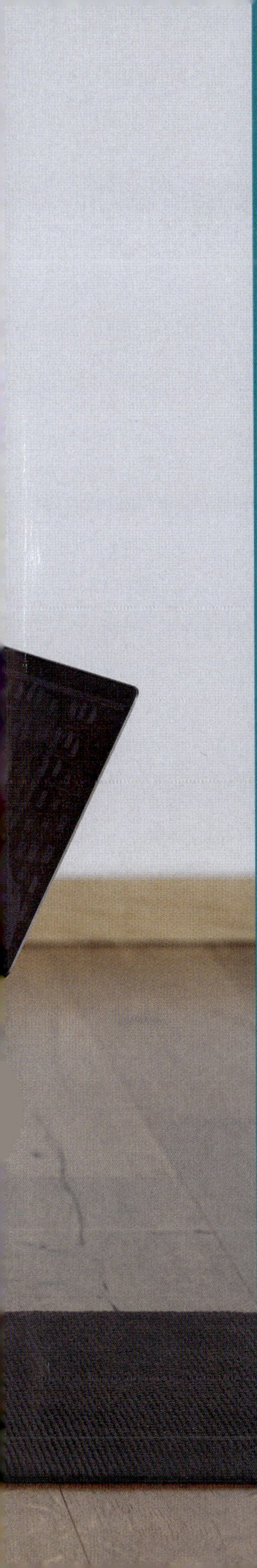

1

WENN NACKEN, SCHULTERN UND DER KOPF SCHMERZEN

BESCHWERDEN UND IHRE AUSLÖSER

Um ein umfassendes Verständnis für Ihren Nacken zu entwickeln, sind einige anatomische Kenntnisse der oberen Wirbelsäule und deren Funktion sehr hilfreich. Nehmen Sie sich bitte Zeit dafür. Sie lernen dann die Ursache und Auswirkung Ihrer Schmerzen besser verstehen. Bewegungsstörungen der Halswirbelsäule und des Schultergürtels können bei Nackenbeschwerden das Leitsymptom sein. Aber auch myofasziale Disbalancen oder Verfilzungen, die schon seit längerer Zeit bestehen, können zu Nackenbeschwerden führen. Dieses Kapitel bildet die Basis für Ihr 30-Tage-Programm.

ANATOMIE UND FUNKTION DER OBEREN WIRBELSÄULE

Ihr Nacken ist mit der Halswirbelsäule und dem Schultergürtel ein wahres biomechanisches Wunderwerk. Leider reagiert dieses Wunderwerk aber sehr sensibel auf Fehlbelastungen und Fehlhaltung und schränkt dann Ihre Nackengesundheit ein. Das Sitzen mit einem Rundrücken, nach vorn gerecktem Nacken und dazu noch einer Kopffehlhaltung kann Ihrem Nacken auf Dauer nachhaltig schaden. Auch falsch durchgeführte Fitnessübungen mit schweren Hanteln und lange anhaltende Überkopfbewegungen könnten Gift für diesen sensiblen Bereich sein.

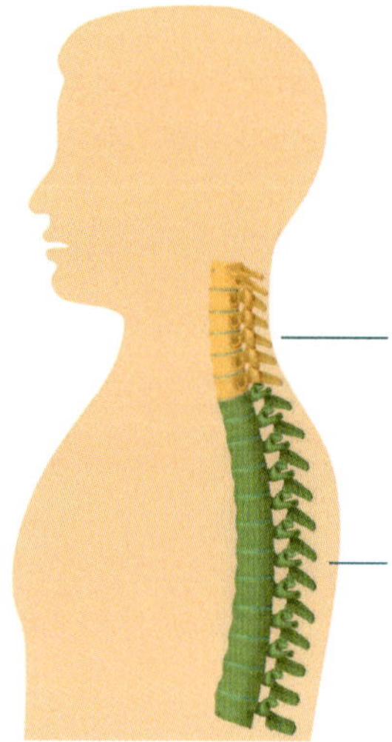

Die optimale Funktion der Wirbelsäule wird durch die aufrechte Haltung unterstützt.

Ihre Wirbelsäule insgesamt hat einen wunderbar funktionellen Aufbau, der es ihr möglich macht, gleichermaßen Mobilisation und Stabilisation, je nach Bedarf, zuzulassen. Der Hohlausbiegung im Halswirbelsäulenanteil steht die Rundausbiegung der Brustwirbelsäule und die Hohlausbiegung der Lendenwirbelsäule entgegen. Stellen Sie sich im Laufe des Tages diese Idealform immer wieder vor, um durch kleine Übungen eine Verbesserung Ihrer Körperaufrichtung und Kopfposition vorzunehmen. Achten Sie auf eine aufrechte Haltung und Kopfbewegung und üben Sie das immer wieder ein.

MUSKELN, FASZIEN UND BÄNDER

Jede Abweichung der Halswirbelsäule von der physiologischen Form, auch eine Über- oder Minderbeweglichkeit, übt einen großen Belastungsreiz auf Ihr Muskel- und Fasziengewebe sowie auf Facettengelenke der Halswirbelsäule und die Bänder an Ihrem Nacken aus. Ein dauerhaft zu starker »Hohlhals« wird zur Verkürzung der tonischen Nackenmuskeln führen. Das sind beispielsweise der lange Nackenstreckmuskel *(Musculus trapezius, pars descendens)*, der Schulterblattheber *(Musculus levator scapulae)* und die vordere Schultermuskulaur *(Musculus pectoralis)*. Die Gegenspieler sind Bewegungsmuskeln; diese schwächen sich bei einer Verkürzung der tonischen Muskeln entscheidend ab, so zum Beispiel die vordere Halsmuskulatur *(Platysma)* und der Kopfumwendemuskel *(Musculus sternocleidomastoideus)*, der Nackenmuskel *(Musculus trapezius pars ascendens)* und die Zwischenschulterblattmuskeln *(Musculi rhomboidei)*.

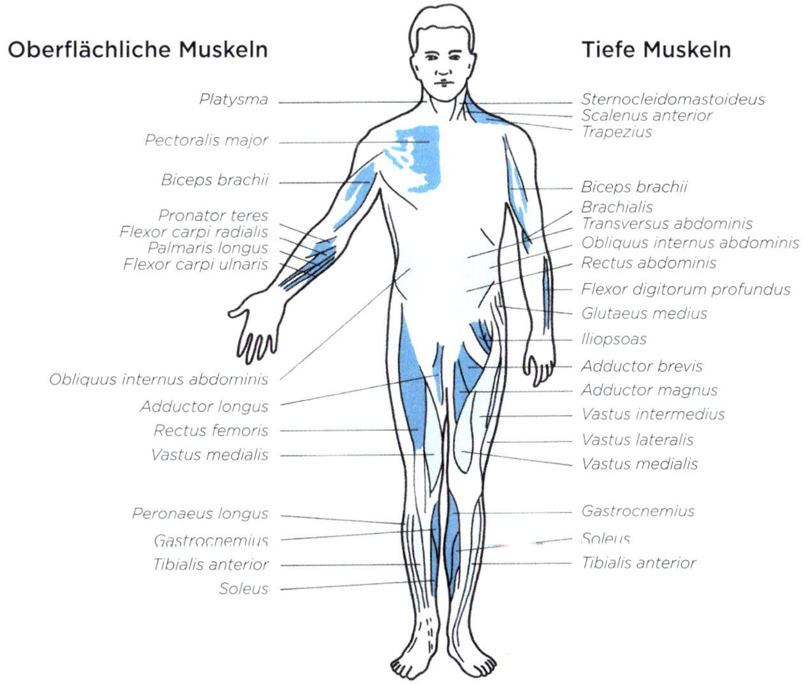

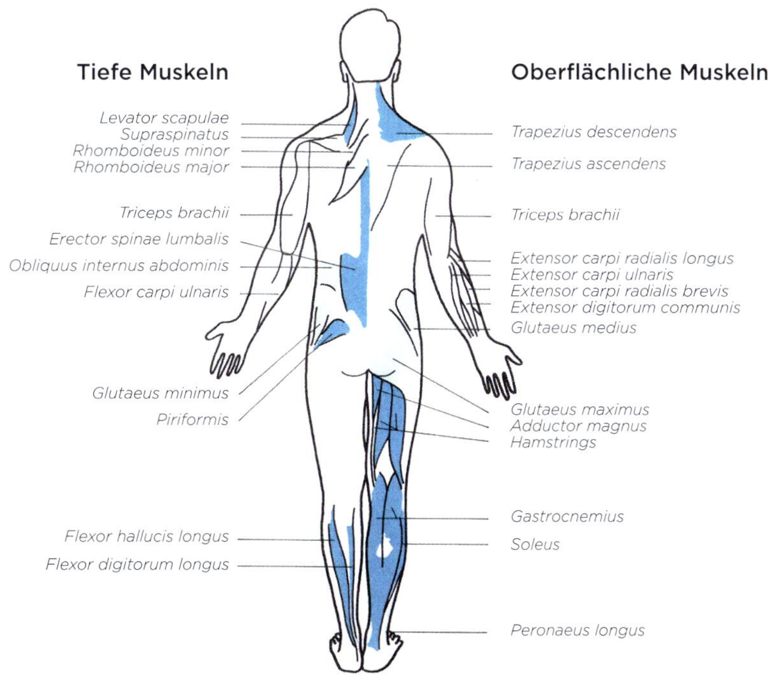

Die Abbildungen zeigen tonische (dunkelblau) und phasische (hellblau) myofasziale Strukturen. In der Regel neigen die tonischen Muskeln zur Verkürzung und sollten zunächst auf ihre Solllänge gedehnt werden, bevor die Kräftigung der phasischen Muskeln erfolgt.

Wichtig für die Nacken- und Halswirbelsäulenaufrichtung ist die »Nackenrosette« mit ihren autochthonen Muskeln (*Musculus rectus capitis, Musculus obliquus capitis, Musculus longus colli* und mehr). Sie setzen unmittelbar an der Halswirbelsäule an und sind nicht direkt trainierbar wie beispielsweise der Bizepsmuskel, sondern nur indirekt durch sehr gezielte Bewegungen mit den Augen und der Atemkontrolle. Unspezifische Nackenschmerzen werden durch Überbeanspruchung aufgrund von Bildschirmarbeit, Handybenutzung mit starrer, einseitiger Augenmotorik und eingeschränkter Atmung verursacht. Die Nackenrosette zu regenerieren und wieder fluffig weich zu bekommen, ist oft schon das Mittel der Wahl.

FUNKTION UND AUFBAU DER OBEREN WIRBELSÄULE

Auf der oberen Halswirbelsäule sitzt der Kopf mit seinen etwa fünf Kilogramm Gewicht. Das ist ein wenig mehr als ein Fünf-Liter-Eimer Wasser oder 20 Päckchen Butter. Dieses Gewicht tragen Sie den ganzen Tag »kunstgerecht« durch die Welt. Dabei sind die Augen immer auf eine waagerechte Linie, die sogenannte Labyrinth-Ebene, ausgerichtet. Das bedeutet eine dreidimensionale Bewegungskompensation der sogenannten Kopfgelenke (Hinterkopf und Halswirbelkörper 1 bis 3) bei Anforderungen wie Hören, Sehen oder die Reaktion auf alle sonstigen Umweltreize. In diesem Bereich finden vorwiegend die Drehbewegungen statt.

Die Halswirbelsäule hat sieben Wirbelkörper mit den dazwischenliegenden Bandscheiben. Die einzelnen Halswirbel sind sehr filigran und mobil. Die Brustwirbelsäule mit ihren zwölf Einzelwirbeln ist deutlich robuster von der Wirbelform her als die Halswirbelsäule (HWS). Empfindlicher sind hingegen die zwischen den Wirbelkörpern liegenden Bandscheiben. Sie haben einen gallertartigen Kern *(Nucleus pulposus)* und einen derben Rand *(Anulus fibrosus)*. Bei dauerhafter Fehlstellung oder Fehlbelastung der Wirbelkörper verschiebt sich die Bandscheibe. Durch heftige Bewegungen, Erschütterungen oder sehr starke Krafteinwirkungen kann sich der Kern einen Weg durch den Faserring schaffen.

Stülpt sich die Bandscheibe über die Wirbelkörper hinaus, spricht man von einer Vorwölbung (Protrusion). Reißt der Faserring ein und die Bandscheibe drückt sich ein Stück heraus, spricht man von einem Bandscheibenvorfall (Prolaps). Oft drückt ein Prolaps auf eine Nervenwurzel (Radix) und verursacht radikuläre Beschwerden, die zu motorischen und/oder sensiblen Ausfällen im Bereich des Kopfs, der Schultern und Arme führen können. Sollte ein Prolaps rückseitig gegen das Rückenmark drücken, können auch Beschwerden im unteren Körperbereich auftreten.

Wichtig ist der Übergang von der Hals- zur Brustwirbelsäule (C7/Th1). Wie in allen Übergangsbereichen der Wirbelsäule ist die physiologische Beweglichkeit entscheidend.

Dieser sogenannte CTÜ (cervikothorakaler Übergang) ist sehr oft im zunehmenden Alter komprimiert und bewegungseingeschränkt. Er tritt dann auch optisch hervor. Dadurch ist dann entscheidend die Seitneigung von Kopf und Halswirbelsäule eingeschränkt.

WIRBELDYSFUNKTION UND DEREN FOLGEN

Die obere Wirbelsäule steht in engem Kontakt mit dem Nacken- und Schulterbereich und mit den Körperorganen. Bei Funktionsstörungen können akute oder im Lauf der Zeit auch chronifizierte Folgen auftreten. Ich mache meine Einschätzung nicht nur an einem einzigen Wirbelsegment fest, sondern betrachte Beschwerden eher funktionell segmental, wie in der manuellen Medizin und Osteopathie gelehrt, in komplexerer Form. So können Atemstörungen von der oberen Halswirbelsäule, Schulterbeschwerden von der tieferen Halswirbelsäule und Herzbeschwerden von der oberen Brustwirbelsäule kommen. Eine Orientierung bietet Ihnen die folgende Tabelle.

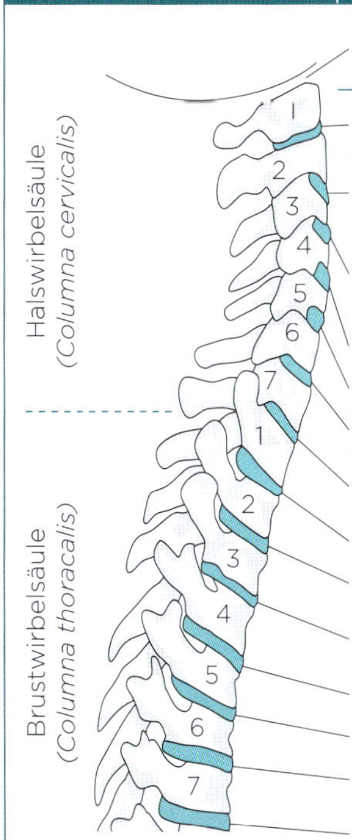

Hals- und Brustwirbelsäule	Wirbel-segment	Bezugs-/ Organgebiet	Folgen
	C1	Innenohr, Blutzufuhr zum Kopf	Schwindel, Kopfschmerzen, Blutdruckschwankungen
	C2	Augen, Nase, Nebenhöhlen	Sehfähigkeit und Augenbeschwerden, Sinusitis, Kopfschmerzen
	C3	Kiefer, Mund, Zähne,	CMD, Trigeminusneuralgie, Schluckbeschwerden
	C4	Nacken, Schulter-gürtel, Zwerchfell	Nackenschmerzen, unspezifische Armbeschwerden, Atemstörungen, Husten, COPD
	C5	Schulter, Oberarm	Schulterbeschwerden, Bizepsstörungen
	C6	Ellenbogen, Daumen	Tennisellenbogen, Whatsapp-Daumen
	C7	Mittelhand	Karpaltunnelsydrom, Fingerbeschwerden
	C8	Unterarminnenseite, Kleinfinger	Golferellenbogen, Kleinfingerbeschwerden
	Th1	Innenarm	Trizepsstörungen, Golferellenbogen
	Th2	Herz	Herzbeschwerden
	Th3	Lunge, Bronchien, Brustkorb	Atemnot, Bronchitis, Rippengelenkstörungen
	Th4	Gallenblase	Gallenbeschwerden
	Th5	Leber, Solarplexus	Leberbeschwerden, Kreislaufstörungen
	Th6	Magen	Magenbeschwerden, Sodbrennen
	Th7	Bauchspeicheldrüse, Zwölffingerdarm	Magenbeschwerden, Diabetes

Der erste Nerv der Halswirbelsäule tritt zwischen dem Hinterhaupt (Occiput) und dem ersten Halswirbelkörper aus und wird als C1 bezeichnet. Daher gibt es acht segmentale Verbindungen, aber nur sieben Halswirbelkörper. Die Brustwirbelsegmente entsprechen den jeweiligen Etagen der Brustwirbelsäule; so entspringt beispielsweise Th4 unterhalb des vierten Brustwirbels.

URSPRUNG, URSACHEN UND FORMEN VON SCHMERZEN

Schmerzen haben immer eine Warnfunktion, sie sind ein wichtiges Alarmsignal. Sie könnten sie einfach ignorieren und als eine Art Symptomtherapie ein Schmerzmittel einnehmen. Dann wären Sie den Schmerz erst einmal los. Schmerzmittel können Heilmittel aber nicht ersetzen! Besser ist es daher, die eigentliche Ursache des Schmerzes zu ermitteln. Was könnte der zutreffende Auslöser sein? Überlastung, Unterforderung, Verkühlung, ein Trauma oder auch übermäßiger Stress mit Anspannung kommen primär infrage. Die Schmerzsensoren in Haut und Faszien nehmen die eintreffenden Reize in Sekundenbruchteilen auf und leiten sie über die Rückenmarksebene zum Gehirn. Dort werden sie erkannt, beurteilt und verarbeitet. Keine andere Sinnesempfindung ist so stark von der vegetativen und emotionalen Ausgangslage des Menschen abhängig, also davon, wie angespannt oder entspannt Sie sind, wie der Schmerz.

Schmerzen geben Ihnen eine wichtige Orientierung: Indem Sie den Schmerzsignalen und den Reaktionen Ihres Körpers ausreichend Gehör schenken und angemessen handeln, sammeln Sie die für die Selbstbehandlung wichtige Erfahrung. Sie lernen, wann es nötig ist einzugreifen und was genau Ihnen hilft. Heilung entsteht durch Wissen und Handeln.

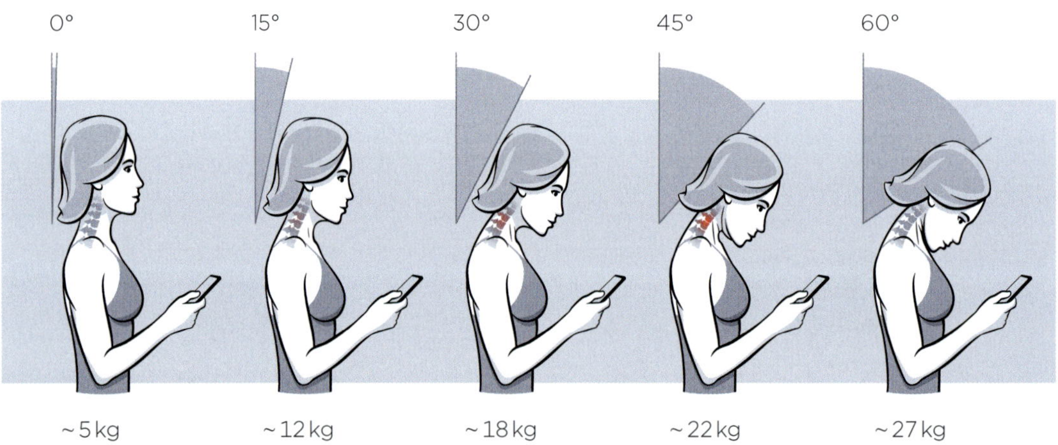

Je schiefer der Kopf, umso größer die Belastung für den Nacken: Zerren bei einer Neigung von 15 Grad noch rund 12 Kilogramm an den Halswirbeln, so sind es bei 60 Grad bereits mehr als doppelt so viel. Der New Yorker Chirurg Kenneth Hansraj nimmt an, dass der ständige Gebrauch von Smartphones zu einer Schädigung der Körperhaltung führt.

Ursprung der Schmerzen sind häufig die Faszien. Faszien sind das wichtigste Sinnesorgan, der sogenannte sechste Sinn und daher der Dreh- und Angelpunkt von Schmerzen, Bewegungssteuerung und Gefühlen. Die zwei Sinnesforscher David Julius (USA) und der im Libanon geborene Ardem Patapoutian erhielten für ihre Entdeckung von Rezeptoren für Temperatur und Berührung den Medizinnobelpreis 2021. Das ist voraussichtlich der Beginn eines Paradigmenwechsels in der Schmerzerkennung und ihrer Interpretation. Hierzu wird es sicher in den nächsten Jahren noch zahlreiche interessante Neuigkeiten geben.

Wissenschaft ist immer im Fluss! Bekannt ist schon, dass Faszienschmerzen im Gegensatz zu Muskelschmerzen eher emotional spürbar sind. Oft werden sie als »fies«, »gemein« oder sogar »hinterhältig« beschrieben, Muskelschmerzen dagegen als »bohrend«, »drückend« oder »tief«. Bereits über 250 Millionen Fasziensensoren sind entdeckt und von der internationalen Faszienforschung wissenschaftlich erkannt worden.

FEHLHALTUNGEN UND FEHLBELASTUNGEN

Krummes Sitzen mit einer Vorneigung des Kopfs belastet den Nacken ganz enorm. Dabei ist das Sitzen noch belastender als Stehen; Liegen entlastet den Nacken am meisten. Falsches Training, wie Sit-ups mit runder Brust- und Halswirbelsäule, die Hände am Hinterkopf ziehend, sind dem Nacken ein Gräuel. Es dauert nicht lange und die Biomechanik Ihrer oberen Wirbelsäule ist beleidigt, Ihr myofasziales Gewebe verfilzt und zeigt sich schmerzhaft. Die Abbildung auf Seite 16 zeigt Belastungshaltungen durch die Vorneigung des Kopfs.

DAS »HANDYHORN«

Laut einer australischen Studie (siehe Literaturverzeichnis auf Seite 206) können sich durch übermäßigen und ungünstigen Handygebrauch bis zu drei Zentimeter lange knöcherne Ausziehungen am Hinterkopf, insbesondere bei jüngeren Menschen, ausbilden. Man kann sich das wie eine Art »Fersensporn« vorstellen. Insbesondere die Handybenutzung im Stand und Gang fördert durch die dynamische Fehlbelastung der langen Nackenstreckmuskulatur dieses Phänomen. In der Folge wird die Vorbeugebewegung des Hals-Nacken-Bereichs frühzeitig so eingeschränkt wie bei einem deutlich älteren Menschen. Eine optimale Sitzposition bei der Handynutzung (siehe Seite 126) wirkt präventiv gegen das Handyhorn.

WAS IST DIE URSACHE?

Kommt der Schmerz vielleicht von den Nerven; ist das neurologisch? Allein die Frage macht schon nervös, oder? Nachfolgend lernen Sie einige Zusammenhänge zwischen Ursache und Wirkung kennen.

- **Ist das die Bandscheibe, die wehtut?** Die Bandscheibe selbst macht keine Schmerzen. Sie kann jedoch verrutschen, einreißen oder zwischen zwei Wirbelkörpern austreten. Dann besteht die Gefahr, dass ein oder mehrere Nerven irritiert werden. Das führt, ausgehend von der Halswirbelsäule, zu Beschwerden im Nacken und in den Armen (siehe Seite 15).
- **Was lähmt mich?** »Hilfe, ich kann meine Hand nicht mehr richtig hochziehen!« – Aussagen wie diese sind ein Alarmsignal und können ein Anzeichen für eine nervale Kompression im C5- bis C8-Bereich (siehe Abbildung unten) sein. Bevor Sie aber panisch reagieren, überlegen Sie erst einmal, ob Sie vielleicht die Arme lange stark verschränkt hatten, lange auf Ihren Ellenbogen aufgestützt saßen oder eine Armverletzung haben. In diesen Fällen kann auch eine periphere Nervenstörung die Ursache sein, der motorische Nerv ist nicht vom Nacken her, sondern im Verlauf gestört.
- **Warum kribbelt es im Arm?** Es gibt im Nervensystem motorische, also Bewegungsanteile, und sensible Anteile, die ein Gespür oder Gefühl betreffen. Ein Kribbeln kann Anzeichen für eine zentrale Nervenbeteiligung, das heißt von der Bandscheibe ausgehend, sein. Dann kribbelt, juckt oder zuckt es im Armverlauf. Ebenso kann auch hier eine periphere Beteiligung die Ursache sein, zum Beispiel durch eine lang andauernde ungute Nackenhaltung.

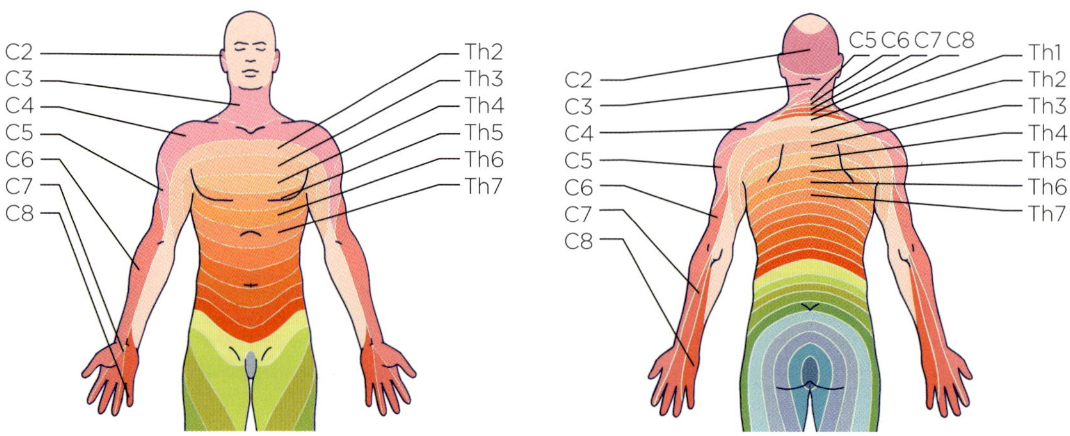

Kompressionen der Nervenwurzeln durch die Bandscheiben zwischen den jeweiligen Wirbelkörpern können in den von ihnen versorgten Oberkörperarealen zu Kraftminderungen oder sensiblen Störungen führen.

GEHEN SIE IHREN BESCHWERDEN AUF DEN GRUND

Nicht alle Schmerzen sind gleich. Bei Überlastungsschmerzen liegt der Auslöser meist auf der Hand, während es bei pseudoradikulären (nicht bandscheibenbedingten) Schmerzen schon schwieriger sein kann, die Ursache zu ergründen. Hier finden Sie eine Übersicht der verschiedenen Schmerzbilder, die Ihnen hilft, gravierende Schmerzen von solchen zu unterscheiden, die sich leicht beheben lassen.

- **Der Anlaufschmerz – wenn ich mich bewege, wird es besser:** Der Anlaufschmerz verschwindet bei Bewegung wieder. Er tritt vorwiegend morgens oder vorübergehend nach längerem Sitzen auf und verliert sich dann.
- **Der radikuläre Schmerz – ist es die Bandscheibe?** Die Schmerzen sind messerscharf, konstant und strahlen in die Bereiche, die der Nerv versorgt, aus. Sie folgen dem Verlauf der Nerven im Körper, beispielsweise am Arm, und sind dort ganz genau aufzeigbar. Husten und Niesen verstärken den Schmerz deutlich. Hinzu können neurologische Symptome wie Taubheit oder motorische (Teil-)Ausfälle, zum Beispiel eine Armheberschwäche, kommen. Ein radikulärer Schmerz tritt bei einer Bandscheibenvorwölbung (Protrusion) auf, wenn eine Bandscheibe zu stark auf einen aus der Wirbelsäule austretenden Nerv drückt. Ruhe und Entlastung helfen am besten. Wichtig sind auch nackenschonende Haltungen und Bewegungen wie richtiges Sitzen, Aufschauen und eine richtige Kopfrotation. Eine Kontraindikation für alle Übungen ist ein Kontrollverlust der Schulter-Arm-Bewegungen und der motorische Totalausfall, zum Beispiel beim Auftreten beziehungsweise Handhochziehen. Das sind Hinweise auf einen Bandscheibenvorfall (Prolaps), bei dem Sie sich unmittelbar in klinische Behandlung begeben sollten.
- **Pseudoradikulärer Schmerz – ein solcher Schmerz kommt nicht von der Bandscheibe:** Die Schmerzen sind dumpf und diffus und das Schmerzareal ist nur ungenau flächig aufzeigbar. Husten und Niesen haben keine schmerzverstärkende Wirkung. Ein pseudoradikulärer Schmerz hat nichts mit der Bandscheibe zu tun. Er kann aber ebenfalls in das Bein ausstrahlen und wird daher oft als radikulärer Schmerz fehlgedeutet. Auslöser für pseudoradikuläre Schmerzen am Nacken können beispielsweise Kopfgelenkstörungen mit Nacken- oder Schulterblockaden oder ein Supraspinatussehnen- beziehungsweise Levator-scapulae-Syndrom sein.
- **Überlastungsschmerz – der Umzug war zu viel für mich!** Das Gewebe reagiert bei Berührung druckempfindlich und die Gelenkbewegungen können einige Tage lang eingeschränkt sein. Überlastungsschmerzen sind zwar unangenehm, aber ihre Ursache ist leicht auszumachen. Ungewohnte Bewegungen und Überlastungen führen zu einem Muskelkater. Eigentlich müsste man sagen »Faszienkater«, denn das myofasziale Gewebe macht in solchen Fällen buchstäblich zu, es übersäuert, verkrampft sich und verfilzt. Entlastungshaltungen und physikalische Maßnahmen wie ein körperwarmer Salzwickel oder eine Eiseinreibung helfen sehr gut.

- **Blockierungsschmerz – da klemmt etwas:** Blockierungsschmerzen werden oft als hell und stechend beschrieben und machen sich bei der kleinsten Bewegung bemerkbar. Sie können 8 bis 48 Stunden anhalten. Beim akuten Blockierungsschmerz gibt es einen unmittelbaren Auslöser, beispielsweise wenn Sie sich verhoben, verrenkt oder mit zu hohem Krafteinsatz bewegt haben. Dann blockiert das Wirbelgelenk, es macht zu – ganz einfach, um weiteren Schaden zu verhindern. Der Körper versucht zusätzlich, das blockierte Gelenk durch myofasziale Verspannungen zu schützen. Sanfte Mobilisationen bringen Linderung.
- **Gelenkschmerz – nur gereizt?** Ist ein Gelenk gereizt, treten Wärmeanzeichen auf wie beispielsweise Rötung, leichte Schwellung und Überwärmung. Das Gelenk ist berührungsempfindlich und möchte weitere Belastungen vermeiden. Eine Gelenkentzündung hingegen verursacht höllische Schmerzen. Gelenkschmerzen entstehen häufig durch einen zu großen knöchernen Aufdruck im Gelenk (Kompression). Dann verschließt sich die Gelenkkapsel und es entsteht ein Ungleichgewicht in den Faszien (eine myofasziale Disbalance), die wiederum den Gelenkdruck erhöht – ein Teufelskreis wird in Gang gesetzt.
- **Arthrotischer oder rheumatischer Schmerz – am schlimmsten in Ruhe:** Das Liegen auf dem Rücken löst einen dumpfen, ziehenden Schmerz aus. Der arthrotische Ruheschmerz tritt häufig nachts auf. Die myofasziale Umgebungsstruktur strahlt zusätzlich schmerzhaft aus. Dosierte Belastung und Wärme können Abhilfe schaffen.
- **Inaktivitätsschmerz – zu wenig Bewegung?** Inaktivitätsschmerzen (Disuse) zeigen sich dumpf, verkrampft und ziehend. Auslöser ist ein chronischer Bewegungsmangel. Der Teufelskreis aus Nichtbenutzung der muskuloskelettalen Strukturen und Verfilzungen der Faszien im Nackenstreckerbereich, zum Beispiel nach regelmäßigem, zu langem Sitzen, führt zu chronifizierten Nackenschmerzen.
- **Myofaszialer Schmerz – verkrampft und schwer:** Alles fühlt sich behäbig und dumpf an, die Gelenkbeweglichkeit ist eingeschränkt. Ein myofaszialer Schmerz kann sich aufgrund von Inaktivität, einseitigen Bewegungsstereotypen oder Überbeanspruchung einstellen. Die faszialen Gewebeschichten verkleben und verfilzen.

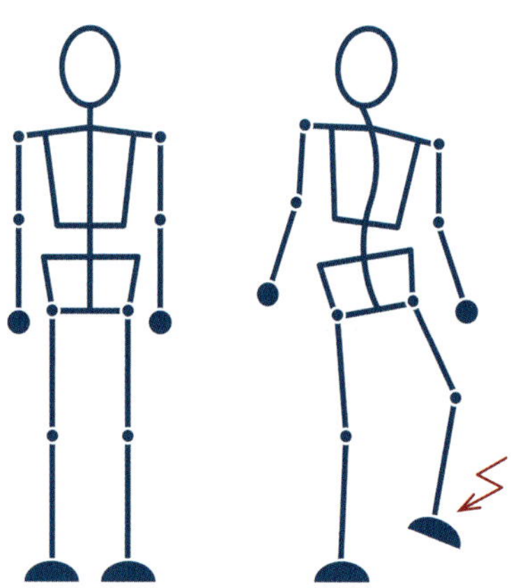

Beim Tritt in eine Reißzwecke verändert sich die gesamte Körperstatik spontan.

DIE STÄRKE DES SCHMERZES – SO REAGIERT DER KÖRPER

- **Die typische Reaktion auf einen Schmerz:** Sie tritt ein, wenn der einwirkende Reiz unerwartet kommt und die eigenen Körperkräfte übersteigt, wie zum Beispiel beim Tritt in eine Reißzwecke (siehe Abbildung auf Seite 20).
- **Eine Fußverletzung erzwingt eine gravierende körperliche Ausweichbewegung:** Die gesamte Körperstatik verändert sich spontan. Brustwirbelsäule und Schultergürtel verschieben sich; dadurch wird auch der Nacken und die Halswirbelsäule belastet. Die ursprüngliche Körperhaltung wird erst wieder möglich, wenn der Schmerz vollständig beseitigt ist.
- **Die gleichgültige Reaktion:** Sie tritt ein, wenn der Reiz schwächer ist als die eigenen Körperkräfte. Ein fieser Faszienkater zum Beispiel ist zwar unangenehm, aber der Körper weiß, dass er keinen Schaden anrichtet und vorübergehen wird. Es besteht kein weiterer Handlungsbedarf.
- **Die Wohlweh-Reaktion:** Sie tritt ein, wenn der Reiz zwar stark ist, aber die eigenen Körperkräfte nicht übersteigt. Wohlweh hilft bei der Heilung, da die Schmerzrezeptoren, das Rückenmark und das Gehirn lernen, angemessen mit Schmerzreizen umzugehen. Bei der Selbstbehandlung eines Akupunkturpunkts (siehe ab Seite 152) spüren Sie zum Beispiel, dass der Schmerz wohltuend ist und die Beschwerden lindert.

WAS SAGT MIR DIE SCHMERZSTÄRKE?

Die Stärke des Schmerzes ist immer subjektiv, da jeder Mensch ein unterschiedlich starkes Schmerzempfinden hat. Ein Spitzensportler, der kurz vor einem Erfolg steht, nimmt seine Schmerzen vorübergehend gar nicht wahr. Ein IT-Mann im Homeoffice mit nicht enden wollender monotoner Arbeit hingegen spürt seine Schmerzen oft besonders heftig. Wichtig ist Ihr ganz persönliches Gefühl und Ihre Einschätzung. Daran können Sie täglich messen, wie es Ihnen geht. Die Schmerzskala bietet Ihnen die Möglichkeit, im Laufe des 30-Tage-Programms tagesaktuell Erfolge zu messen. Sie ist eine Weiterentwicklung der in der Medizin bekannten visuellen Analogskala (VAS). Mit dieser fragen auch Ärzte oft beim Patienten den jeweiligen Istzustand der Schmerzen ab.

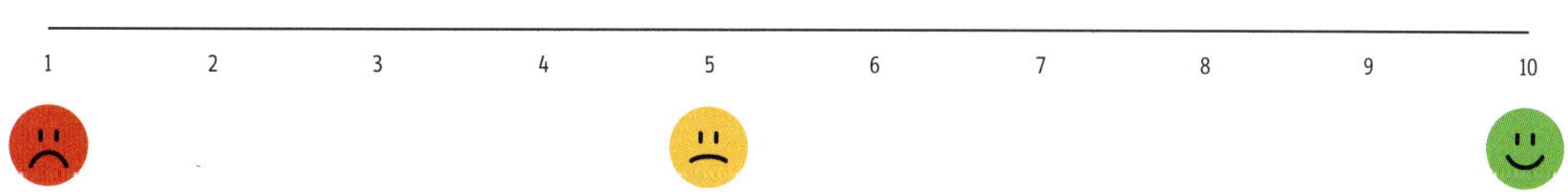

Auf der Schmerzskala sind sehr starke Schmerzen mit 1 zu bewerten, gerade noch aushaltbare Schmerzen mit 5 und keine oder kaum merkbare Schmerzen mit 10.

DIE BEDEUTUNG DER FASZIEN FÜR DEN NACKEN

Faszien sind in den vergangenen Jahren immer mehr in das Blickfeld der Schmerzerforschung gerückt. Viele Nackenbeschwerden beruhen auf Veränderungen der Faszien, sei es durch Stress, einseitige Bewegungsstereotypen oder ungünstige Belastungen. Dann ziehen sich die Faszien zusammen oder, wie man es im Sport sagt, sie machen »zu«. Mit meinem 30-Tage-Programm lernen Sie, Ihre Faszien selbst zu behandeln und sie buchstäblich wieder »auf« zu machen und »aufzuwecken«.

Kurz zusammengefasst, stelle ich Ihnen die wichtigsten Aussagen der internationalen Faszienforschung zu Ihren Nackenfaszien vor:

- Faszien sind unser wichtigstes Sinnesorgan, der sogenannte sechste Sinn. Bereits über 250 Millionen Fasziensensoren sind entdeckt und wissenschaftlich erkannt worden.
- Faszien haben eine sehr spezielle Architektur aus fest-kollagenen und elastischen Anteilen.
- Das durchschnittliche Gewicht der Faszien beträgt, bezogen auf einen 90 Kilogramm schweren Menschen, 30 Kilogramm. Sie machen also circa ein Drittel unseres Körpergewichts aus.
- Faszien umhüllen uns ganz und gar, wie ein Taucheranzug. Äußerlich und innerlich durchziehen sie auch die Muskeln, das Gehirn, die Knochen, die Organe und viele weitere Bereiche.
- Faszien mögen keinen Stress. Der Stress ist oft der Hauptverursacher von Faszienstörungen.
- Sie lieben aber basenüberschüssige Ernährung. Also meiden Sie am besten säureüberschüssiges Essen und Getränke.
- Faszien können sich binnen sieben Monaten vollständig regenerieren.

BEWEGUNGSSTÖRUNGEN

Auch Störungen der Bewegungsabläufe sind für das Entstehen von Nackenschmerzen bedeutsam. Bewegung wird eigentlich allgemein als positiv eingeordnet. Aber ein Zuviel oder Zuwenig sowie eine nackenbelastende Bewegungsgewohnheit können unmittelbar oder im Laufe der Jahre zu erheblichen Nackenschmerzen führen. Daher kommen der Bewegungsdiagnostik und der Bewegungsanalyse eine große Bedeutung zu.

ZU VIEL ODER ZU WENIG BEWEGLICHKEIT?

Jeder Wirbelsäulenabschnitt und jedes Körpergelenk hat eine Normbeweglichkeit. Sie ist altersentsprechend und verringert sich im Laufe des Lebens erheblich. Üben Schulkinder noch das Kopfkreisen in der Schule, so ist das gut für die Bewegungsanbahnung und die Mobilität des Nackens. Kinder sollten das locker können. Schon in den 20er-Lebensjahren aber lässt die Beweglichkeit und die Beschaffenheit der Kopfarterien bereits physiologisch nach. Danach ist Kopfkreisen gar nicht mehr gut. Man sollte sich dem Lebensalter entsprechend bewegen, um die jeweilige Nackenmobilität zu erhalten. Eine Überbeweglichkeit, wie oft beim Yoga oder Fitnesstraining zu beobachten, kann ins Pathologische und dadurch zu Nackenbeschwerden führen. Auf den Bildern unten sehen Sie zwei Beispiele für Überbeweglichkeit.

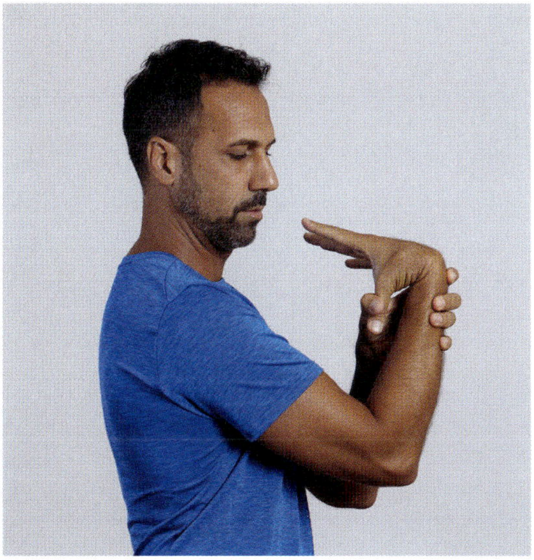

Daumenüberstreckung: *Überbeweglichkeit ist nicht erstrebenswert, sondern kann Ausdruck von Gelenkfehlfunktionen, Instabilität oder einer Muskelfehlsteuerung sein.*

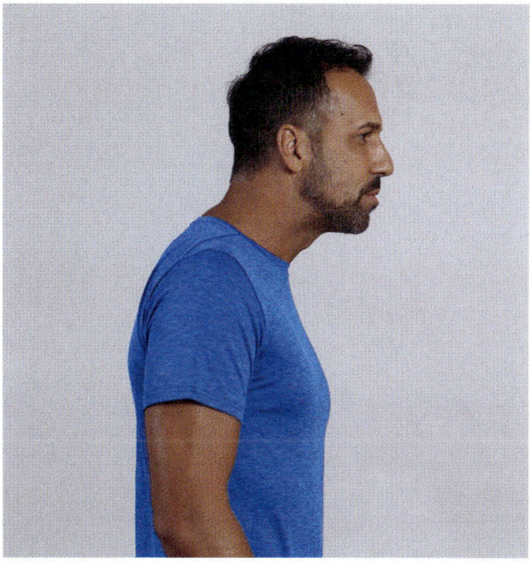

Geierhals: *In dieser stark überstreckten Nackenhaltung, dem sogenannten Geierhals, werden Nackenbeschwerden provoziert.*

WENN WIRBEL BLOCKIEREN

Die Wirbelblockierung ist ein Begriff aus der manuellen Medizin. Sie beschreibt eine vorübergehende Fehlstellung von einzelnen Wirbelkörpern mit ihren Facettengelenken zueinander. Entstehungsmechanismen sind:

- Kopfdrehung mit Blickwendung zur anderen Seite
- Falsches Krafttraining
- Falsches Bewegungstraining
- Falsches Bewegungsmuster
- Fehl- und Überbelastungen der Nackenmuskulatur
- Zugluft
- Abgeschwächte Nackenmuskulatur durch Bewegungsmangel
- Falsches Heben, auch von schweren Lasten
- Verletzungen durch äußere Krafteinwirkungen wie Schläge, Stöße, Stürze oder Unfälle

STEREOTYPE BEWEGUNGEN

Zahlreiche Stunden im Tagesablauf werden häufig in derselben Haltung verbracht oder Bewegungsabläufe in derselben Art ausgeübt. Das ist Ihnen oft gar nicht bewusst, kann aber in Summe zu erheblichen Nackenschmerzen führen. Das Sprichwort »Der

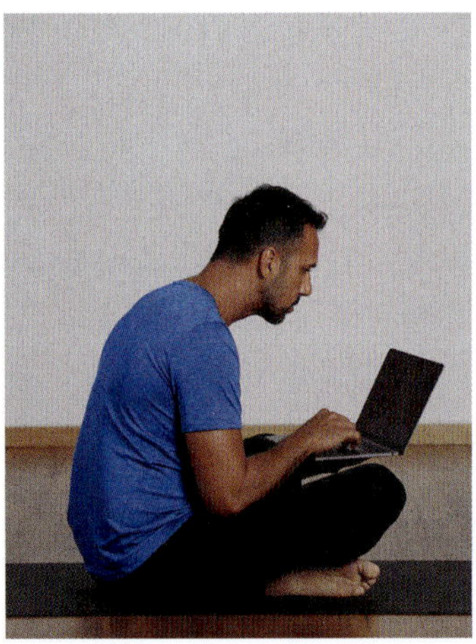

Vermeiden Sie im Alltag diese ungünstige Position Ihres Nackens, insbesondere wenn Sie über längere Zeit so arbeiten.

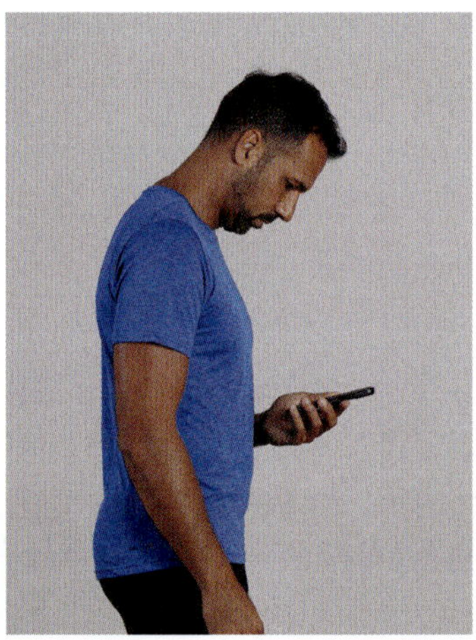

Oft gesehen, aber trotzdem nicht gut für Ihren Nacken, ist diese Kopfposition beim Gebrauch des Handys.

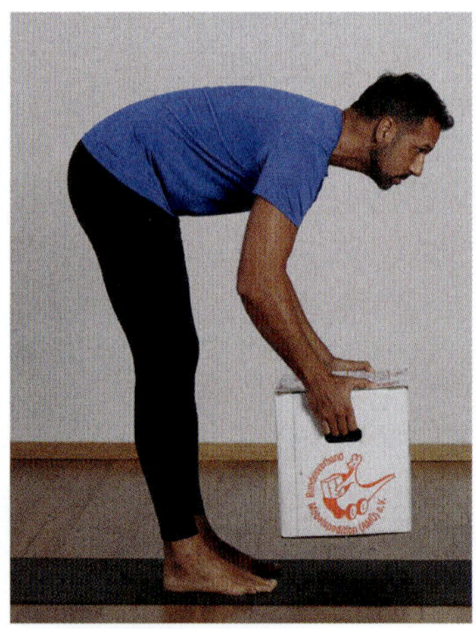

Heben Sie nicht so, das schadet durch die Überstreckung Ihrem Nacken!

Krug geht so lange zum Brunnen, bis er bricht« beschreibt anschaulich die Folgen von Dauerbelastungen, die durch stereotype Abläufe entstehen. Gemein ist, dass es oft nicht sofort, sondern erst in der Folge wehtut. Den Schmerz bringen Sie daher ursächlich nicht mehr in den Zusammenhang mit Ihrem Nacken-Bewegungsstereotyp. Ebenso kann das Heben eines schweren Gegenstandes in Ihrer gewohnten Bewegungsroutine plötzlich zu einer Wirbelblockierung im Nacken führen.

FACHWISSEN SCHNELL ERKLÄRT

Als Schlüssel zum praktischen Teil finden Sie hier kurz und knapp die wesentlichen Aussagen dieses Kapitels – als theoretische Grundlage für Ihre Alltagsroutine und Ihre Selbsthilfe bei Nackenschmerzen.

- Schmerzen sind ein Alarmsignal: Sie vermitteln Ihnen Orientierung. Nehmen Sie Schmerzen ganz bewusst wahr. Bewerten Sie Ihre Schmerzen und überlegen Sie, woher sie kommen könnten und ob Sie allein damit fertigwerden.
- Die meisten unspezifischen Nackenschmerzen kommen aus der großen Nackenfaszie. Das ist wichtig zu wissen, denn hier können Sie selbst am besten ansetzen. Eine Regeneration der Faszien ist möglich!
- Auch zu viel Bewegung kann schaden: Überbeweglichkeit der Wirbelsäule oder der zugehörigen Gelenke sollte entlarvt und vermieden werden; auch Yoga ist zunächst nicht unbedingt und immer das Mittel der Wahl.
- Eine Wirbelblockierung fällt nur selten vom Himmel. Vielmehr ist zu langes Sitzen, zu einseitige Bewegung oder ein falscher Bewegungsstereotyp entscheidend. Das führt im Laufe der Zeit zu enormen Fehlspannungen und Fehlzügen am Nacken. Die Konsequenz ist eine Wirbelblockierung, die vor schlimmeren Schäden schützt.
- Achten Sie auf Ihren Bewegungsstereotyp: Erkennen Sie falsche Bewegungsmuster und lösen Sie diese durch Wissen und Handeln auf. Eine ganz persönliche Nackenschule ist erlernbar und verhilft zu besserer Gesundheit. Ein Kribbeln im Arm muss nicht von der Bandscheibe kommen.
- Nicht jede Beschwerde, die die Arme betrifft, ist Ausdruck einer Bandscheibenerkrankung. Prüfen und überdenken Sie Ihre Alltagsroutinen. Auch ein zu langes Liegen auf Ihrem Arm kann ein Handkribbeln nach sich ziehen.

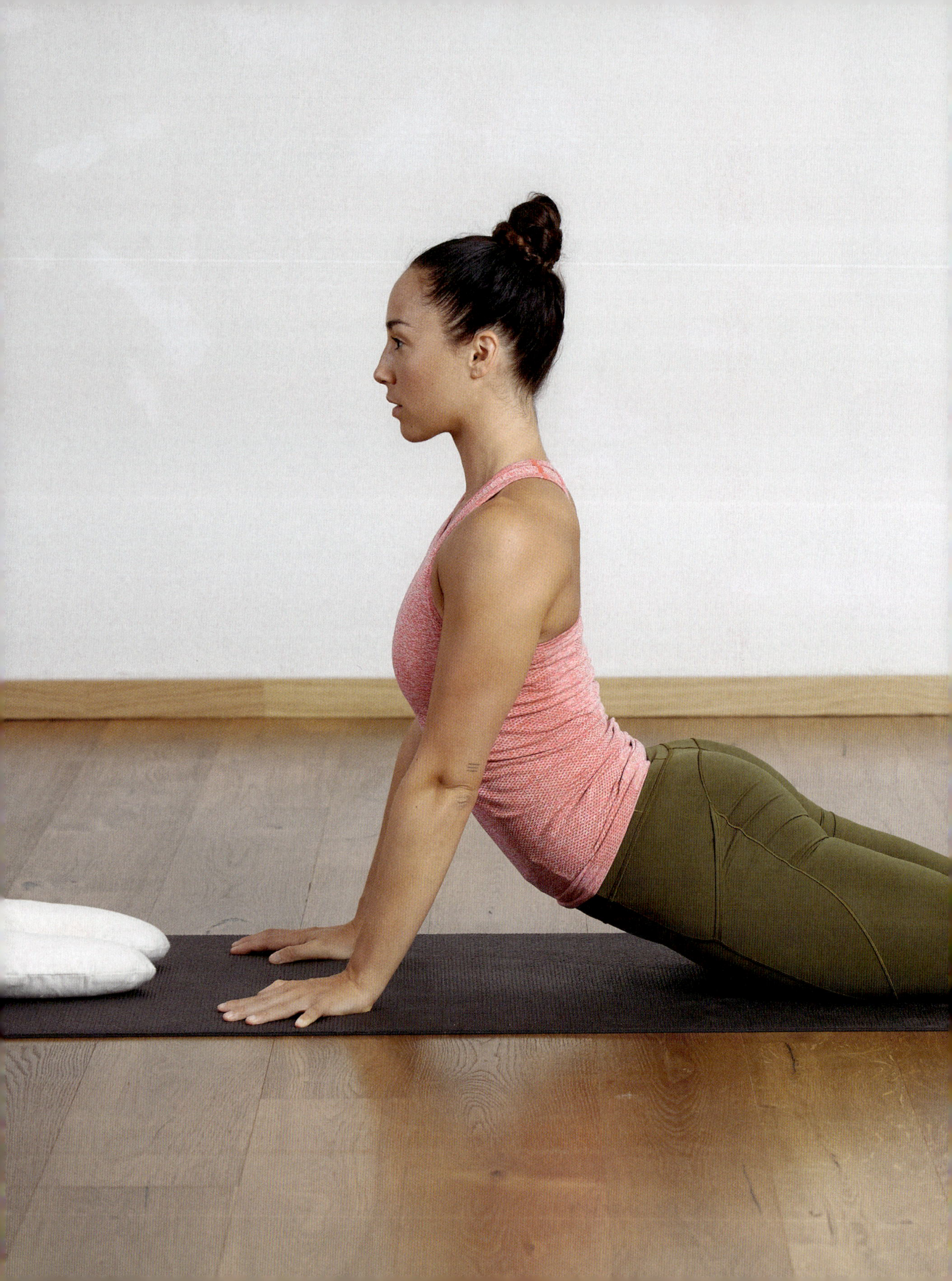

2

WAS, WIE, WO

VORBEREITUNG AUF DAS 30-TAGE-PROGRAMM

In gut vier Wochen Nackenschmerzen hinter sich lassen zu können, ist keine Utopie. Mit dem nötigen Wissen, das Ihnen dieses Kapitel über Diagnosen, Erste Hilfe, Stolpersteine, aber vor allem die Bedeutung und Linderung von Schmerzen vermittelt, sind Sie gut ausgerüstet. Darüber hinaus werden die Anwendung des Trainingsprogramms und die persönlichen Diagramme erklärt, auf denen Sie Ihre Erfolge verzeichnen können. So können Sie optimal vorbereitet mit den Maßnahmen starten, gut und sicher vorankommen und den besten Nutzen für Ihren Nacken daraus ziehen.

HIER WIRKT DAS 30-TAGE-PROGRAMM

Das Programm eignet sich für Menschen mit akuten und/oder chronischen Nackenbeschwerden. Ein akuter Nackenschmerz spielt sich innerhalb von sechs Wochen ab. Danach und spätestens nach zwölf Wochen spricht man von einem chronischen Nackenschmerz. Die Übergänge lassen sich nicht scharf trennen, sondern sind eher fließend.

Akute Nackenbeschwerden, die Sie mit den vorgestellten Übungen selbst behandeln können, sind:

- Blockierung der Halswirbelsäule
- Blockierung des cervikothorakalen Übergangs
- Leichte Bandscheibenprotrusion
- Schleudertrauma
- Kopfschmerzen
- Gesichtsschmerzen
- Kiefergelenkstörungen
- Schluckbeschwerden
- Atemstörungen
- Steifer Nacken
- Schulter-Arm-Syndrom
- Schulterschmerzen
- Nackenfasziensyndrom
- Myofasziales Oberkreuzsyndrom
- Falscher Bewegungsstereotyp
- Folgen von zu langem Sitzen
- Folgen übermäßiger Handynutzung

Chronische Nackenschmerzen, die mithilfe der Übungen behandelt werden können, sind:

- Mehrere Komponenten aus den akuten Anzeichen
- Bandscheibenprotrusionen
- Bandscheibenprolaps ohne Nervenbeteiligung
- Spinalkanalverengung
- Unkovertebralarthrose
- Tinnitus
- Schultersteife
- CMD (craniomandibuläre Dysfunktionen)
- Trigeminusneuralgie
- Stetig falscher Bewegungsstereotyp
- Kopfgelenkfehlstellungen

GRENZEN DER SELBSTBEHANDLUNG

In diesem Buch erfahren Sie umfassend, wie Sie Ihre reversiblen, also umkehrbaren, Nackenbeschwerden selbst behandeln können. Bitte beachten Sie aber zunächst Ihre persönlichen Grenzen. Trauen Sie sich eine Selbstbehandlung zu? Gibt es gravierende Bedenken? Hilft Ihnen eine Beratung durch den Therapeuten Ihres Vertrauens zusätzlich?

Suchen Sie in jedem Fall einen Arzt oder direkt das Krankenhaus auf, wenn Sie ...

- schwer verletzt sind.
- etwas gebrochen ist.
- einen Kontrollverlust Ihrer Atmung haben.
- Ihre Arme und Hände einseitig nicht vollständig spüren.
- eine Hand oder einen Finger nicht mehr hochziehen können.
- Ihre Schulter-Nacken-Bewegung massiv gestört ist.
- starke Blutungen haben.
- glauben, dass es besser ist, unverzüglich ärztliche Hilfe zu rufen.

Das Nackenprogramm ist bei folgenden Beschwerden nicht für Sie geeignet:

- Manifeste Osteoporose mit Deckplatteneinbrüchen
- Knochentuberkulose
- Metastasen einer Krebserkrankung
- Gürtelrose in Nacken oder Gesicht
- Infektionen nach Wirbelsäulenoperationen/-injektionen
- Frische Frakturen an der Wirbelsäule
- Bandscheibenvorfall mit Nervenbeteiligung
- Manifeste Blockierung der Kopfgelenke

HIER IST VORSICHT GEBOTEN

Eine generalisierte, systemische Entzündung im Körper ist eine ernst zu nehmende Veränderung zahlreicher Körperfunktionen. Sie ist eine überschießende Reaktion des Immunsystems, die den ganzen Menschen und nicht ausschließlich seinen Nacken betrifft. Hierzu zählen beispielsweise Diabetes, Atemwegserkrankungen, Herz-Kreislauf-Erkrankungen und Krebs. Ebenso mit Vorsicht zu betrachten ist der reduzierte Allgemeinzustand. Das ist eine Art innere Abwehr, die sich häufig schwer begründen, sondern eher spüren lässt. »Mir isset hüt nit« (»Mir ist heute nicht danach«), wie der Kölner sagt. Ein solcher Zustand sollte jedem einmal zugestanden sein.

WARUM 30 TAGE?

In 30 Tagen zu einem schmerzfreien Nacken zu gelangen, ist möglich. Die Motivation ist klar definiert: Der Schmerz muss aufhören, ganz verschwinden und am besten nie mehr wiederkommen. Über vier Wochen konsequent am Ball zu bleiben, ist eine angemessene Zeiteinheit, um neue Prozesse zu erlernen, alte Bewegungsfehler abzubauen und neue Alltagsroutinen für den Nacken einzuüben. Dann werden Ihnen diese ganz bewussten, hilfreichen Bewegungsabläufe und Trainingskonzepte in Fleisch und Blut übergehen.

ÜBEN SIE IM TAGESVERLAUF

Im Alltag zu üben, ist das Mittel der Wahl, wenn Sie die ersten beiden Wochen des Programms erfolgreich hinter sich gebracht haben, also nicht mehr unter starken Schmerzen leiden. So können Sie Übungen wie »Vornehmes Nicken« (siehe Seite 162) schon am Frühstückstisch machen, die Übung »Schulterblatt lockern im Stand« (siehe Seite 171) beim Zähneputzen und einige der Atemübungen in einer Besprechungspause.

Hin und wieder höre ich von meinen Patienten, dass sie »keine Zeit für so etwas« haben. Hier sind gleich zwei Abwehrmechanismen im Spiel. »Keine Zeit« heißt dann oft für mich »keine Lust« und »so etwas«, dass diese kleinen Routinen nicht ernst genommen werden. Doch diejenigen, die ihre Übungen in den Tagesablauf einbauen, kleine Wartezeiten als Bewegungspause nutzen und dadurch Zeit sparen, um abends nichts mehr tun zu müssen, geben mir durchweg positive Rückmeldung.

Die in Kapitel 4 (siehe ab Seite 122) vorgestellten physiotherapeutischen Aktivitäten des täglichen Lebens (PATL) haben den Vorteil, immer und überall einsetzbar zu sein. Es bedarf keines zusätzlichen Zeitaufwandes oder eines ausgefallenen Geräteequipments, um das Beste für sich zu tun. Mit kleinen Bewegungen können Sie große Trainingseffekte erzielen. Ganz selbstverständlich lassen sich diese Übungen in Ihren Alltag integrieren. Machen Sie zum Beispiel ein Ritual daraus, immer wenn Ihr Handy klingelt, die »Goldmedaille zu zeigen« (siehe Seite 176). Der Zyklus »WUV« (siehe Seite 191) lässt sich bestens als mobilisierende Pause im Büro einbauen. Mit Freude, nicht mit Mühe werden diese Übungen zur Selbstverständlichkeit. Es ist eigentlich nichts Ungewöhnliches dabei. Bestenfalls animiert Ihr Tun andere zum Mitmachen.

Vorteile physiotherapeutischer Aktivitäten:

- Sie sind immer und überall machbar.
- Sie können als aktive Pause in den Alltag eingebaut werden.
- Kleine Bewegungen bewirken einen großen Trainingseffekt.

HIER IST VORSICHT GEBOTEN

- Tragen Sie nicht einseitig.
- Sitzen Sie aufrecht.
- Klemmen Sie sich nicht das Handy zwischen Schultergürtel und Ohr.
- Halten Sie Ihr Handy mittig und hoch genug vor Ihr Gesicht.
- Achten Sie auf Ihre Atmung.
- Lassen Sie immer wieder Ihre Schultern entspannt herunterhängen.
- Gehen Sie die Treppe zügig mit Armschwung hinauf und hinunter, aber springen Sie nicht, um Stoßbelastungen zu vermeiden.
- Spannen Sie beim Husten, Niesen und Pressen den Nacken mit an, um die Bandscheiben zu schützen.

SYSTEMATISCH ZUM ERFOLG

Wie finde ich meinen persönlichen Weg im Umgang mit meinen Beschwerden? Das ist eine ganz entscheidende Frage. Ich biete Ihnen in diesem Buch eine Art Baukasten an – suchen Sie sich Ihre Werkzeuge heraus. Wichtig ist der tägliche Blick auf Ihr Erfolgsdiagramm (siehe Seite 59). Das zeigt deutlich auf, wie es Ihnen geht, und vor allem, wie Sie sich dabei fühlen. So werden Sie nach und nach immer sicherer in Ihrer Entscheidungsfindung und im Umgang mit sich selbst.

DIE FÜNF W-FRAGEN

Zur Einordnung Ihrer Schmerzen gibt es fünf Fragen, die Sie sich stellen können:

1. **Wo tut es genau weh?** Ist es nur ein Punkt im Gewebe oder genau die Halswirbelsäule? Strahlt der Schmerz in den Arm aus?
2. **Wann trat der Schmerz auf?** Lassen sich die Schmerzen auf ein bestimmtes Ereignis zurückführen, zum Beispiel auf eine Verletzung oder einen Sturz? Wie lange ist dieses Ereignis her?
3. **Wie ist der Schmerz?** Hell, stechend und gemein? Bohrend, dumpf und aushaltbar?
4. **Was verstärkt den Schmerz?** Was sollte ich jetzt vermeiden?
5. **Was lindert den Schmerz?** Hilft eine Entlastungslagerung, eine bestimmte Haltung oder eher die Mobilisation?

WAS BEDEUTEN MEINE SCHMERZEN?

Art und Dauer der auftretenden Schmerzen verraten Ihnen einiges über die Ursachen:

- **Akute Schmerzen** stehen in einem direkten zeitlichen Zusammenhang zum Auftreten. Sie sind in der Regel schrill, hell, stechend und vordergründig. Sie klingen nachts meistens ab.
- **Chronische Schmerzen** haben sich über einen längeren Zeitraum zusammengebraut und zeigen sich hintergründig, dumpf, bohrend und permanent. Sie können auch arthrotisch bedingt nachts schlimmer werden.
- **Faszial bedingte Schmerzen** werden emotional empfunden und mit Begriffen wie »fies«, »gemein« oder »hinterhältig« beschrieben.
- **Muskulär hervorgerufene Schmerzen** werden weniger emotional empfunden und als »drückend«, »bohrend« oder »dumpf« beschrieben.

FINDEN SIE DIE RICHTIGEN MASSNAHMEN FÜR SICH SELBST

»Jeden Tag ein bisschen besser« ist ein brauchbares Konzept, denn Heilung braucht Geduld und Zeit. Spüren Sie sich immer wieder in Ihren Nacken ein. Nur Sie selbst erahnen dann, wo Linderung möglich wird.

Dieses Buch verspricht keine Wunderheilung, sondern liefert Ihnen Anleitungen für kleine, aber ständige Besserungen. Weniger, aber ganz exakt ausgeführt, ist oft mehr. Schauen und lesen Sie sich die Maßnahmen ganz genau durch und versuchen Sie, sie sich gut einzuprägen. Lieber lassen Sie eine Übung aus, als dass Sie ungenau werden. Aus meiner Erfahrung sind Wiederholung und das Nachlesen der einzelnen Schritte sehr hilfreich, um Ungenauigkeiten zu vermeiden.

Auch scheinbar kleine Maßnahmen können große Erfolge bringen. Einen lauwarmen Salzwickel (siehe Seite 139) werden Sie vielleicht noch nicht kennen oder ihn als nicht so wichtig einordnen. Versuchen Sie es am besten gleich einmal. Spüren Sie die Wohltat und entscheiden Sie selbst, was für Sie passend ist. Crosstape, Cupping oder einfach die Kopfentlastung im Liegen sind sicher keine Weltsensation gegen Nackenbeschwerden, aber sie können zielführend für Sie sein.

Konsequenz und Achtsamkeit führen zum Ziel. Achtsamkeit ist modern geworden und gehört leider schon fast zu den Modewörtern. Der Wissenschaftler und Judoka Dr. Moshé Feldenkrais begründete seine Methode auf dem Konzept des organischen Lernens, das Lernen am eigenen Leib. Die achtsame Selbstbeobachtung einzelner Bewegungsabläufe, wie beispielsweise das Verschränken der Arme, helfen später, den Bewegungsstereotyp einfach umzuschulen und dadurch mehr Gehirnareale zu erreichen und neue Bewegungsfunktionen zu erlernen. Dazu ist Konsequenz im Einüben nötig; es fällt Ihnen nicht über Nacht zu.

WAS TUN NACH EINEM SCHLEUDERTRAUMA?

Nach Auffahrunfällen beispielsweise ist rasche Physiotherapie wichtiger als eine langfristige Ruhigstellung durch eine Halskrause. Ärzte verschreiben oft aus Vorsicht und zu lang andauernd eine Zervikalstütze. Diese Stützvorrichtung kann jedoch bei längerem Tragen bei den Betroffenen die Beschwerden eher verschlimmern als bessern. Nur in den wenigsten Fällen eines Schleudertraumas ist eine lang andauernde Ruhigstellung des Hals-Nacken-Bereichs wirklich angebracht.

Beim Auffahrunfall wird in der Regel der Kopf zunächst gegen die Nackenstütze gepresst und anschließend nach vorn geschleudert. Dabei kommt es zu schmerzhaften Dehnungen der gelenknahen autochthonen Nackenmuskeln. Die dadurch verursachten Schmerzen gleichen einem Muskelkater, oder, wie man heute sagt, einem Faszienkater. Bei zu langer Ruhigstellung durch eine Halskrause tritt zudem ein Immobilitätsschmerz auf. Dieser kann zu weiteren Bewegungseinschränkungen führen und dadurch das Beschwerdebild chronifizieren. Daher meine Empfehlung: Wenden Sie die Halskrause nur im ganz akuten Zustand an. Nehmen Sie getrost auch mal ein Schmerzmittel ein und legen Sie sich ein Halstuch um, das angenehm wärmt und Sie vor Zugluft schützt.

DIE RICHTIGE REIHENFOLGE DER MASSNAHMEN

Starten Sie mit den Übungen, wenn Sie keine oder nur wenig Schmerzen haben. Wiederkehrende Schmerzen können bereits erzielte Behandlungserfolge spontan zunichtemachen. Wenn Sie beispielsweise bei einer bestehenden Gelenkblockierung Dehnübungen machen, verschlimmern Sie die Gelenkblockierung wahrscheinlich und damit die Schmerzen. Darum achten Sie auf die richtige Reihenfolge.

1. **Physiotherapeutische Aktivitäten im täglichen Leben:** Immer wieder ergeben sich im Tagesverlauf Möglichkeiten, alltägliche Bewegungen besonders nackenfreundlich auszuführen. Das bringt dem Nacken in Summe eine deutliche Entlastung. Es ist kein Fitnessprogramm in dem Sinne, sondern eher ein »Drandenken« und eine wirksame Entlastung der Nackenstrukturen.

2. **Schmerzbefreiung – Erste Hilfe:** Schmerz und Stress strapazieren Ihren Nacken so enorm, dass Schmerzentlastung zunächst für Sie das A und O ist. Im ersten Schritt brauchen Ihre Faszien zunächst Ruhe und Entlastung, später Mobilisation. In diesem Buch finden Sie das jeweils passende Vorgehen. Nehmen Sie 12 bis 15 Minuten lang die Entlastungspositionen ein, entspannen Sie sich und atmen Sie ruhig und gleichmäßig, spüren Sie den Unterschied.

3. **Entlastungslagerungen:** Das beste Mittel nach übermäßigen Belastungen ist die Entlastung. Mit diesen wirbelsäulen- und gelenkspezifischen Ausgangsstellungen werden die knöchernen Strukturen leicht auseinandergezogen, die Gelenkkapseln können sich beruhigen und das myofasziale Gewebe kann sich entspannen.

4. **Faszien-Selbstbehandlung:** Es gibt eine Vielzahl von Möglichkeiten, Ihre Faszien wirksam zu entlasten. Zunächst gilt es, auffällige Schmerzpunkte oder -zonen aufzuspüren. Häufig liegen diese Areale auch etwas vom eigentlichen Schmerzort entfernt. Beginnen Sie mit einer wohldosierten Selbstbehandlung, zuerst mit Ihren eigenen Händen! Behandeln Sie sich sanft durch Drücken, Verschieben, Zupfen, Herausziehen oder durch Einreibung mit einer guten Salbe wie Arnikasalbe oder einem Medizinprodukt, das Schmerzen reduziert, Entzündungen hemmt oder die Durchblutung fördert. Fünf Minuten sind oft schon ausreichend, um eine erste Besserung zu erzielen. Mit der Hilfe von Cups und Tapes können Sie sich Ihre eigene Faszientherapie ins Haus holen.

5. **Selbstmobilisation:** Die Mobilisationsbehandlung Ihrer Gelenke ist die Grundlage für die optimale Faszienspannung. Ich habe die Mobilisationsübungen für Sie so ausgewählt, dass sie auch schmerzreduzierend wirken. Beginnen Sie zunächst mit fünf Wiederholungen und spüren Sie nach, wie die Wirkung ist. Bei gutem Er-

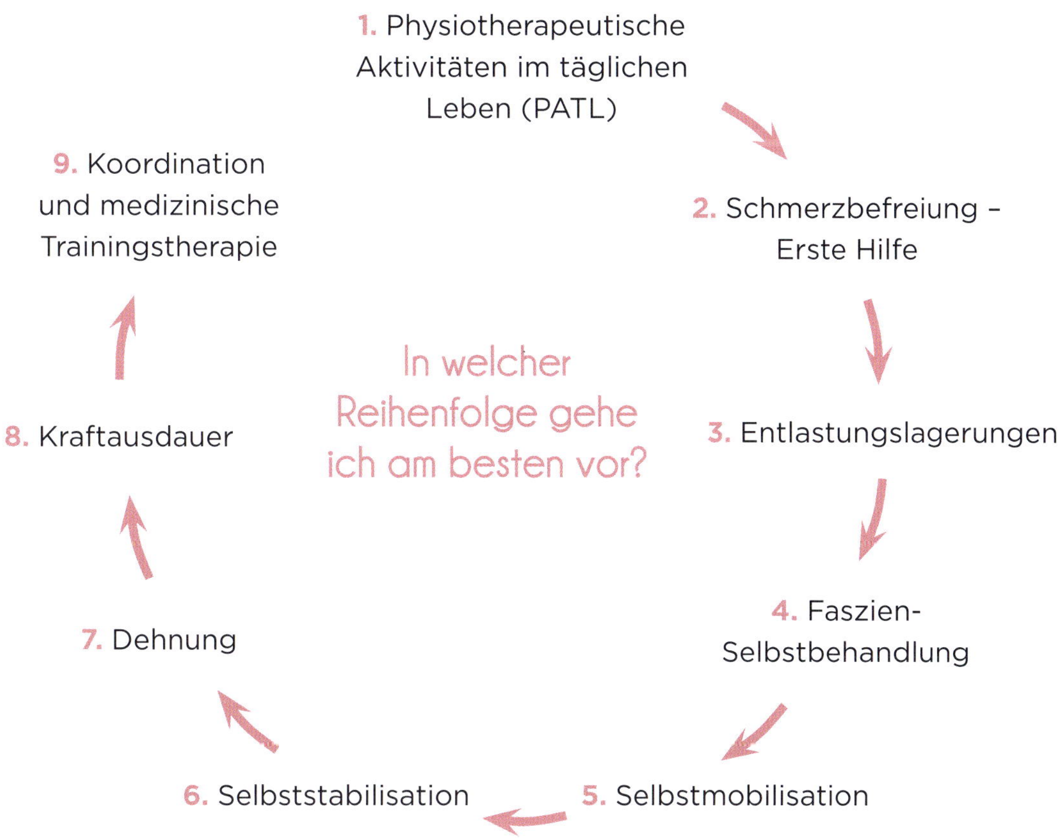

folg können Sie später bis zu zehn Wiederholungen durchführen. Wichtig ist nicht die hohe Wiederholungsanzahl, sondern die exakte Ausführung der Mobilisationsübungen.

6. **Selbststabilisation:** Die Stabilisationsbehandlung Ihrer Gelenke wirkt schmerzreduzierend und entlastet Ihre Faszien. Bei Überbeweglichkeit reguliert sie das Gelenk mit seinen myofaszialen Strukturen. Dosieren Sie die Anwendung und spüren Sie ihrer Wirkung nach, um das Gelenk auf die neue Situation einzustellen. Beginnen Sie mit fünf Wiederholungen und erhöhen Sie später, wenn sich die Gelenkstruktur etwas stabilisiert hat, auf zehn.

7. **Dehnung:** Die tonischen Haltemuskeln in unserem Körper halten uns aufrecht. Sie setzen sich mit der Erdanziehungskraft auseinander, sind häufig in einer Dauerspannung und neigen zur Verkürzung. Auch die myofaszialen Strukturen folgen im Alltag oft dem beugenden Prinzip (Flexionsmuster), wie zum Beispiel in krummer Sitzhaltung. Der Mensch zieht sich eher zusammen, als dass er sich streckt.

Diesem Verhaltensmuster ist mit Dehnübungen entgegenzuwirken. Wichtig ist das gelenkschonende Dehnen; es wird immer nur mit der Beteiligung von zwei bis maximal drei Gelenken durchgeführt! Für die optimale Muskeldehnung nehmen Sie 60 Sekunden lang die jeweilige Dehnposition ein. Beginnen Sie sanft und verbleiben Sie einfach in dieser Position. Atmen Sie entspannt weiter und wippen oder federn Sie währenddessen nicht. Um eine myofasziale Verkürzung zu beseitigen, sollten Sie diese Übungen vier Wochen lang fünfmal pro Woche je 60 Sekunden durchführen. So können Ihre myofaszialen Strukturen in nur vier Wochen wieder Ihre Solllänge erreichen.

8. **Kraftausdauer:** Mit der gezielten Kräftigung der phasischen Bewegungsmuskeln sollten Sie erst beginnen, wenn Sie schmerzfrei sind und Ihre vorher verkürzten Muskeln und Faszien durch die Dehnungen wieder ihre Solllänge erreicht haben. Nehmen Sie die jeweilige Ausgangsstellung ein und führen Sie eine Testbewegung aus. Verläuft diese problemlos, testen Sie gleich einmal Ihre maximal mögliche Wiederholungsanzahl. Sie gibt Ihnen Aufschluss über die Kraftausdauer in dieser Körperpartie. Nach den Prinzipien der medizinischen Trainingstherapie (MTT), die auf den Schweden Rolf Gustavson zurückgeht, können Sie Ihre Leistung messen, stets submaximal (bei zwei Dritteln der maximalen Leistung) nachhaltig trainieren und ideal steigern.

   - Beispiel: Sie schaffen im Test maximal 15 Wiederholungen bei den Kraftübungen der vorderen Halsmuskulatur. Dann wählen Sie im Training zehn Wiederholungen bei den Kraftübungen der vorderen Halsmuskulatur (Dauer: jeweils 20 Sekunden). Wiederholen Sie eine solche Übungsserie jeweils dreimal mit jeweils 20 Sekunden Pause dazwischen.
   - Testen Sie 14 Tage später Ihre Maximalwiederholungen. Sind Sie ausdauernder? Dann steigern Sie die Wiederholungsanzahl, aber auch die Pausendauer dazwischen entsprechend.
   - Trainieren Sie bei Übungen, die zu einer Seite gehen, zunächst immer erst die eine, dann die andere Seite.

9. **Koordination und medizinische Trainingstherapie:** Die koordinativen Übungen sind das Ziel Ihrer Physiotherapie für zu Hause. Sie beinhalten die anderen vorgenannten Prinzipien. Stets sollte Ihr medizinisches Training nach dem Motto »schmerzfrei motiviert üben« erfolgen. Das schafft die Voraussetzung, dass Sie sich behutsam weiterführende Ziele in Sport und Freizeit setzen können. So sollten Sie beispielsweise an fünf Tagen üben und Ihrem Körper an den restlichen zwei Tagen Zeit lassen, sich zu regenerieren.

SICHTBARE ERFOLGE DURCH DIAGRAMME

Jeden Tag helfen Ihnen drei Diagramme, Ihre aktuelle Situation einzuschätzen. Spüren Sie sich in Ihren Nacken ein, bevor Sie sich mit einer Zahl auf der Skala selbst bewerten.

Beurteilen Sie, wie Sie Ihre Schmerzen empfinden: Haben Sie sehr starke Schmerzen, befinden Sie sich auf der Skala beim Wert 1 – in einem solchen Zustand kann es sinnvoll sein, einen Arzt aufzusuchen. Bei Werten zwischen 3 und 6 ist der Schmerz gerade noch aushaltbar, bei einer Einordnung zwischen 7 und 10 bewegen Sie sich Richtung Wohlwehbereich. Dann ist der Schmerz noch vorhanden, aber Sie können damit umgehen.

1 2 3 4 5 6 7 8 9 10

Ganz furchtbar **Schmerzempfinden** Fast keins

Prüfen Sie als Nächstes Ihr Bewegungsgefühl. Sind Sie sehr steif und Ihre Wirbelsäule ist komplett blockiert, befinden Sie sich auf der Skala bei 1. Löst sich die Blockierung, gelangen Sie langsam in den Bereich zwischen 3 und 5. Bei den Werten zwischen 4 und 10 sind die Bewegungen noch limitiert, sie werden aber zunehmend flüssiger.

1 2 3 4 5 6 7 8 9 10

Versteift **Bewegungsgefühl** Völlig frei

Wie nehmen Sie Ihre aktuelle Situation wahr? Haben Sie das Gefühl, Ihren Schmerzen hilflos ausgeliefert zu sein, oder glauben Sie, sich gut selbst helfen zu können? Der Wert 1 ist hier Ausdruck einer ernst zu nehmenden Problematik. Wenn Sie glauben, dass Sie es allein nicht schaffen, sollten Sie ärztliche oder psychotherapeutische Unterstützung in Anspruch nehmen. Werte zwischen 2 und 5 zeigen, dass Sie hoffen, Ihre Nackenbeschwerden selbst in den Griff zu bekommen. Ab 6 nimmt Ihr Selbstbewusstsein zu und ab 9 auch die Gewissheit, Ihren Nacken selbst heilen zu können.

1 2 3 4 5 6 7 8 9 10

Das schaffe ich nie **Bauchgefühl** Ich habe alles im Griff

DAS ERFOLGSDIAGRAMM: BRINGEN SIE IHRE ERGEBNISSE AUF DEN PUNKT!

Um Ihre Entwicklung im Blick zu behalten, tragen Sie Ihre Tageswerte ins Erfolgsdiagramm ein, das Sie durch das 30-Tage-Programm begleitet (siehe Seite 59).

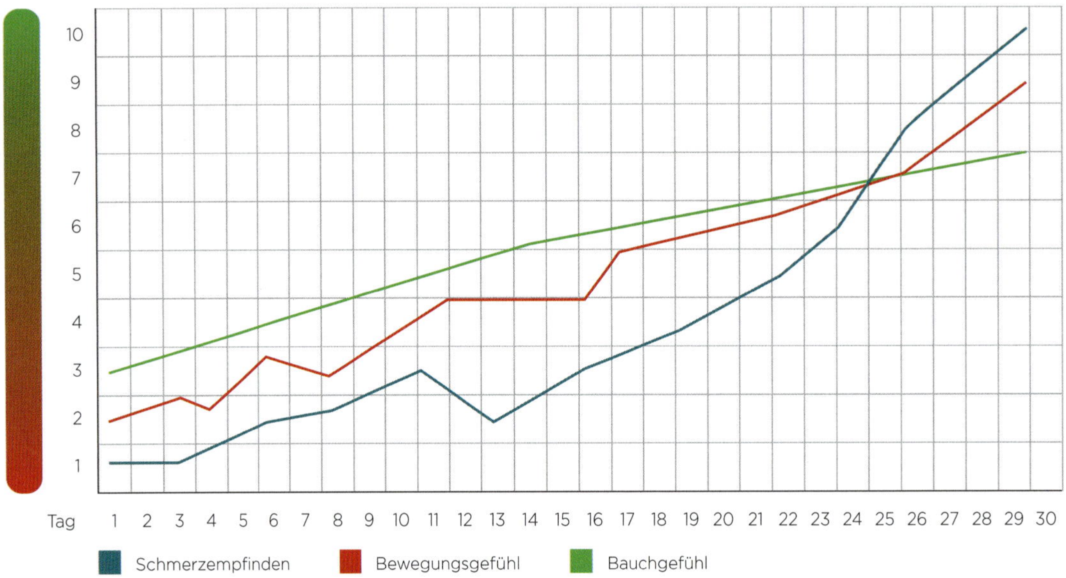

Auf der senkrechten Skala sehen Sie die aufsteigenden Erfolge Ihrer Beschwerdeverbesserung: 1 steht für sehr starke Schmerzen, 10 für völlig auskuriert und beschwerdefrei. Die waagerechte Skala folgt den 30 Tagen des Programms. Hier tragen Sie täglich die drei Parameter Schmerzempfinden, Bewegungsgefühl und Bauchgefühl ein. Das fiktive Beispiel zeigt eine positive, lineare Entwicklung des Erfolgsgefühls auf, während in den Bewegungs- und Schmerzdiagrammen die Schwankungen zwar vorherrschen, aber das Endergebnis positiv ist. Ein solches Diagramm könnte auch für Sie Realität werden. Verwenden Sie zur Unterscheidung am besten drei verschiedene Farben.

MOTIVATION ALS PARAMETER FÜR DEN ERFOLG

Sicher werden Sie nicht sofort auf allen drei Skalen Erfolge verzeichnen können. Vergleichen Sie einmal die folgenden Aussagen miteinander. Beide beschreiben den gleichen Zustand, drücken aber eine andere innere Haltung aus:

- Die Schmerzen sind noch schlimm: »Die Bewegung wird zwar freier, aber ich schaffe das nicht.«
- Die Schmerzen sind noch da: »Die Bewegung wird freier – ich bekomme das hin!«

Mehr Erfolg werden Sie mit der zweiten Beurteilung haben. Unterschätzen Sie nicht Ihre Motivation, die Sie dabei unterstützt, schwierige Prozesse ohne anhaltende Beeinträchtigungen zu meistern.

UMGANG MIT RÜCKSCHLÄGEN

Die Analyse hilft Ihnen, Ihre Lage einzuschätzen. Stellen Sie sich die fünf W-Fragen (siehe Seite 31) und wiederholen Sie die Tests zur Bewegungsanalyse (siehe ab Seite 44). Nehmen Sie sich ausreichend Zeit dafür. Besprechen Sie mit einem nahestehenden Menschen, wie er Sie sieht. Vielleicht waren Sie zu schnell, zu intensiv oder auch zu nachlässig in Ihrem Fortschreiten? Dann beginnen Sie noch einmal von vorn.

Die Frage »Kann ich das wirklich allein?« sollten Sie sich ehrlich stellen. Es gibt unzählige Gründe, einen Arzt oder einen Therapeuten aufzusuchen. Scheuen Sie sich nie, dies zu tun, vor allem, wenn Ihr Bauchgefühl Ihnen sagt, dass Sie allein nicht vorankommen. Aber auch das »Zurück auf Los« kann der Königsweg sein. Entscheiden Sie sich frei.

DOS UND DONT'S BEIM SPORT

Spitzenbelastungen für Ihren Nacken treten auf, wenn Sie Ihren Kopf extrem weit herunterbeugen. Auch Körperübungen mit sehr viel Gewicht und mit starker Zugkraft können oft nicht von abgeschwächten Hals- und Nackenmuskeln kompensiert werden. Sie können dann Spitzenbelastungen für den Nacken darstellen.

Do:

- Stand-up-Paddling (Paddeln im Stehen)
- Üben mit leichten Gewichtsmanschetten
- Üben mit dem eigenen Körpergewicht
- Üben mit Atem- und Kopfkontrolle
- Tauchen

Don't:

- Fitnessübungen aus belastenden Ausgangsstellungen
- Kettlebells
- Sehr schwere Hanteln
- Free-Weight-Training (freies Krafttraining mit teils schweren Gewichten)
- Hochintensives Intervalltraining (HIIT)

SCHMERZLINDERUNG FÜR IHREN NACKEN

Folgen Sie mir nun in den »Nackenalltag«. Hier liegt in der Regel der Schlüssel zum Erfolg. Bedenken Sie bitte einmal, wie viele Jahre Sie Ihren Nacken Tag für Tag in Unkenntnis verschiedener Belastungsparameter strapaziert oder überstrapaziert haben. Wichtig ist, ein neues, frisches Nackenbewusstsein zu erlernen. Schaffen Sie neue Alltagsroutinen im Sinn einer Nackenschule; beim Tragen, Sitzen oder Hochheben. So nutzen Sie Ihren Alltag als Trainingsplatz!

PHYSIOTHERAPEUTISCHE GRUNDÜBUNGEN

Die PATLs (physiotherapeutische Aktivitäten des täglichen Lebens) sind ein Lernprogramm, das Sie anleitet, tagsüber immer und überall mit wiederkehrenden Tätigkeiten bestimmte Grundübungen durchzuführen (siehe ab Seite 122). Oft ist keine zusätzliche Zeit und kein Fitnessgerät nötig, um das Programm erfolgreich einzuüben. Die von mir definierten Vorschläge schützen Ihren Nacken gezielt und machen ihn zukunftsfit.

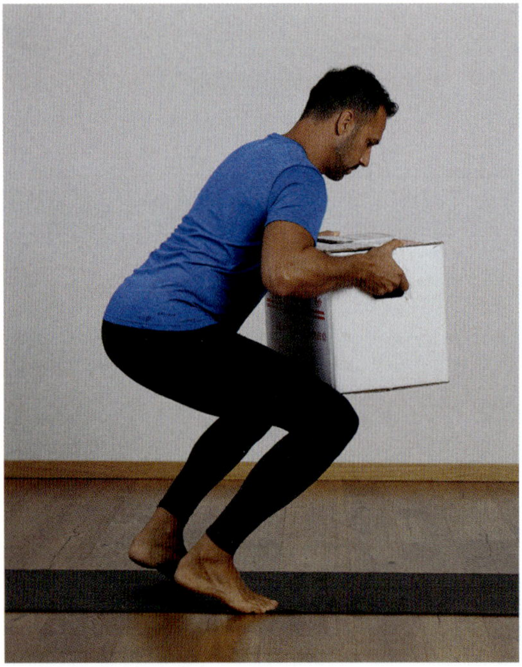

Kiste heben (siehe Seite 128)

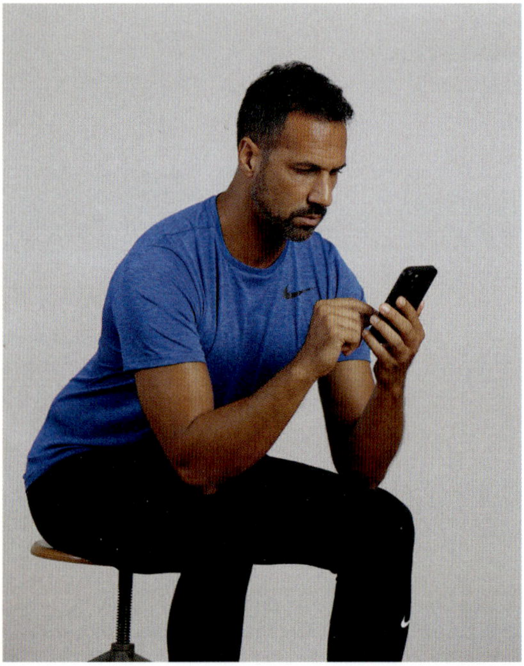

Handy im Kutschersitz halten (siehe Seite 126)

ERSTE HILFE UND FASZIENBEHANDLUNG

Diese entspannenden Maßnahmen (siehe ab Seite 132) können Sie bei Bedarf immer wieder spontan im 30-Tage-Programm anwenden. Suchen Sie sich heraus, was Ihnen guttut, und genießen Sie die Schmerzlinderung. Bei richtiger Anwendung werden Ihnen die kleinen Hilfsmittel rasch helfen.

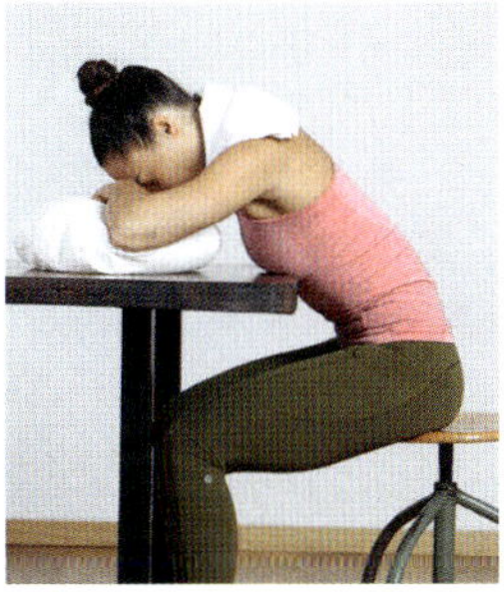

Körperwarmer Salzwickel im Sitzen (siehe Seite 139)

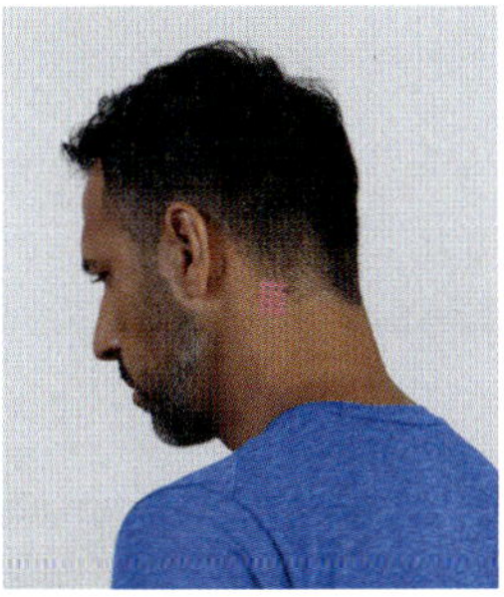

Akupunkt-Crosstaping am Hinterkopf (siehe Seite 155)

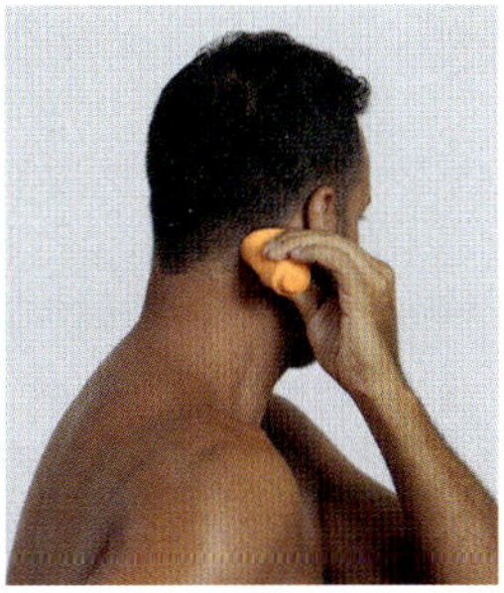

Nackencupping (siehe Seite 149)

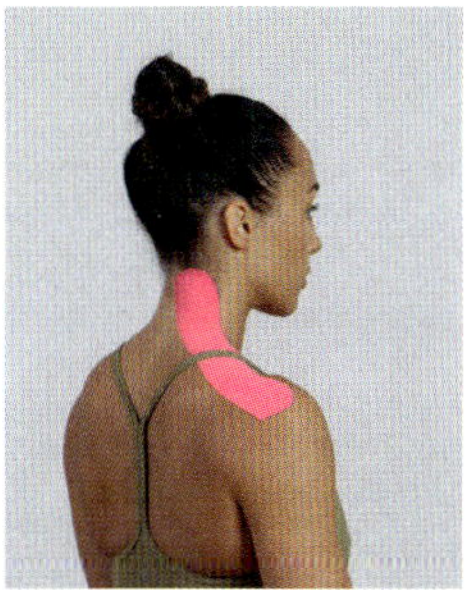

Nackentaping (siehe Seite 157)

MOBILISIEREN, DEHNEN, KRÄFTIGEN UND KOORDINIEREN

Zur Schmerzbeseitigung ist die spezifische Mobilisation des betroffenen Wirbelsäulenabschnittes entscheidend. Vor der ersehnten Kräftigung steht jedoch nach meinem Konzept die gekonnte gelenkschonende Dehnung, um langfristig einen starken, wiederstandsfähigen Nacken zu entwickeln (siehe ab Seite 159).

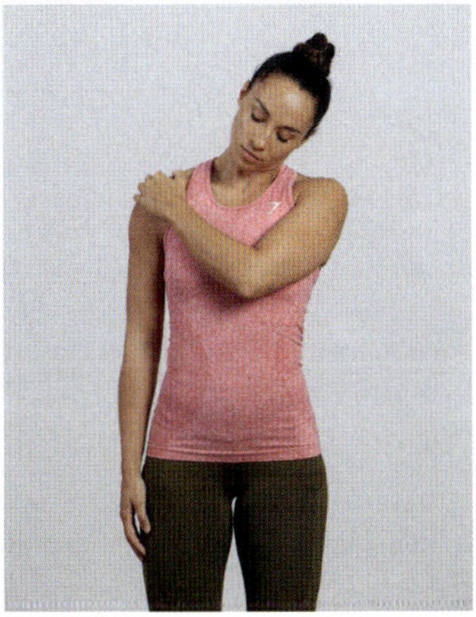

Dehnung des Nackenmuskels (siehe Seite 183)

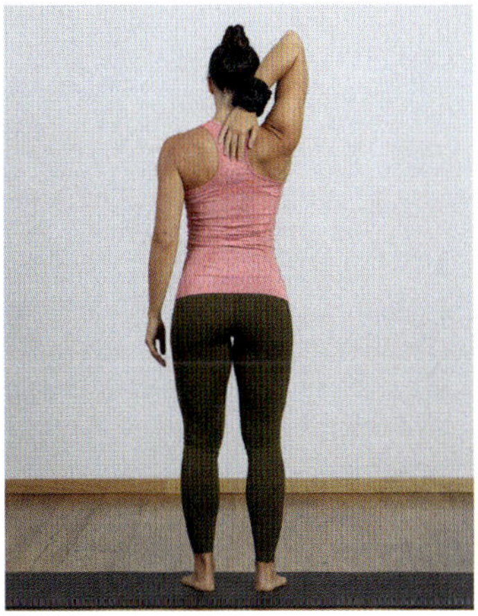

Kräftigung des Trizeps (siehe Seite 186)

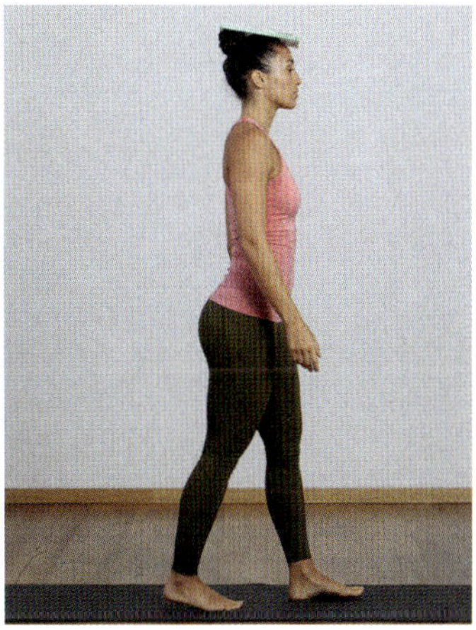

Buch balancieren (siehe Seite 198)

BENÖTIGTES EQUIPMENT

Sie brauchen nicht viel, um Ihren Nacken wieder auf Vordermann zu bringen. Die meisten Gegenstände, die bei den Übungen eingesetzt werden (wie Kissen oder Stühle), finden Sie im Haushalt. Darüber hinaus ist es hilfreich, das folgende Equipment zur Hand zu haben:

- Arnikasalbe
- Boxhandschuhe
- Buch, maximal zwei Zentimeter dick
- Crosstape
- Cups, klein und groß
- Gewichtsmanschetten
- Gummiflasche
- Halskrause
- Handy
- Hocker
- Kinesiotape
- Kiste
- Kissen, oval
- Leinentuch
- Luftballon
- Nackenhörnchen
- Salzlösung
- Schere
- Springseil
- Stuhl mit Armlehnen
- Tisch
- Trainingsmatte
- Trinkglas
- Wand
- Wasserflasche, große
- Zirbenstäbchen

Ein ovales Kissen ist das Mittel der Wahl bei Nackenbeschwerden. Es eignet sich perfekt zum Schlafen und für meine Übungen. Durch die ovale Form bleibt das Kissen immer gleichmäßig dick, da kein Inhalt, wie bei den üblichen Kissen, in den Ecken verschwindet. Leider gibt es dieses Kissen nicht mehr im Handel. Sie können sich aber selbst eins machen: Nehmen Sie ein 40 mal 80 Zentimeter großes Federkissen und nähen Sie die Ecken gleichermaßen rund.

VERBREITETE MYTHEN – EIN FAKTENCHECK

Bevor wir in die Details der Selbstbehandlung eintauchen, möchte ich noch mit einer Reihe von verbreiteten Mythen aufräumen. Sicher kennen Sie das: Sie stoßen immer wieder auf eine Übung, die bei Ihrem Beschwerdebild empfohlen wird – aber bei Ihnen hilft sie nicht oder, noch schlimmer, sie verschlechtert Ihr Befinden sogar. Es gibt eine ganze Reihe von Übungen, die über Jahre immer wieder weiterempfohlen werden und sich ungebrochener Popularität erfreuen, obwohl sie aus meiner physiotherapeutischen Sicht alles andere als empfehlenswert sind. Ob eine Übung nun seinerzeit Ihrem Vater gutgetan hat oder sie im Pilateskurs so gemacht wurde: Stellen Sie sie anhand der folgenden Liste auf den Prüfstand.

In der Tabelle habe ich für Kopf, Nacken und Arme Übungen aufgeführt, bei denen Fehl-, Überbelastungen oder Überdehnung drohen. Es wird jeweils erklärt, was gegen die Übung spricht, und ich nenne Ihnen meine physiotherapeutisch empfehlenswerten Alternativen, zu denen Sie Anleitungen im Praxisteil dieses Buches finden.

Übung	Warum nicht?	Empfohlene Alternative
Isometrische Spannungsübung zur Kräftigung der Hals- und Nackenmuskulatur (gegen Druck arbeiten)	Fehlstellungen im Kopf- und Nackenbereich, muskuläre Disbalancen	Entlastungsmobilisation der Kopfgelenke (Seite 159) Nacken lockern (Seite 168) Dehnung des Nackenmuskels (Seite 183)
Diagonale Dehnung in Rückenlage (Kopf zur einen, Beine zur anderen Seite drehen)	Kompression im Übergang zwischen Brust- und Lendenwirbelsäule (THL), Hypermobilität der Lendenwirbelsäule	Gähnen (Seite 142) Brustwirbelsäule strecken (Seite 174)
Arme hinter dem Kopf verschränken in Rückenlage	Kompression der Schultern	Mobilisation der Schulter (Seite 178)
Bizeps-Curls mit Hantel	Bizepsverkürzung, Belastung für Schulter und Ellenbogen	Wanddrücken (Seite 190)
Butterfly mit und ohne Gerät	Verspannung der tonischen Nackenmuskeln	Brustwirbelsäule strecken (Seite 174)
Kopfkreisen	Gefahr für die Schlagader	Öffnungsmobilisation der Kopfgelenke (Seite 160) Rotationsmobilisation der Kopfgelenke (Seite 161)
Schulter-Nacken-Dehnung mit Handzug	Reizung der Facetten der Halswirbelsäule	Dehnung des Nackenmuskels (Seite 183)
Nackendehnung mit den Händen in die Beugestellung	Reizung der Kopfgelenke	Nackenrosette lösen (Seite 180)
Wochenlang eine Halskrause tragen	Immobilitätsschmerz	Gesamtkräftigung des Nackens (Seite 188)

DIE BEWEGUNGSANALYSE: TESTEN SIE SICH SELBST!

Die Bewegungsanalyse als Testung Ihrer Beschwerden ist eine wunderbare Möglichkeit, selbst zu ermitteln, was Ihnen fehlen könnte. Nicht immer ist die große radiologische Untersuchung nötig, um eine Einordnung des Befundes zu erzielen. Ursächlich kann auch eine Verkürzung des Schulterblatt-Hebemuskels *(Musculus levator scapulae)* der Auslöser Ihrer Nackenschmerzen sein – das würde ein MRT nicht aufzeigen. Testen Sie sich mit den folgenden Übungen. Schließen Sie diese mit einem »positiven« Ergebnis ab, weist dies auf fehlende Mobilität, eine Störung der Halswirbelsäule oder auch eine neurologische Beteiligung hin.

HINTERKOPF-WAND-ABSTAND

Stellen Sie sich mit dem oberen Rücken an die Wand. Der gesamte Oberkörper mit den Schulterblättern und dem Hinterkopf hat, bis auf die Halswirbelsäule, Wandkontakt. Der Blick ist geradeaus gerichtet. Testen Sie sich sanft und ohne Anstrengung.

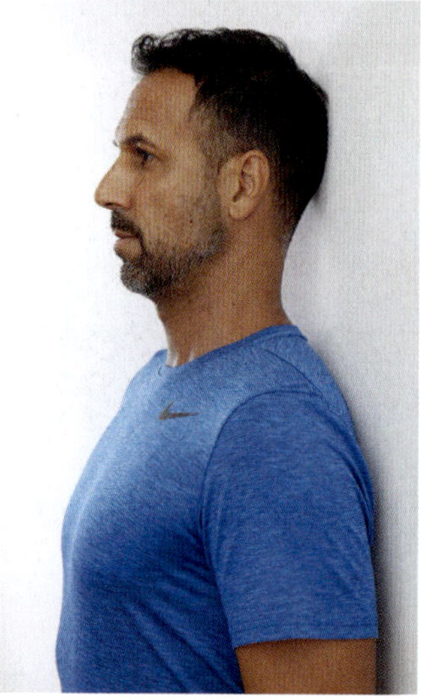

Ergebnis: Mit diesem Test prüfen Sie die senkrechte Aufrichtung Ihrer oberen Wirbelsäule und die Muskelbalance in diesem Bereich. Abweichungen vom Körperlot entstehen oft schleichend. Mit diesem Test können Sie sie erkennen. Der Test ist positiv, wenn Sie Ihren Hinterkopf aus der angegebenen Stellung nicht an die Wand legen können.

VORSICHT BEI ISOMETRISCHEN ÜBUNGEN

Wie oft werden bei Nackenbeschwerden aus »Sicherheitsüberlegungen« isometrische Übungen empfohlen, also der Aufbau einer maximalen Muskelanspannung ohne Bewegungsausschlag. Ich bin von dieser Art Übungen, insbesondere in akuten Situationen, nicht begeistert. Tritt ein Schmerz bei isometrischen Anspannungen des Kopfs, Nackens, Schultergürtels und der Arme auf, kann das vielmehr ein Hinweis sein auf:

- Bandscheibenläsion
- Weichteilläsion
- Muskelläsion
- Fraktur

ROTATIONS-MOBILITÄTSTEST

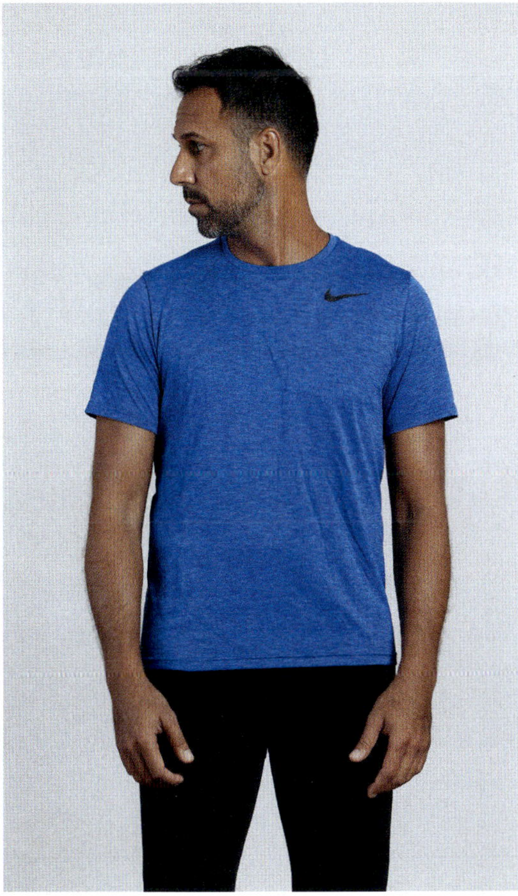

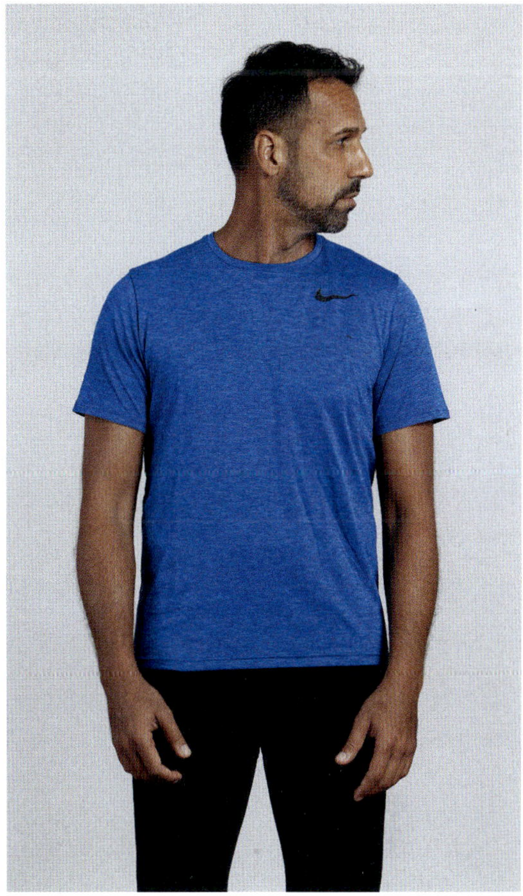

1 Stellen Sie sich aufrecht hin; Ihre Schultern hängen entspannt herab. Drehen Sie sich zur rechten Seite und schauen Sie über und hinter Ihre rechte Schulter.

2 Testen Sie dann die linke Seite.

Ergebnis: Der Test ist positiv, wenn Sie Ihre Schulter nicht sehen können und/oder wenn es einen deutlichen Seitenunterschied gibt. Das deutet auf eine Störung der oberen Halswirbelsäule (Kopfgelenke) hin.

KOMBINATION-MOBILITÄTSTEST

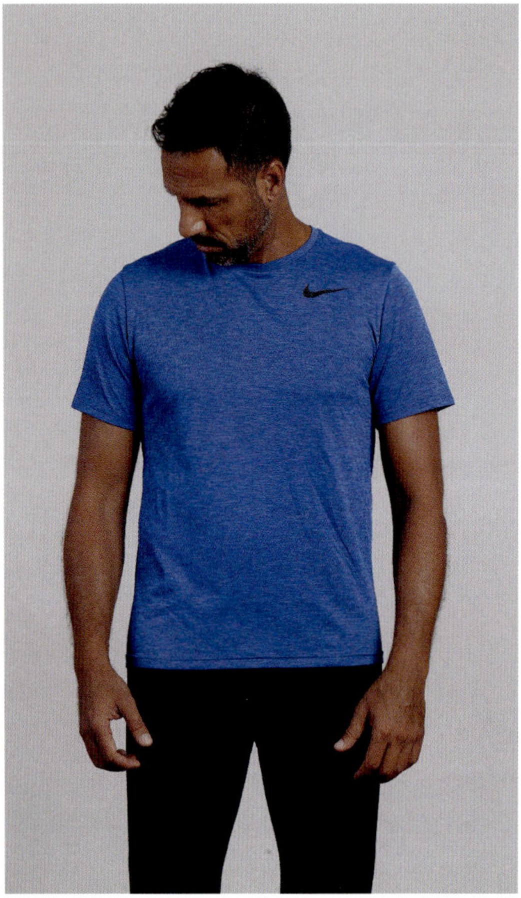

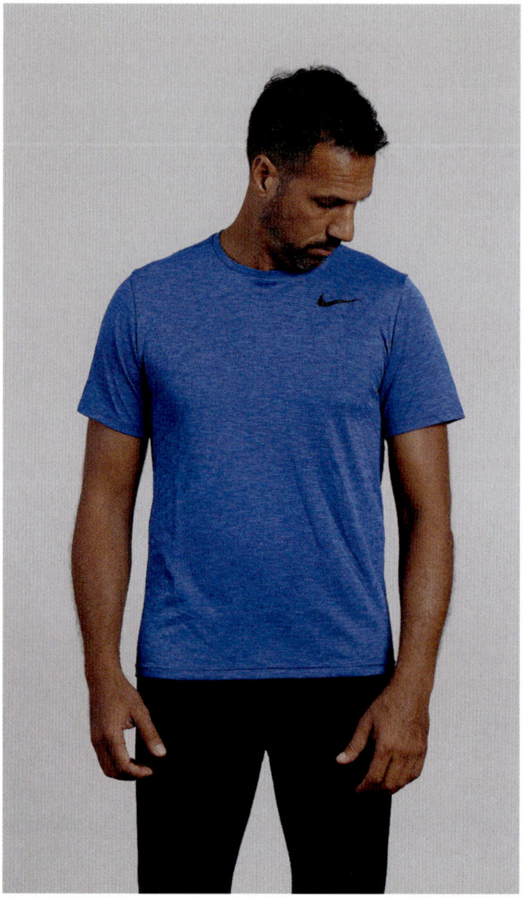

1 Stellen Sie sich aufrecht hin; Ihre Schultern hängen entspannt herab. Beugen Sie Ihren Kopf und schauen Sie auf den Boden. Drehen Sie Ihren Kopf dann zur rechten Seite und schauen Sie so weit es geht nach rechts.

2 Testen Sie dann die linke Seite.

Ergebnis: Der Test ist positiv, wenn Sie nur minimal zur Seite sehen können und/oder wenn es einen deutlichen Seitenunterschied gibt. Das deutet auf eine Störung der oberen Halswirbelsäule (Kopfgelenke) hin.

SEITNEIGE-MOBILITÄTSTEST

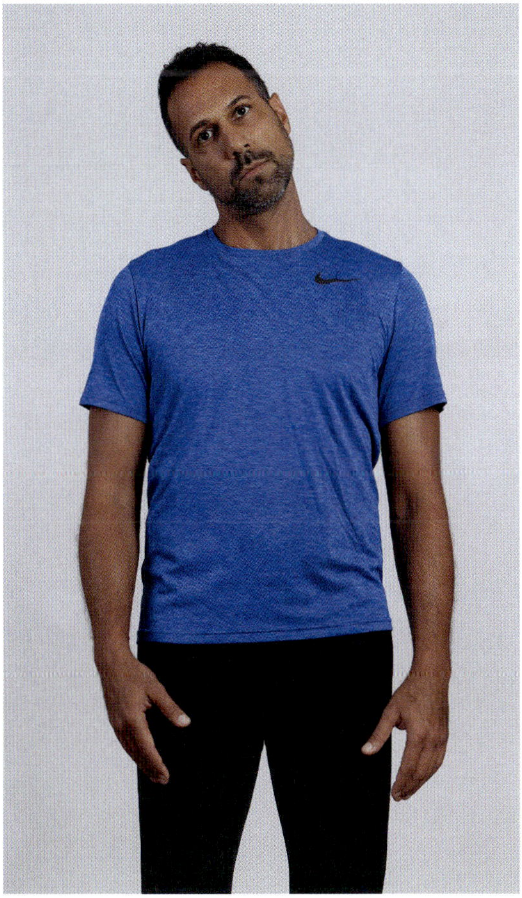

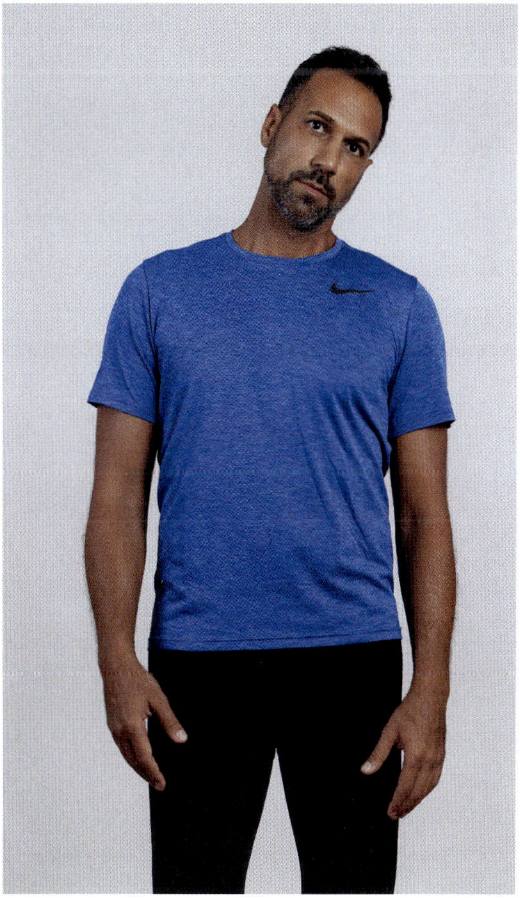

1 Stellen Sie sich aufrecht hin; Ihre Schultern hängen entspannt herab, der Blick ist nach vorn gerichtet. Neigen Sie Ihren Kopf zur rechten Seite in Richtung der rechten Schulter.

2 Testen Sie dann die linke Seite.

Ergebnis: Der Test ist positiv, wenn Sie mehr als zehn Zentimeter mit dem Kopf von der Schulter entfernt sind und/oder wenn es einen deutlichen Seitenunterschied gibt. Das deutet auf eine Störung der unteren Halswirbelsäule/oberen Brustwirbelsäule (CTÜ) hin.

KINN-MOBILITÄTSTEST

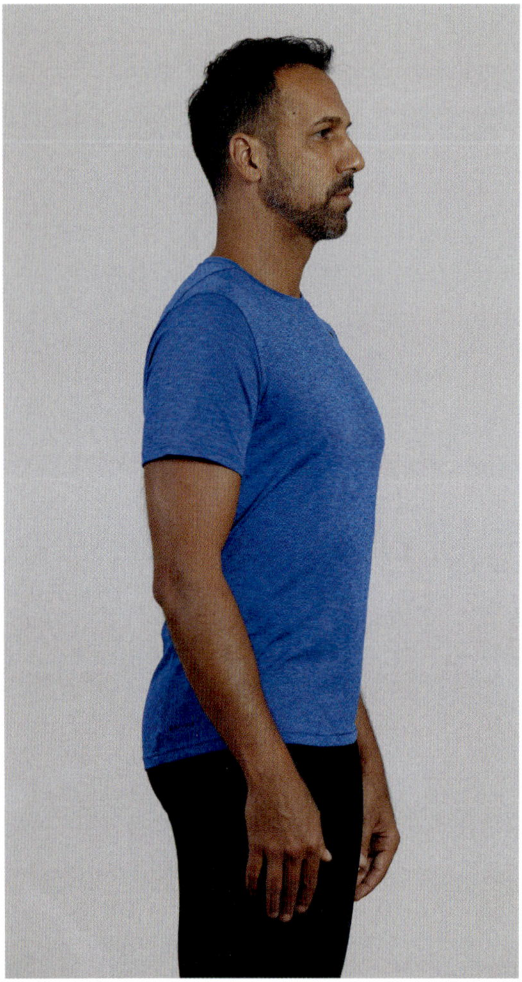

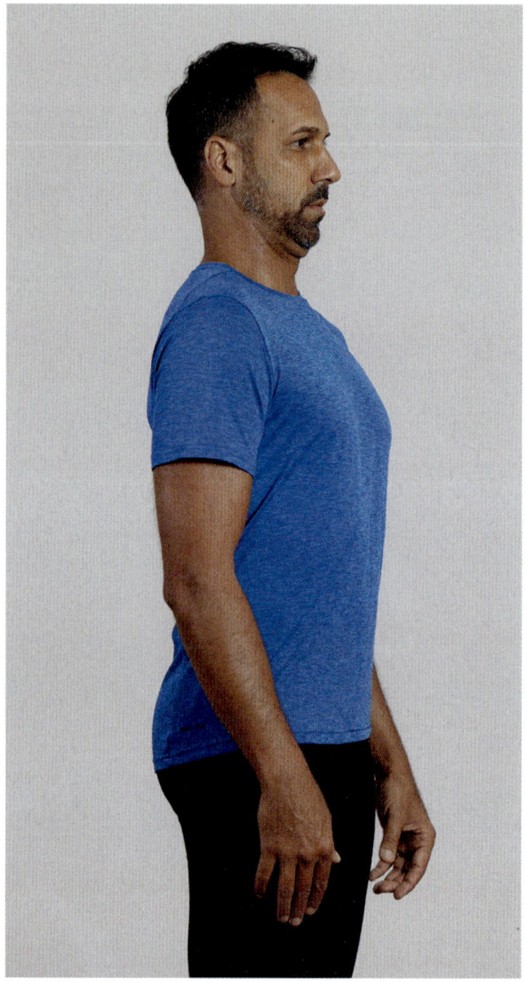

1 Stellen Sie sich aufrecht hin. Ihre Schultern hängen entspannt herab, der Blick ist nach vorn gerichtet.

2 Ziehen Sie Ihr Kinn dann wie zu einem Doppelkinn zurück.

Ergebnis: Der Test ist positiv, wenn Sie mit dem Kinn weniger als zwei Zentimeter rückwärts kommen. Das deutet auf eine Störung der unteren Halswirbelsäule/oberen Brustwirbelsäule (CTÜ) hin.

ENGPASS-NERVENTEST

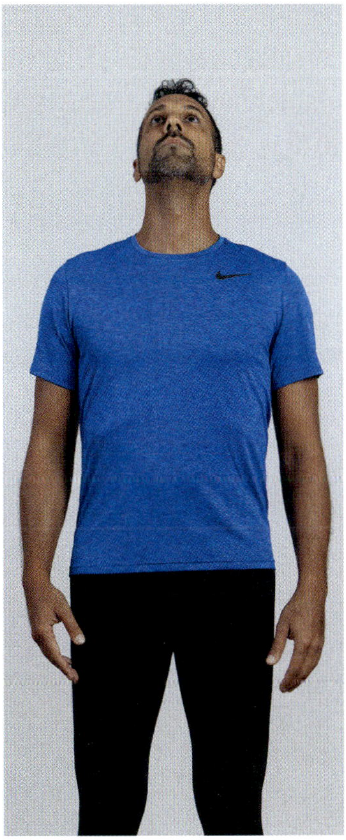

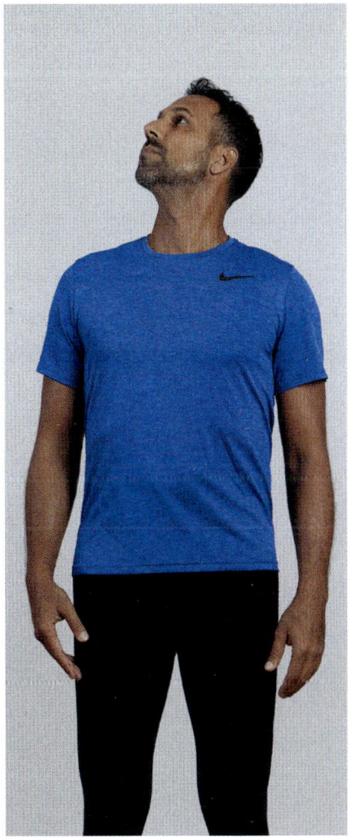

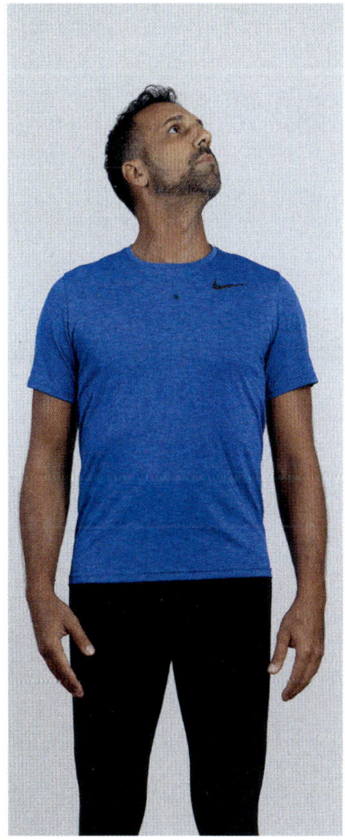

1 Stellen Sie sich aufrecht hin, der Blick ist zur Decke gerichtet.

2 Schauen Sie entspannt zunächst nach rechts, wie an einer waagerechten Linie an der Decke entlang.

3 Drehen Sie den Kopf entsprechend nach links und wieder zurück. Bereitet Ihnen diese Bewegung Unbehagen, brechen Sie den Test bitte ab.

Ergebnis: Der Test ist positiv und eine neurologische Beteiligung zu vermuten, wenn Sie einseitige Missempfindungen im Gesicht oder abwärts bis zu den Fingern wahrnehmen.

KOMPRESSIONSTEST DURCH EINEN PARTNER

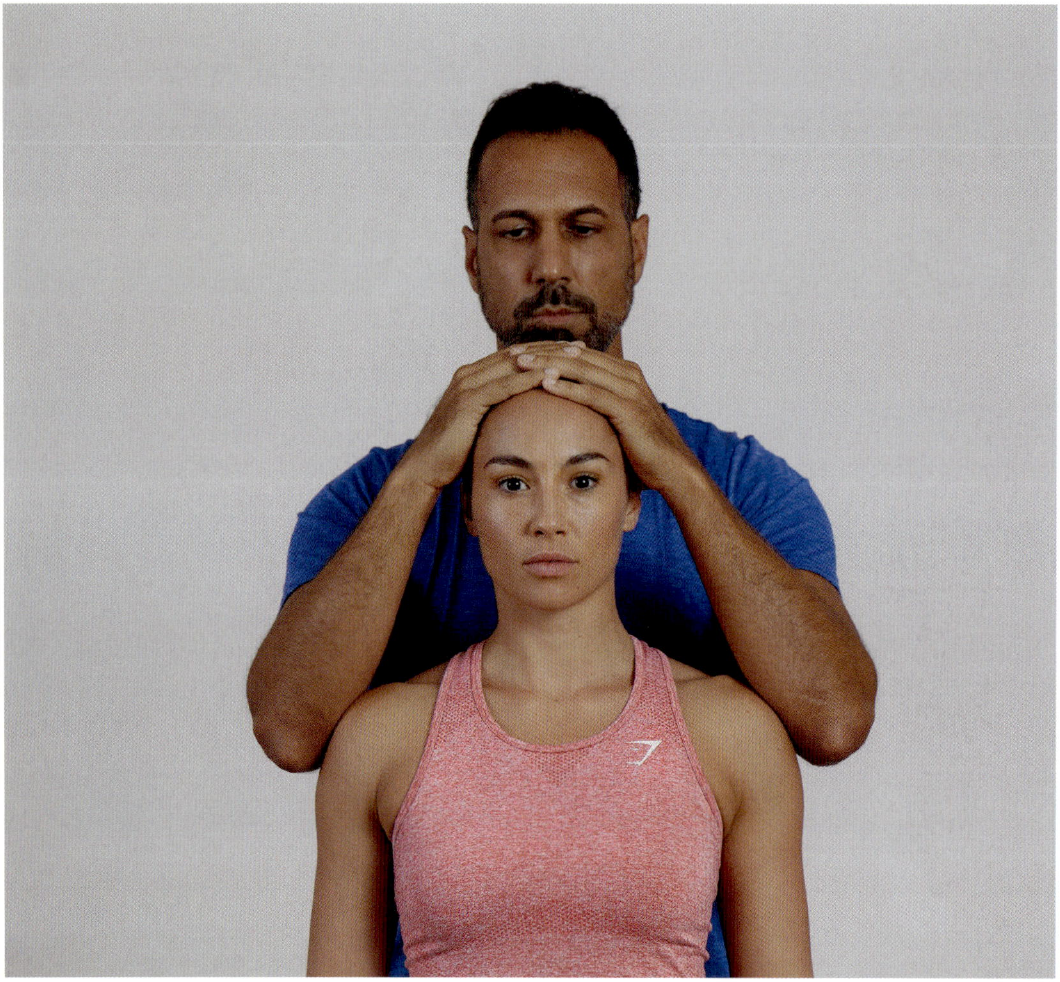

Setzen Sie sich aufrecht auf einen Hocker. Ihr Partner legt seine Hände mit übereinanderliegenden Fingern zentral auf Ihren Kopf; dabei können die Ellenbogen seitlich auf Ihrem Schultergürtel abgestützt werden. Ihr Partner übt einen mäßigen Druck auf Ihren Kopf aus. Der Druck ist lotgerecht nach unten gerichtet.

Ergebnis: Der Test ist positiv und eine neurologische Beteiligung zu vermuten, wenn Sie Missempfindungen im Gesicht oder abwärts bis zu den Fingern wahrnehmen.

UNTERBERGER TRETVERSUCH

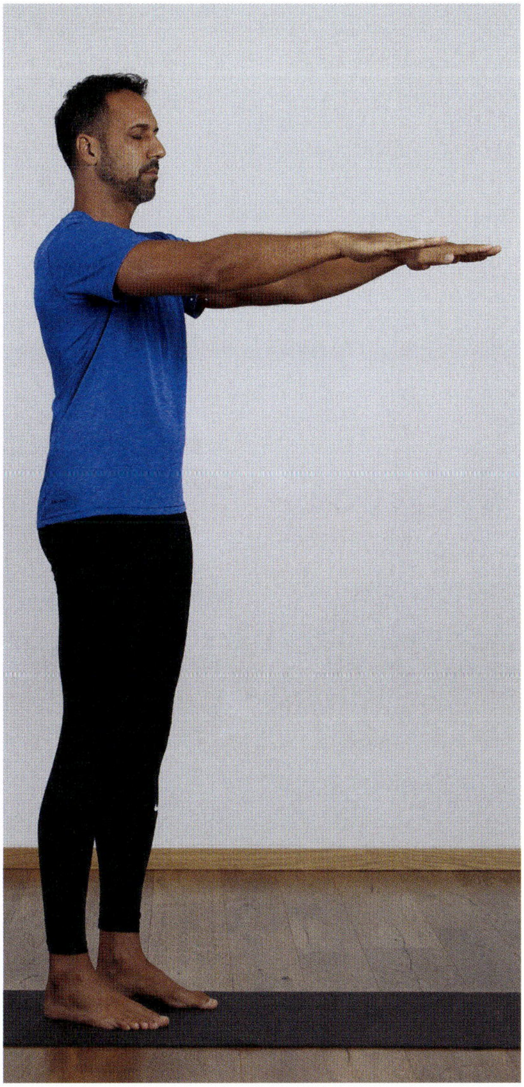

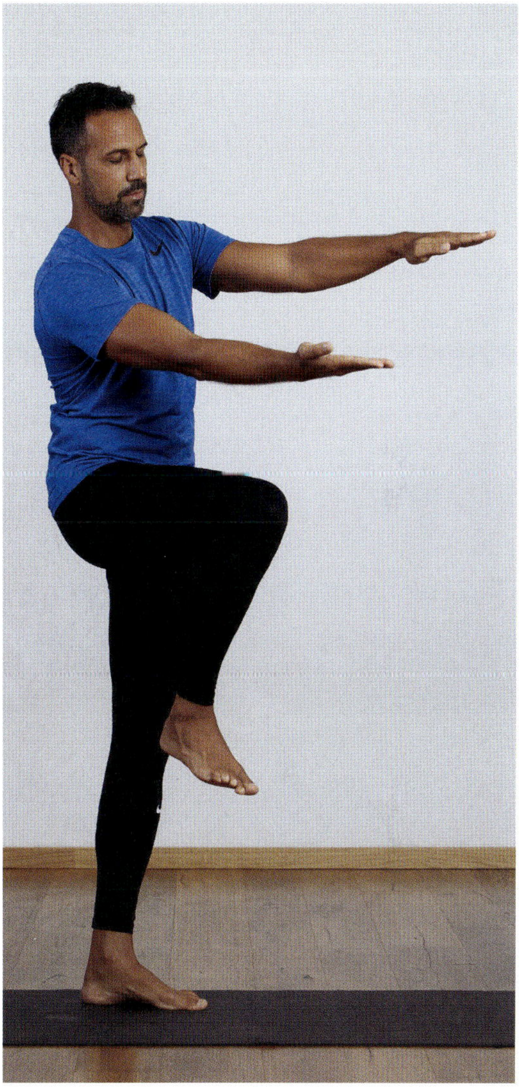

1 Stellen Sie sich aufrecht hin, strecken Sie Ihre Arme nach vorn aus und schließen Sie Ihre Augen.

2 Treten Sie 50-mal auf der Stelle.

Ergebnis: Der Test ist positiv und weist auf eine neurologische Beteiligung hin, wenn sich Ihr Körper zu einer Seite gedreht hat und der Arm der entsprechend gedrehten Seite leicht abgesunken ist.

SCHULTER-HEBE-TEST

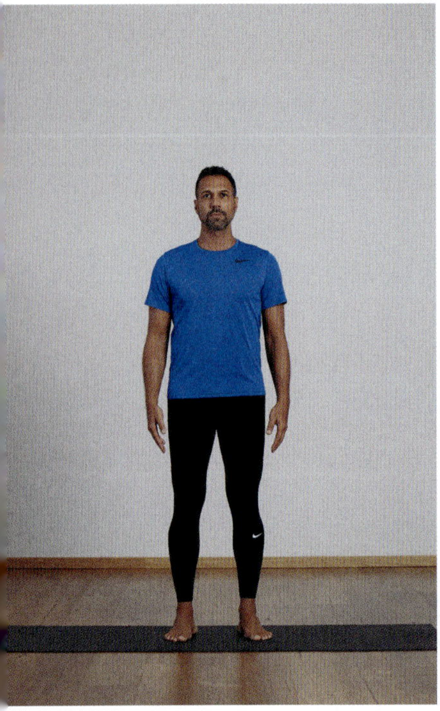

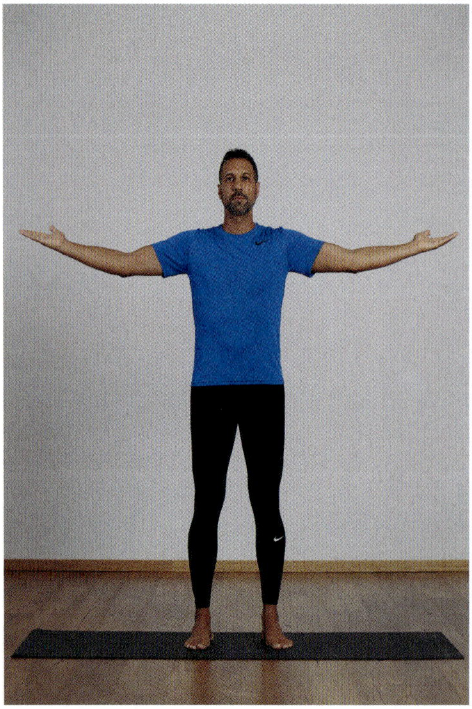

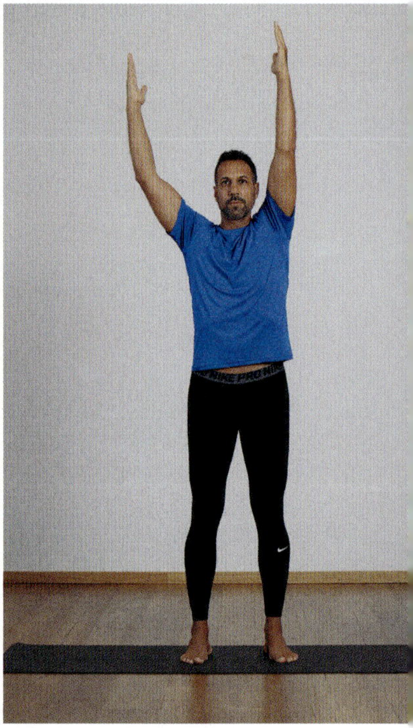

1 Stellen Sie sich aufrecht hin; Ihre Arme hängen locker am Körper herab.

2 Heben Sie Ihre Arme langsam seitlich auf.

3 Ihre Handflächen sollten sich über Ihrem Kopf berühren. Auf der Abbildung sehen Sie einen positiven Test.

Ergebnis: Der Test ist positiv als Gelenkblockierung, wenn Sie die Bewegung nicht vollständig durchführen können. Er ist auch positiv, wenn ab 90 Grad Abduktion (Abspreizung) der Arme Schmerzen auftreten, die sich ab 120 Grad Abduktion verlieren. Positiv ist der Test auch, wenn erst zum Schluss Schmerzen auftreten, etwa bei 170 bis 180 Grad.

RÜCKENKREUZGRIFF

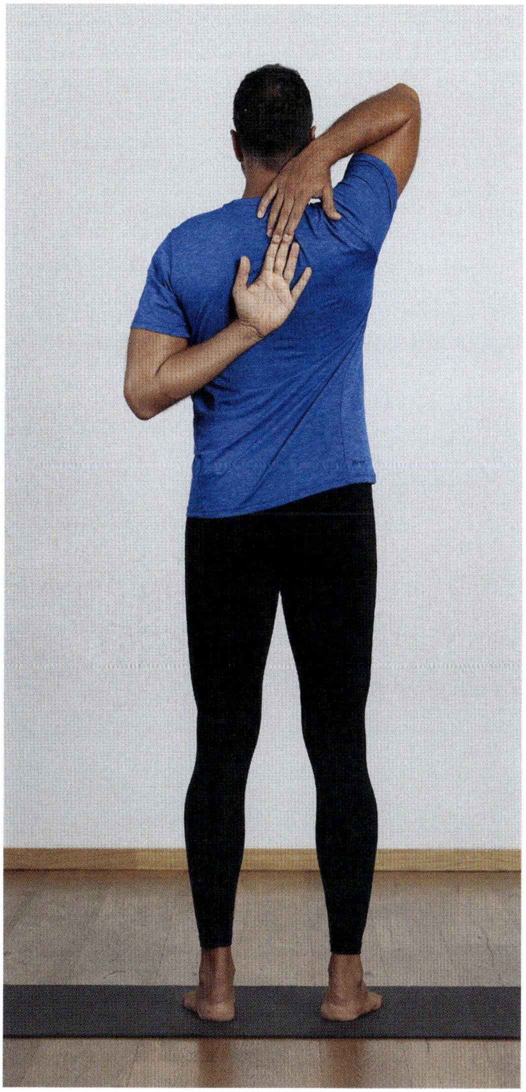

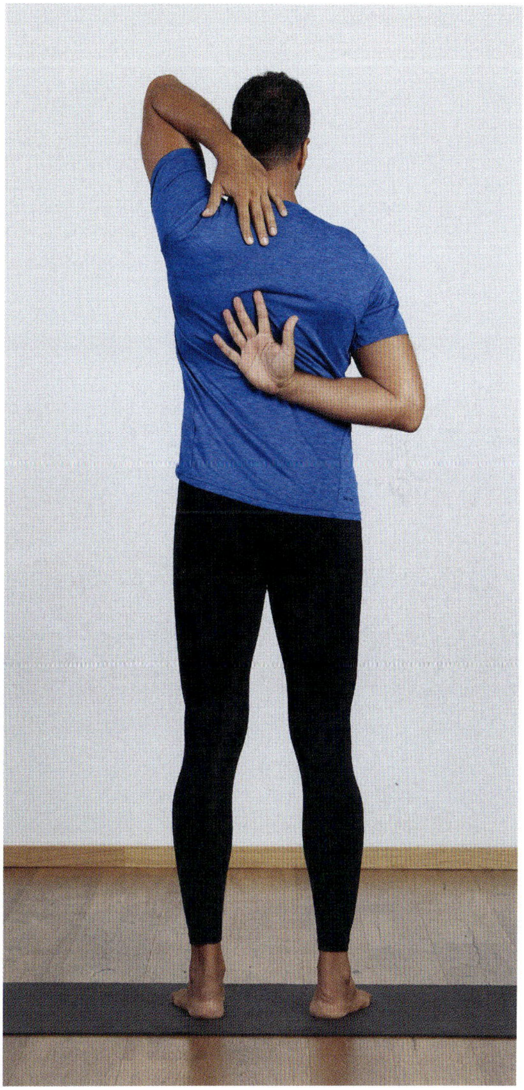

1 Stellen Sie sich aufrecht hin. Führen Sie Ihre Arme diagonal hinter den Rücken, dabei wird der linke Arm von unten und der rechte Arm von oben geführt. Die Fingerspitzen sollten sich berühren.

2 Wechseln Sie die Armposition und achten Sie auf die Berührung Ihrer Fingerspitzen.

Ergebnis: Der Test ist positiv, wenn Sie ein- oder beidseitig nicht mit den Fingerspitzen zueinanderkommen.

QUICKFINDER FÜR GÄNGIGE BESCHWERDEBILDER

Diese Übersicht zur Lokalisation, der Schmerzart und zum Schmerztyp sowie weiteren Begleiterscheinungen hilft Ihnen, eine Diagnose und die richtigen Maßnahmen zu finden. So können Sie den besten Zeitpunkt festlegen, um mit dem Programm zu starten.

Wo tut es weh?	Wie tut es weh?	Wirkt sich der Schmerz auf die Bewegung aus?	Welche Symptome treten sonst noch auf?	Schmerztyp
Nacken	Ziehend	Dumpfe Einschränkung	Kopfschmerzen	Myofaszialer Schmerz
Nacken und Hinterkopf	Stichartig	Kopfvorbeuge eingeschränkt	Gesichtsschmerzen	Gelenkschmerz
Ganzer Kopf	Dumpf	Alle Richtungen	Schulter-/ Nackenschmerzen	Gelenkschmerz und myofaszialer Schmerz
Kiefergelenke	Ziehend	Mundöffnung und seitliches Verschieben eingeschränkt	Gesichtsschmerz, ggf. Tinnitus	Gelenkschmerz und myofaszialer Schmerz
Schulter	Ziehend, bohrend	Armheben schmerzhaft	Nacken- und Armschmerzen	Gelenkschmerz und myofaszialer Schmerz
Schulter und ganzer Arm	Nervig, elektrisch	Nackenbewegungen verschlimmern die Schmerzen	Halswirbelsäulenschmerzen	Pseudoradikulär
Nacken und Kopf	Nervig, ziehend	Kopfbewegungen verschlimmern die Schmerzen	Schulter-/ Nackenschmerzen	Pseudoradikulärer Gelenk- und Nervenschmerz
Kehlkopf	Reibend, rau	Kinn vor	Vorderer Halsbereich schmerzt	Radikulär (C5)
Ohr	Zur Nase ziehend	Schonhaltung des Kopfs zur betroffenen Seite	Gesichtsschmerz	Gelenkschmerz mit pseudoradikulärer Beteiligung
Oberkopf	Keine Schmerzen	Benommenheit	Schonhaltung des Nackens	Pseudoradikulär
Schultergürtel	Konstant	Kopfbewegung eingeschränkt, Atmung gestört	Schultern hochgezogen	Blockierungsschmerz

Diagnose	Einstieg ins Programm	Besonders gut geeignete Übungen
Handynacken	Woche 1, Tag 1 (ab Seite 60)	Entlastungsmobilisation der Kopfgelenke (Seite 159) Öffnungsmobilisation der Kopfgelenke (Seite 160) Rotationsmobilisation der Hals-/Brustwirbelsäule (Seite 164) Dehnung des Nackenmuskels (Seite 183)
Handyhorn	Woche 1, Tag 3 (ab Seite 64)	Alle PATLs (Seite 122–131) Entlastungsmobilisation der Kopfgelenke (Seite 159) Nacken lockern (Seite 168) Goldmedaille zeigen (Seite 176) Gähnen (Seite 142) Halscupping (Seite 148)
Kopfschmerzen	Woche 1, Tag 7 (ab Seite 72)	Mobilisation der ersten Rippe (Seite 172) Dehnung des Nackenmuskels (Seite 183) Nackencupping (Seite 149)
CMD (cranioman-dibuläre Dysfunk-tion)	Woche 1, Tag 4 (ab Seite 66)	Kiefercupping (Seite 147) Vornehmes Nicken (Seite 162) Nackenrosette lösen (Seite 180) Mobilisation des Kehlkopfs (Seite 166) Schluckfunktion verbessern (Seite 167)
Schulterschmerzen	Woche 1, Tag 6 (ab Seite 70)	Kapseldehnung der Schulter (Seite 182) Mobilisation der Schulter (Seite 178) Oberarmcupping (Seite 150)
Schulter-Arm-Syndrom	Woche 1, Tag 4 (ab Seite 66)	Nacken lockern (Seite 168) Schultergürtel lockern (Seite 169) Nackenrosette lösen (Seite 180) Nackencupping (Seite 149)
Schleudertrauma	Woche 1, Tag 1 (ab Seite 60)	Halskrause zur sporadischen Entlastung (Seite 137) Schmerzpressur (Seite 152) Gut atmen (Seite 140) Gähnen (Seite 142)
Räusperzwang	Woche 1, Tag 1 (ab Seite 60)	Entlastungsmobilisation der Kopfgelenke (Seite 159) Mobilisation des Kehlkopfs (Seite 166) Schluckfunktion verbessern (Seite 167) Halscupping (Seite 148) Mobilisation der Halswirbelsäule mit Cup (Seite 163)
Tinnitus	Woche 1, Tag 3 (ab Seite 64)	Kiefercupping (Seite 147) Nackentrigger (Seite 151) Rotationsmobilisation der Kopfgelenke (Seite 161) Nackenrosette lösen (Seite 180)
Schwindel	Woche 1, Tag 1 (ab Seite 60)	Halskrause zur sporadischen Entlastung (Seite 137) Arnikasalbe einreiben (Seite 138) Kopf ablegen (Seite 135) Brustwirbelsäule strecken (Seite 174) Rotationsmobilisation der Kopfgelenke (Seite 161)
Erste Rippe blockiert	Woche 1, Tag 6 (ab Seite 70)	Mobilisation der ersten Rippe (Seite 172) Nacken lockern (Seite 168) Dehnung des Nackenmuskels (Seite 183)

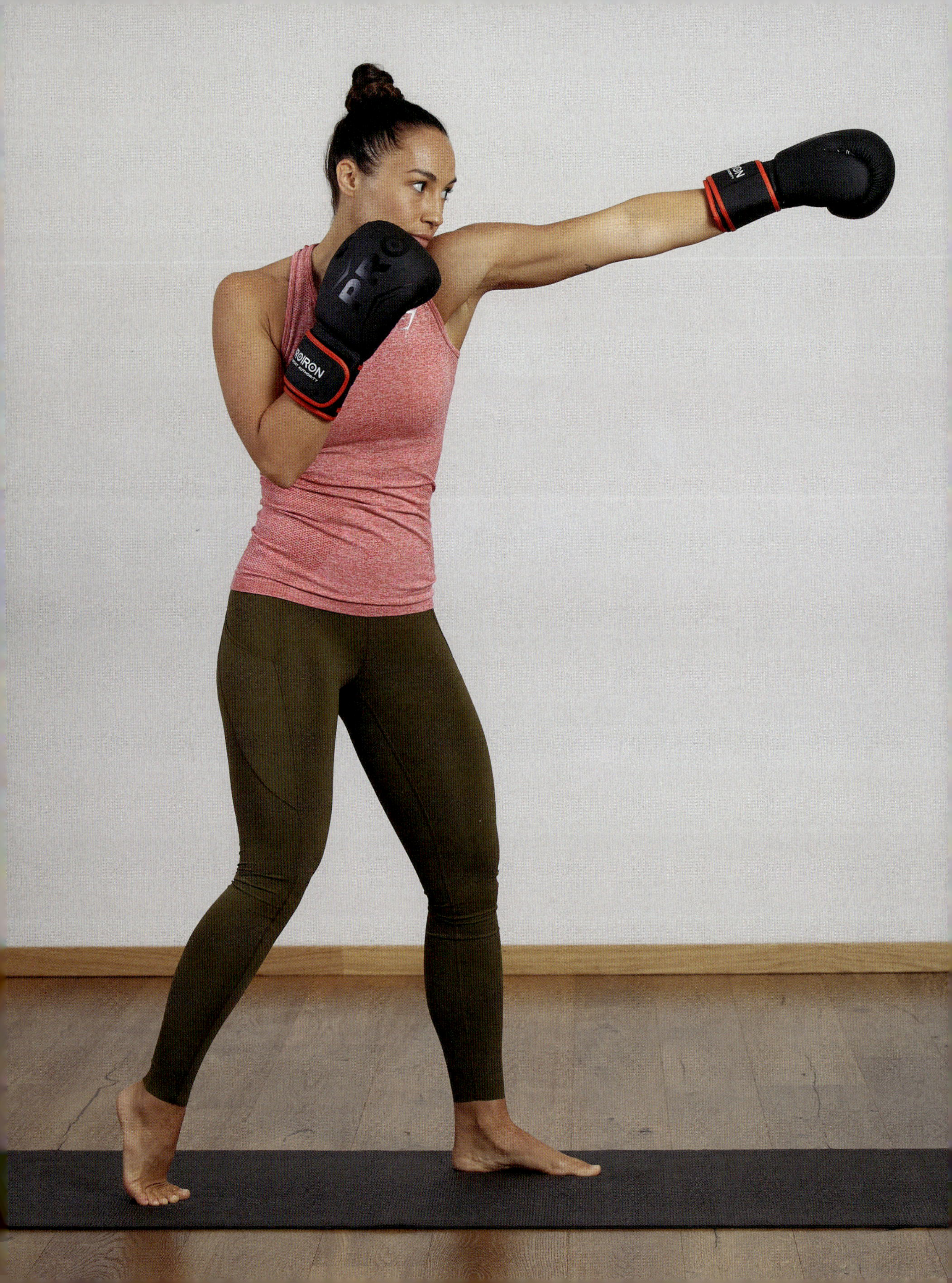

3

SCHRITT FÜR SCHRITT SCHMERZFREI WERDEN

DAS 30-TAGE-PROGRAMM

In vier Wochen unterteilt, stelle ich Ihnen mein 30-Tage-Programm vor. Jede Woche steht unter einem Leitmotiv. Nachdem die 28-tägige »Pflicht« hinter Ihnen liegt, folgen noch zwei Bonustage als »Kür«. Dann spätestens sind Sie gut am Start und fit genug, um Ihr Leben wieder wie gewohnt aufnehmen zu können.

JEDEN TAG EIN WENIG BESSER

Tag für Tag werden Sie auf einer Doppelseite durch das Programm geführt. Auf der linken Seite sehen Sie tagesaktuell passende Informationen und Erläuterungen. Hier befinden sich die Diagramme zum Ausfüllen und die Übersicht der Übungen und Maßnahmen mit dem Seitenverweis auf die genaue Beschreibung. Auf der rechten Seite sind die jeweiligen Übungen abgebildet. Sie können die Übungen und Maßnahmen frei verteilt auf Ihren Tagesablauf ausführen und die Reihenfolge selbst bestimmen. Bevor Sie mit dem Programm beginnen, führen Sie eine Bewegungsanalyse (siehe ab Seite 44) durch. Testen Sie sich selbst für Ihre spätere Beurteilung und zum genauen Einordnen Ihrer Beschwerden. Bitte führen Sie sich auch noch einmal meine fünf W-Fragen vor Augen (siehe Seite 31). Ebenso hilfreich ist ein zweiter Blick in den Quickfinder (siehe ab Seite 54).

IHR NACKENCHECK

Bevor Sie starten, beurteilen Sie Ihr Befinden, um herauszufinden, an welchem Tag des Programms Sie starten. Tragen Sie Ihr aktuelles Schmerz-, Bewegungs- und Bauchgefühl in die nachfolgenden Diagramme ein.

1 2 3 4 5 6 7 8 9 10

Ganz furchtbar **Ihr aktuelles Schmerzempfinden** Fast keins

1 2 3 4 5 6 7 8 9 10

Versteift **Ihr aktuelles Bewegungsgefühl** Völlig frei

1 2 3 4 5 6 7 8 9 10

Das schaffe ich nie **Ihr aktuelles Bauchgefühl** Ich habe alles im Griff

Liegen Ihre Werte auf allen Ebenen zwischen 1 und 3, beginnen Sie bitte unbedingt am ersten Tag des Programms und arbeiten Sie es Tag für Tag durch. Befinden Sie sich zwischen 5 und 7 auf den Skalen, können Sie auch in Woche 2 beginnen. Schauen Sie sich dennoch zusätzlich die Übungen von Woche 1 an und streuen Sie einige Maßnahmen daraus immer wieder mal in Ihr Programm mit ein.

IHR 30-TAGE-ERFOLGSDIAGRAMM

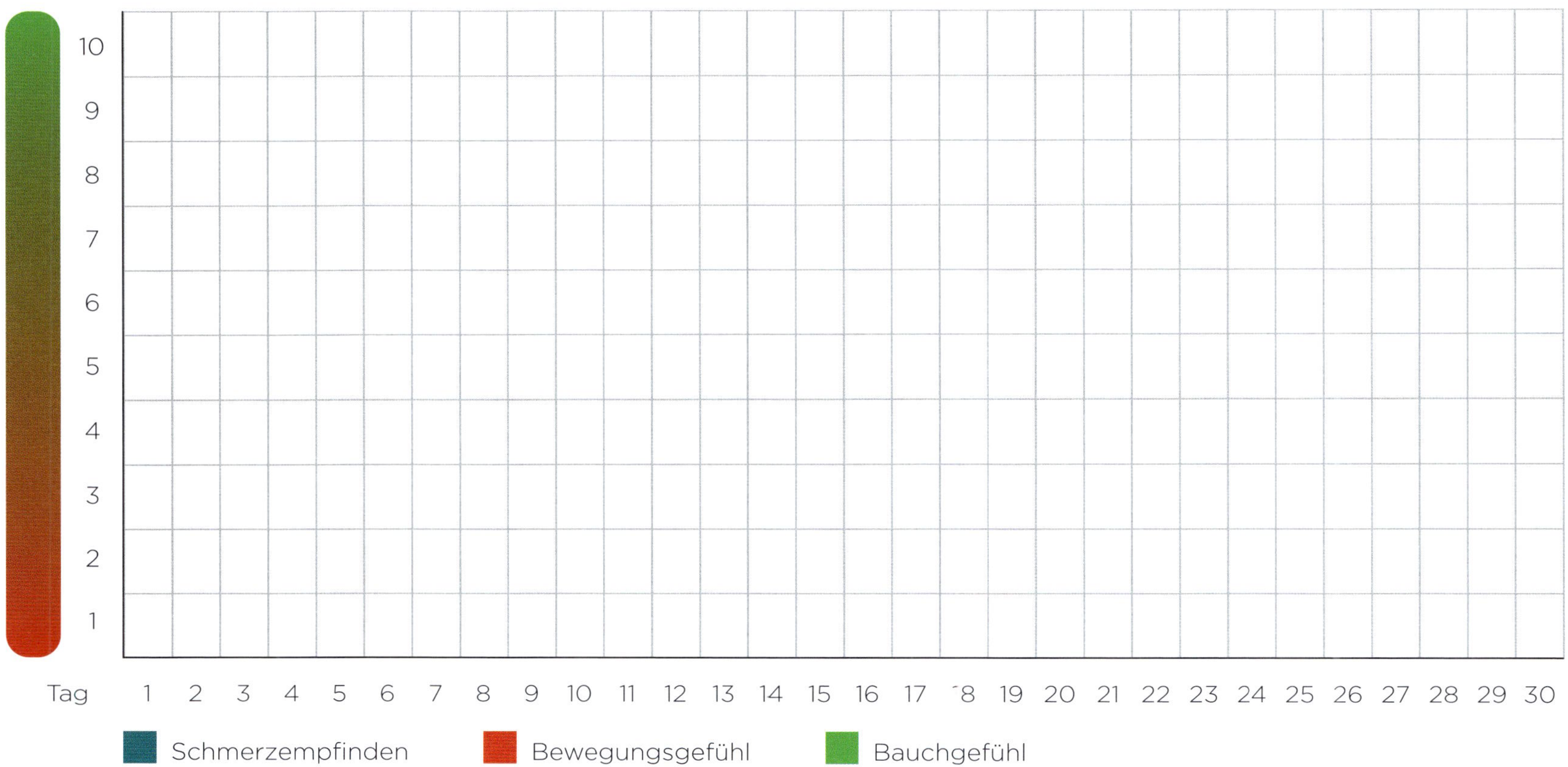

WOCHE 1: DIE VORSICHTSWOCHE

Gerade bei Nackenschmerzen ist ein sanfter Einstieg in das 30-Tage-Programm entscheidend. Mit Vorsicht und einer achtsamen Beobachtung Ihres Beschwerdebildes wird Ihnen dies sicher gelingen. Hören Sie in den nächsten vier Wochen mal nicht auf die vielen »gut gemeinten« Ratschläge von außen, sondern folgen Sie mir in Ihr ganz persönliches Programm.

TAG 1

Tagesthema: Oft ist weniger mehr!

Ihr Nacken schmerzt? Dann sind Vorsicht und Schonung das erste Gebot. Das gilt für heute, aber auch für die ganze erste Woche. Zunächst geht es um Schmerzvermeidung und Schmerzreduktion. Eine Schmerzpressur, eine Entlastungslagerung oder eine Einreibung werden Ihnen helfen.

1 2 3 4 5 6 7 8 9 10
Ganz furchtbar **Schmerzempfinden** Fast keins

1 2 3 4 5 6 7 8 9 10
Versteift **Bewegungsgefühl** Völlig frei

1 2 3 4 5 6 7 8 9 10
Das schaffe ich nie **Bauchgefühl** Ich habe alles im Griff

Tagesprogramm

	Übung/Maßnahme	Wiederholung/Dauer	Seite
1	Halskrause zur sporadischen Entlastung	Wenn nötig	137
2	Liegen auf dem Rücken verstehen	2-mal	125
3	Liegen auf der Seite verstehen	2-mal	125
4	Schmerzpressur	1-mal für 1–2 Minuten	152
5	Arnikasalbe einreiben	2-mal	138
6	Kopfentlastung in Rückenlage	10–15 Minuten	132
7	Handy im Kutschersitz halten	Jedes Mal, wenn Sie das Handy benutzen	126
8	Gähnen	So oft wie möglich am Tag	142
9	Richtig überkopf greifen	So oft wie möglich am Tag	127
10	Entlastungssitz	2-mal für 5–8 Minuten	136

ENTLASTUNG HILFT HEILEN

Üben Sie heute das Entlastungsliegen für Ihren Kopf und Nacken in Rücken- und Seitenlage gut ein. Auch die Entlastungsposition im Sitzen entspannt und erfrischt Sie wieder. Sie kommen zur Ruhe und das hilft Ihrem myofaszialen Gewebe, wieder belastbarer zu werden.

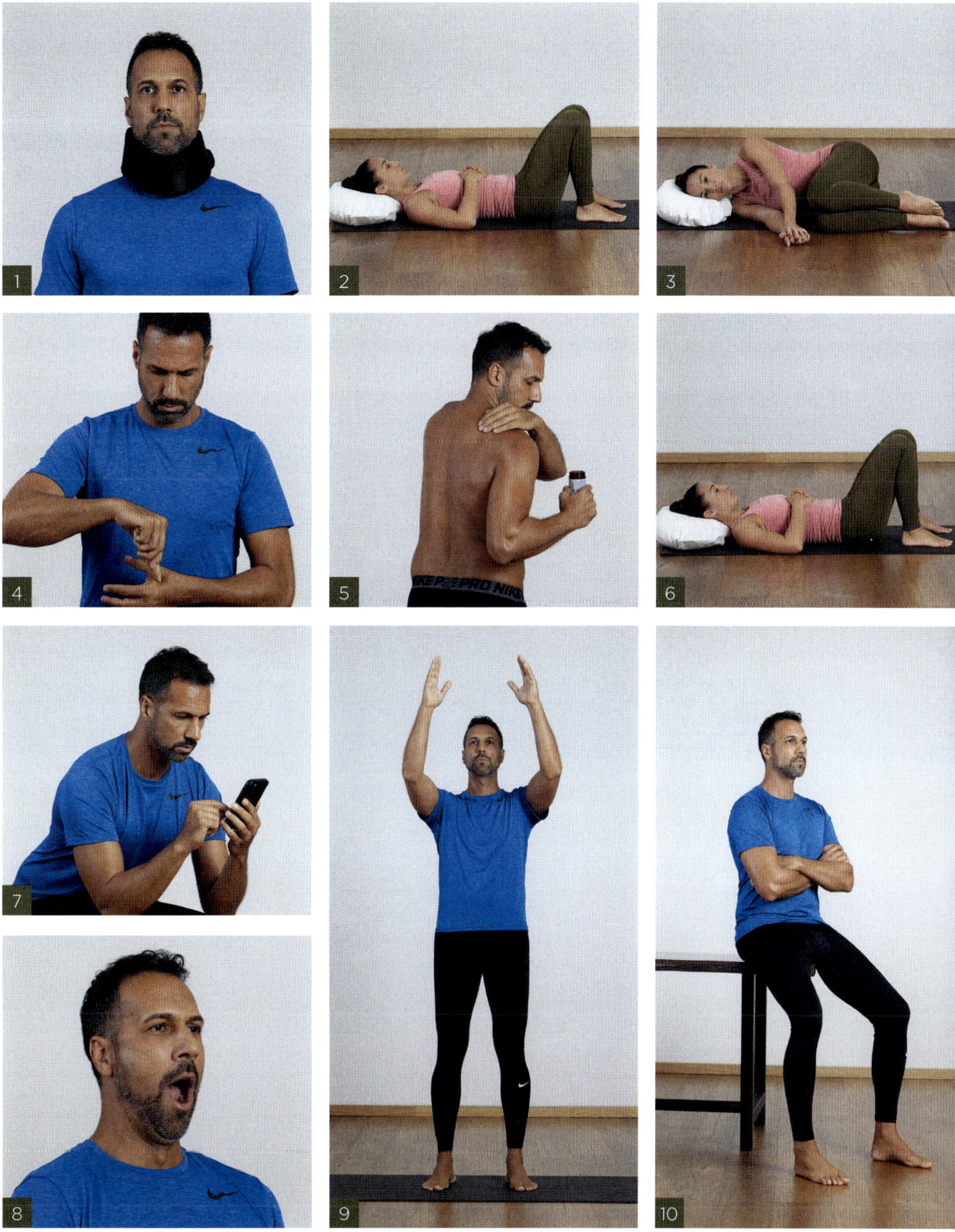

TAG 2

Tagesthema: Gehen Sie es an!

Wie haben Sie das neue Liegen empfunden? Waren Sie etwas erfrischt nach dem Entlastungssitz? Prima, dann bleiben Sie weiter dabei. Würden Sie heute gern etwas Wärme zuführen oder haben Sie eher das Bedürfnis nach einer lauwarmen Salzauflage? Entscheiden Sie selbst. Falls Sie einen Verdacht auf eine Entzündung haben, vermeiden Sie bitte eine Überwärmung. Tragen Sie Ihre Ergebnisse in Ihr Erfolgsdiagramm ein.

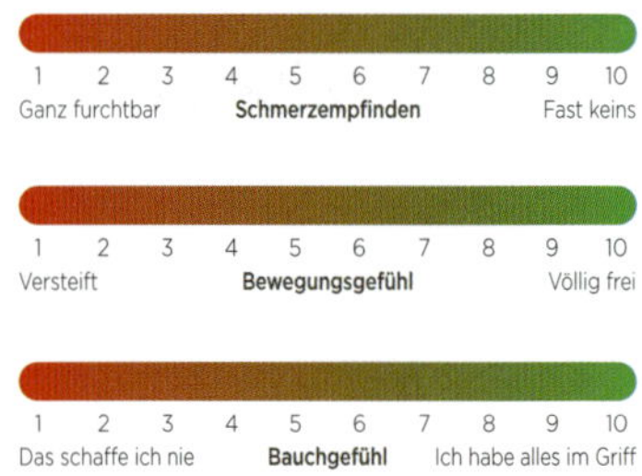

Tagesprogramm

	Übung/Maßnahme	Wiederholung/Dauer	Seite
1	Halskrause zur sporadischen Entlastung	Wenn nötig	137
2	Liegen auf dem Rücken verstehen	2-mal	125
3	Richtig trinken	So oft wie möglich am Tag	130
4	Körperwarmer Salzwickel	10 Minuten	139
5	Schmerzpressur	1-mal für 1–2 Minuten	152
6	Schulterblatt lockern in Rückenlage	10-mal	170
7	Kopfentlastung in Bauchlage	5–8 Minuten	133
8	Handy in Augenhöhe halten	So oft wie möglich am Tag	126
9	Richtig überkopf greifen	So oft wie möglich am Tag	127
10	Entlastungssitz	2-mal für 5–8 Minuten	136

MACHEN SIE ES SICH BEQUEM

Mit Ruhe und Bedacht kommen Sie am besten weg von Ihren Beschwerden. Überall im Haus gibt es gute Übungsmöglichkeiten. Wichtig ist es, immer wieder einmal daran zu denken. Der eine liebt es, im Bett zu entspannen, der andere nutzt eine nackenschonende Alltagsroutine, um den geschundenen Nacken wieder ins Lot zu bringen.

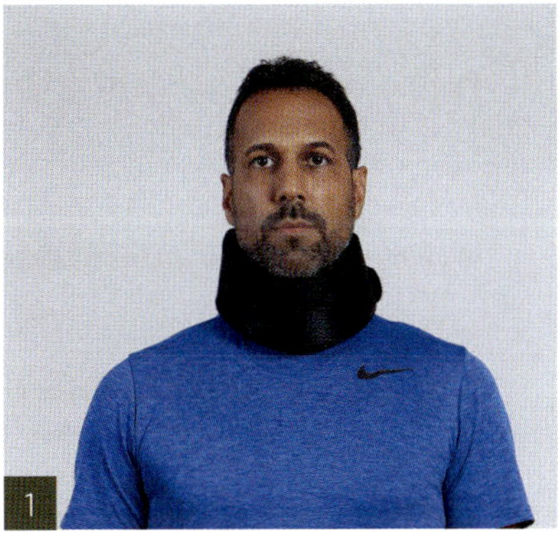

1

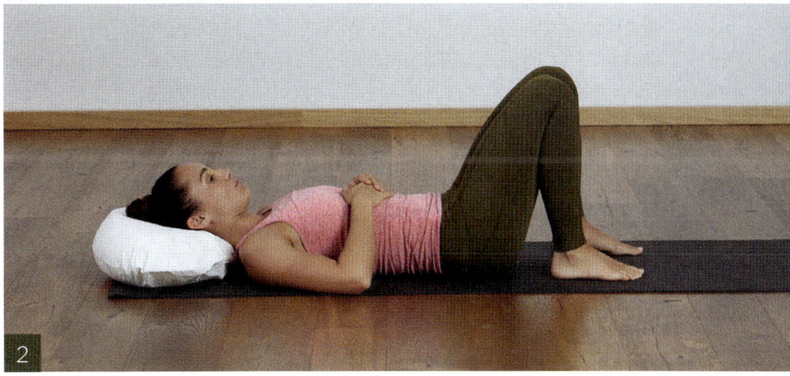

2

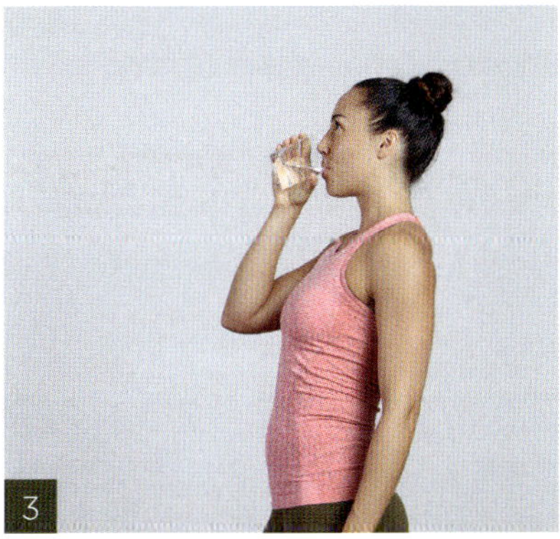

3

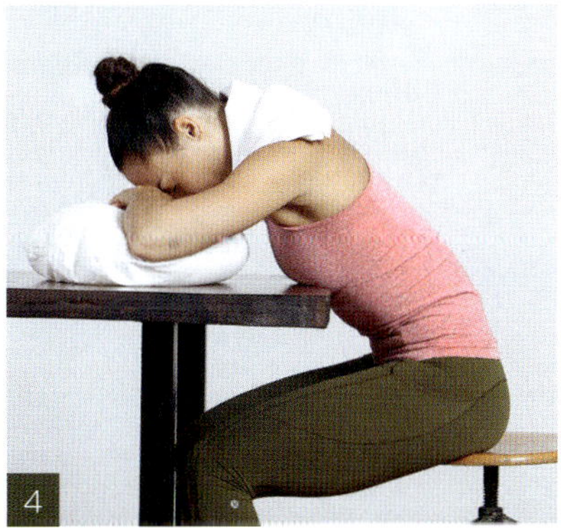

4

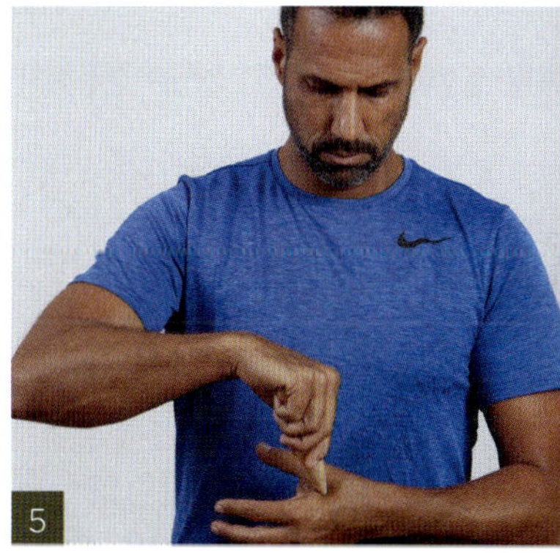

5

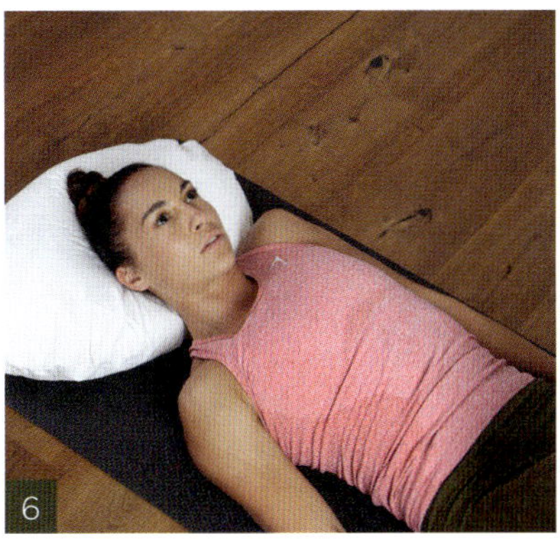

6

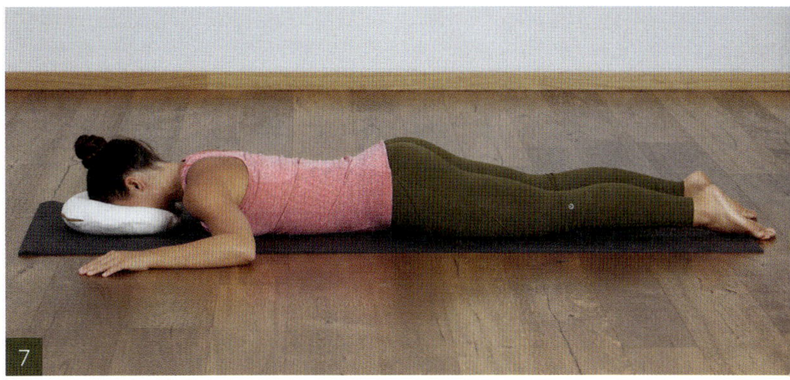

7

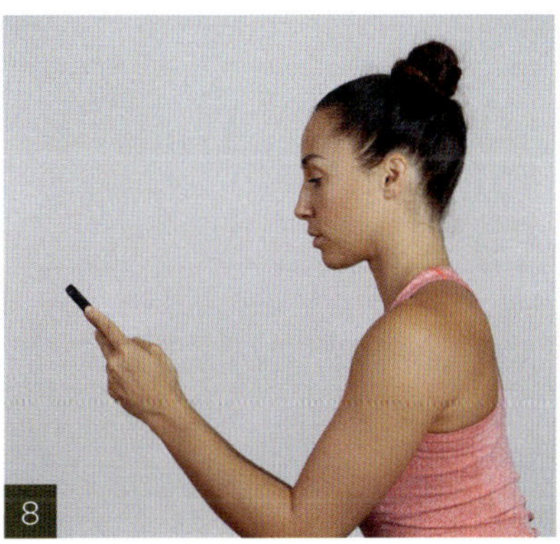

8

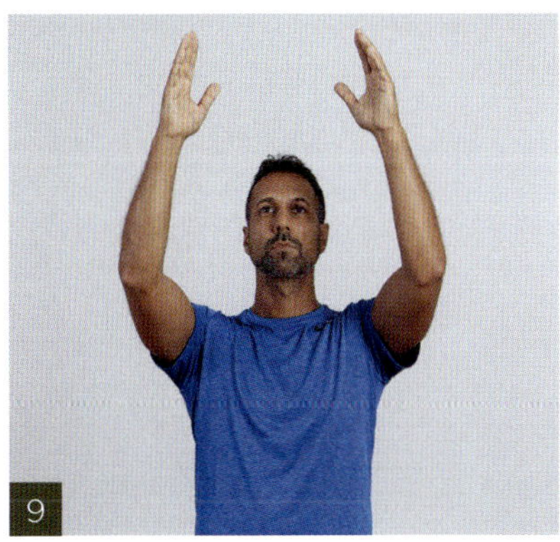

9

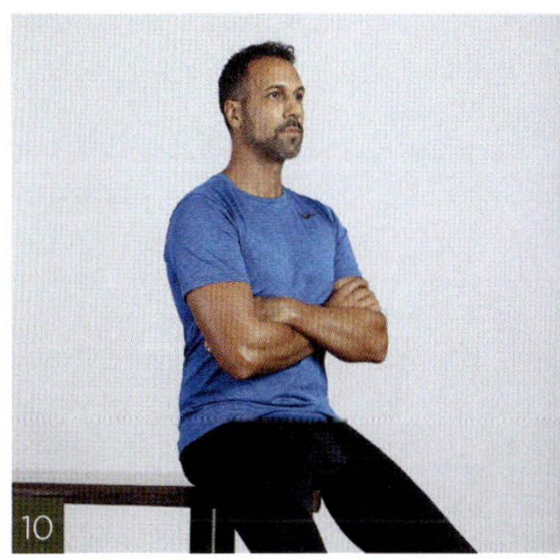

10

TAG 3

Tagesthema: Drücken Sie sich!

Die Akupressur und die Selbstbehandlung von Triggerpunkten stehen heute hauptsächlich auf Ihrem Programm. Wussten Sie schon, dass die gekonnte Eigenbehandlung oft wirksamer und preisgünstiger ist als eine unwirksame Fremdbehandlung? Also dann drücken Sie mal los! Sie spüren selbst sehr gut, wo der richtige Punkt genau ist und wie stark Ihr Druck darauf sinnvoll ist.

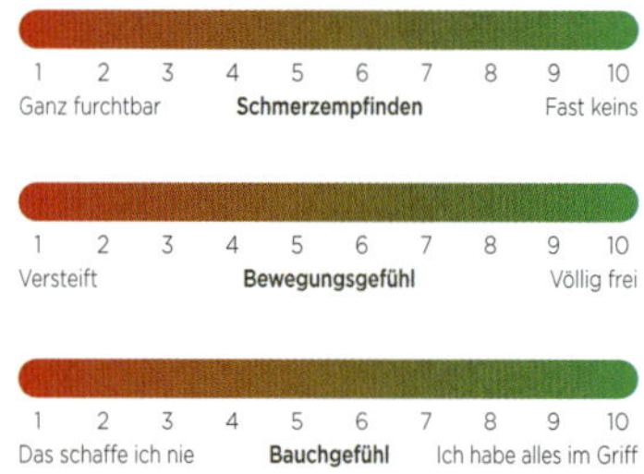

Tagesprogramm

	Übung/Maßnahme	Wiederholung/Dauer	Seite
1	Halskrause zur sporadischen Entlastung	Wenn nötig	137
2	Sitzen verstehen	2-mal	122
3	Richtig bücken	2-mal	131
4	Schmerzpressur	1-mal für 1–2 Minuten	152
5	Nackenpressur	1-mal für 1–2 Minuten	155
6	Entzündungspressur	1-mal für 1–2 Minuten	153
7	Brusttrigger	1-mal für 1–2 Minuten	151
8	Gähnen	So oft wie möglich am Tag	142
9	Handy im Kutschersitz halten	Jedes Mal, wenn Sie das Handy benutzen	126
10	Rückseitige Entlastungshaltung	2-mal für 5–8 Minuten	136

MEHR ALS NUR FÜR IHREN NACKEN

Akupressur wirkt auf den gesamten Körper ein. In Ihrem Körper verlaufen zwölf Hauptmeridiane. Sie sind nach den Organen benannt, mit denen sie in Verbindung stehen. Bei der Schmerzpressur ist, ebenso wie bei der Entzündungspressur, der Dickdarm-Meridian betroffen. Dieser verläuft vom Zeigefinger über die Hand, den Unterarm, den Schulter-Nacken-Bereich bis zum gegenüberliegenden Nasenflügel. Über den Punkt der Schmerzpressur (Di 4; siehe Abbildung Seite 152) können Sie auch Einfluss nehmen auf Beschwerden wie Verstopfung, Kopfschmerzen, Nasennebenhöhlenaffektionen und einiges mehr. Der Nackenpressurpunkt liegt auf dem Gallenblasen-Meridian. Hierüber erreichen Sie auch die Linderung von Ohrenproblemen, Fieber, Erkältung und vieles mehr.

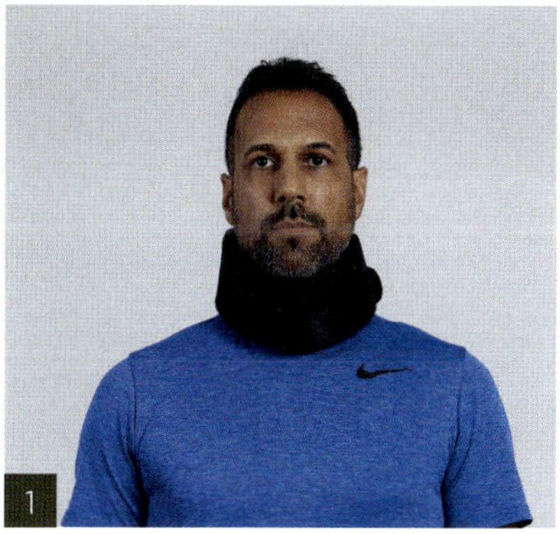
1

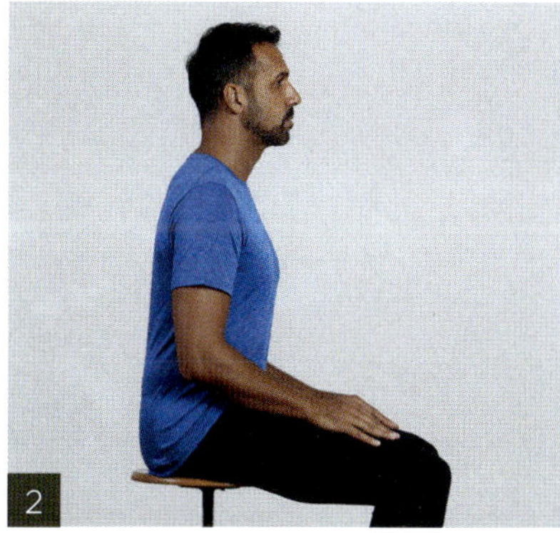
2

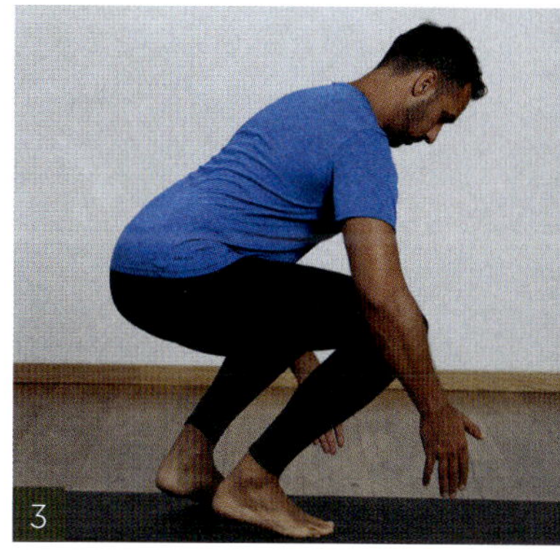
3

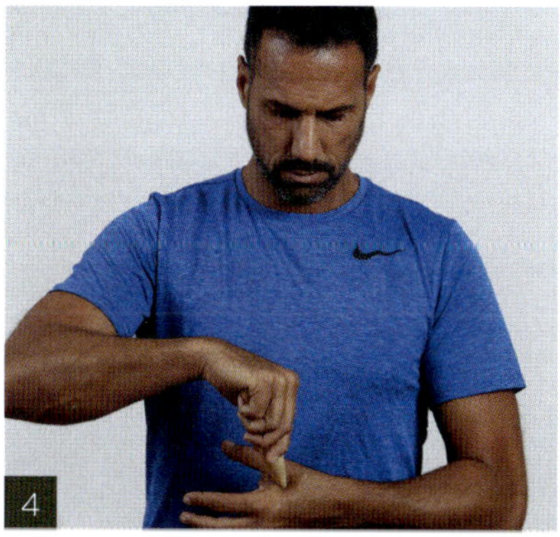
4

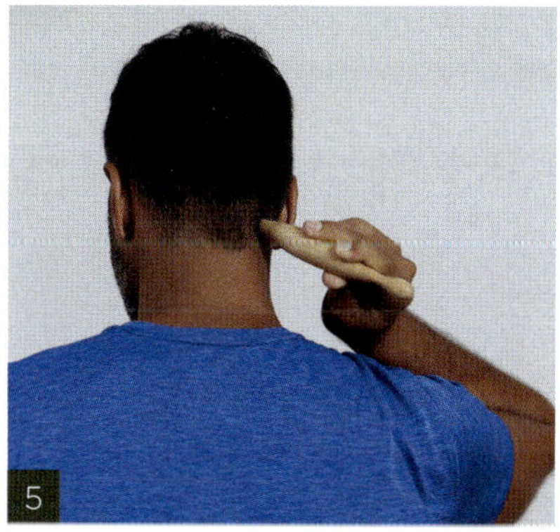
5

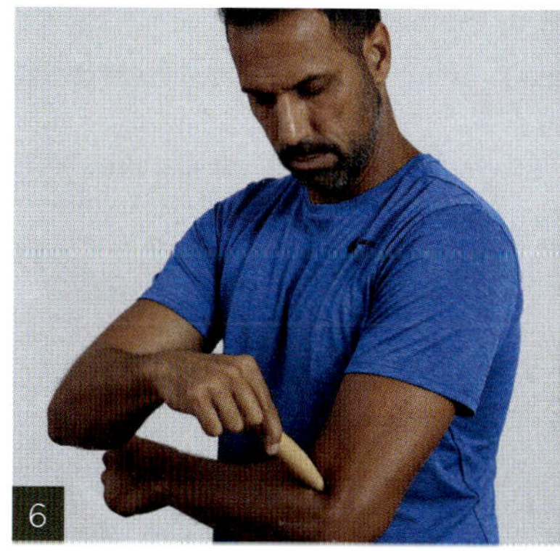
6

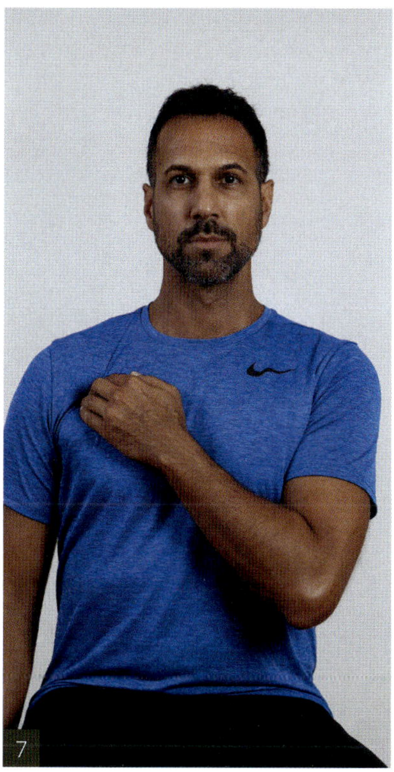
7

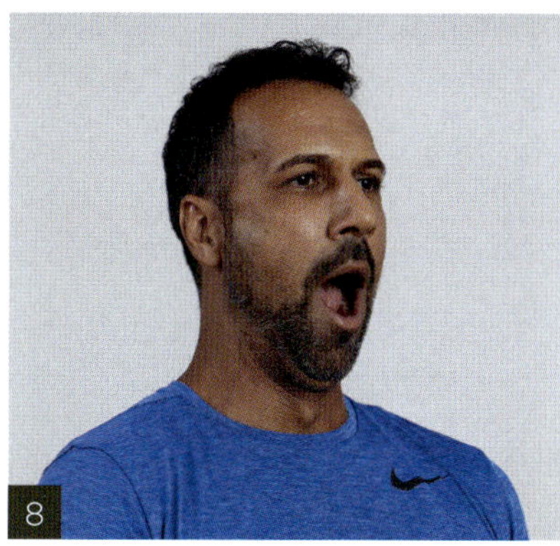
8

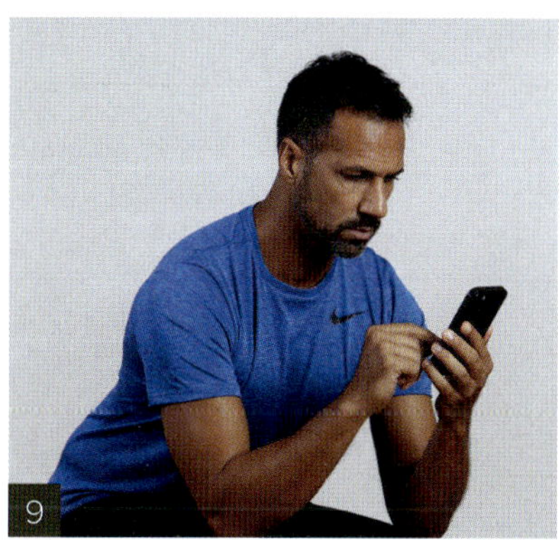
9

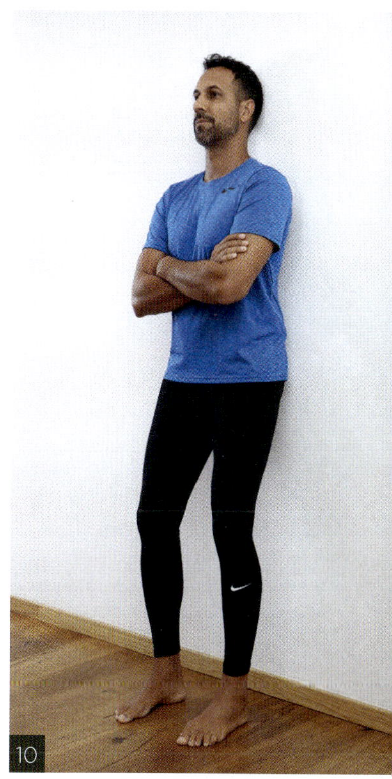
10

TAG 4

Tagesthema: Üben Sie im Liegen!

In der Vorsichtwoche ist die Schmerzlinderung das erklärte Ziel. Wie bereits berichtet (siehe Seite 14), wiegt der Kopf rund sechs Kilogramm. Deswegen legen Sie ihn doch am besten immer wieder mal ab und machen Sie die Übungen im Liegen. Das geht auf der Matte, aber auch im Bett sehr gut. Ein abschüssiges Sofa ist oft nicht geeignet. Legen Sie Ihr Handy weit weg, stellen Sie es lautlos und entspannen Sie sich.

1 2 3 4 5 6 7 8 9 10
Ganz furchtbar **Schmerzempfinden** Fast keins

1 2 3 4 5 6 7 8 9 10
Versteift **Bewegungsgefühl** Völlig frei

1 2 3 4 5 6 7 8 9 10
Das schaffe ich nie **Bauchgefühl** Ich habe alles im Griff

Tagesprogramm

	Übung/Maßnahme	Wiederholung/Dauer	Seite
1	Halskrause zur sporadischen Entlastung	Wenn nötig	137
2	Atempressur	2-mal	154
3	Körperwarmer Salzwickel	10 Minuten	139
4	Halswirbelsäulenentlastung in Seitenlage	8–10 Minuten	134
5	Kopfentlastung in Bauchlage	8–10 Minuten	133
6	Kopfentlastung in Rückenlage	10–15 Minuten	132
7	Gut atmen	2–3 Minuten	140
8	Entlastungsmobilisation der Kopfgelenke	5–8-mal	159
9	Nackenrosette lösen	10-mal	180
10	Kopf ablegen	10 Minuten	135

IMMER MIT DER RUHE

Spüren Sie, was Ihnen heute guttut. Das Liegen ist eine Allzweckposition zur Schmerzentlastung, wenn Sie die richtige Position finden. Auch die Akupressur können Sie grundsätzlich im Liegen durchführen. Die Atemübungen sind in der Rückenlage sehr gut einsetzbar. Im Kopf schwirren oft die Gedanken umher. Da hilft Ihnen im Liegen vielleicht der Satz: »Der Kopf ist rund, damit das Denken die Richtung ändern kann.«

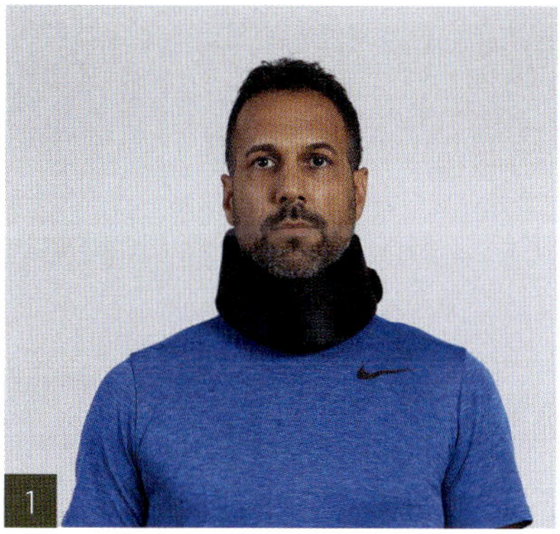
1

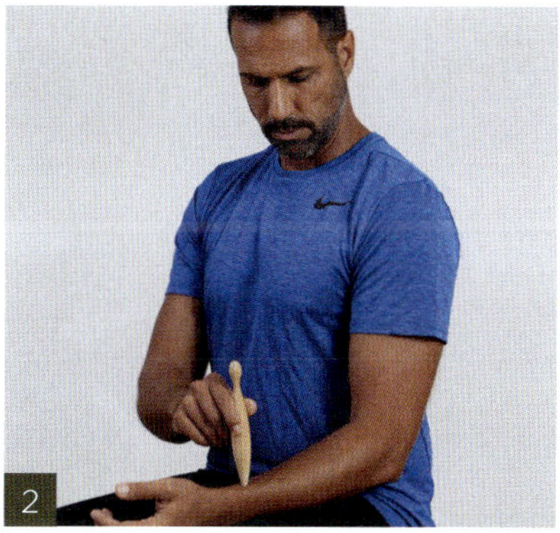
2

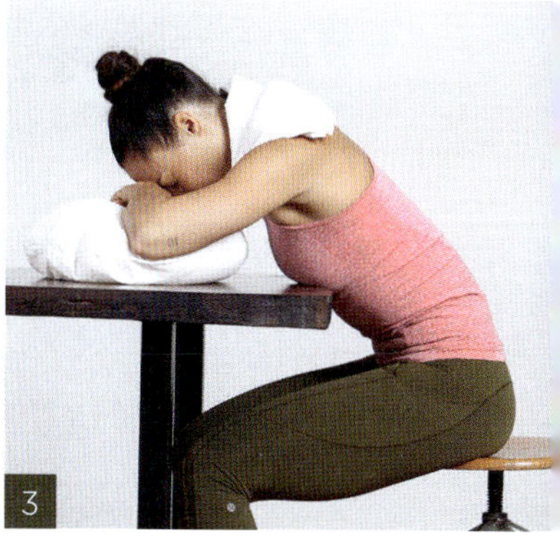
3

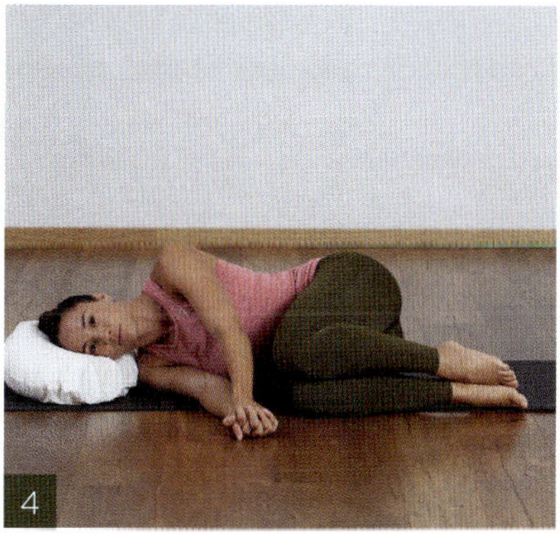
4

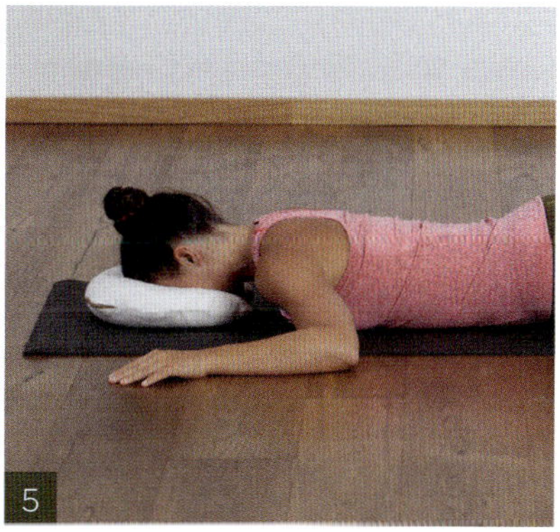
5

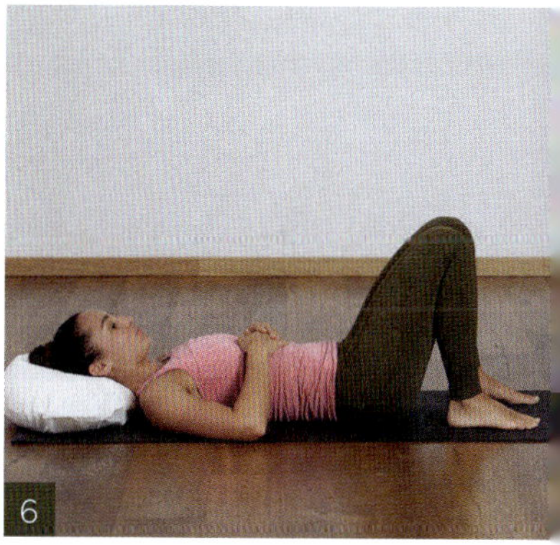
6

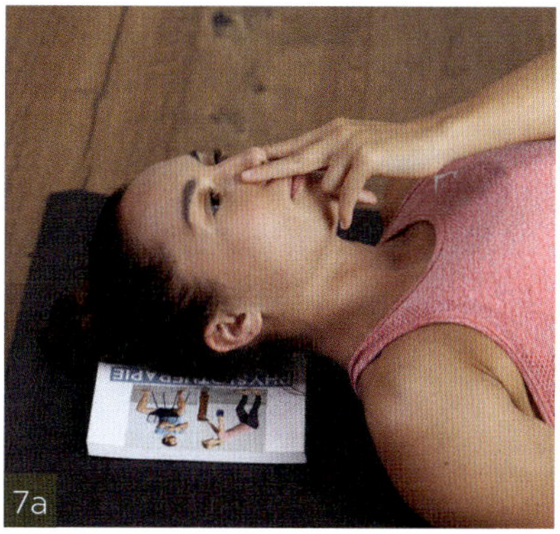
7a

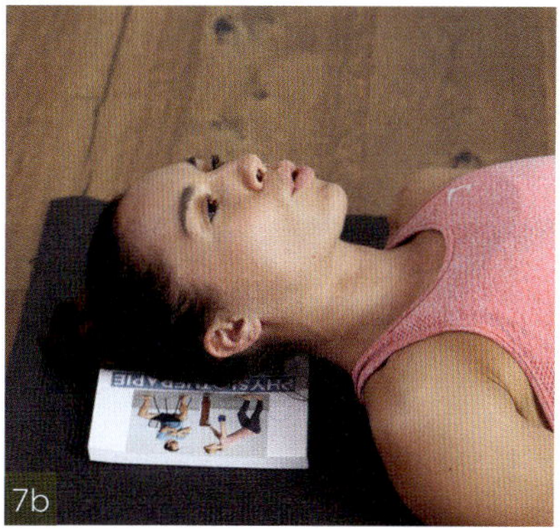
7b

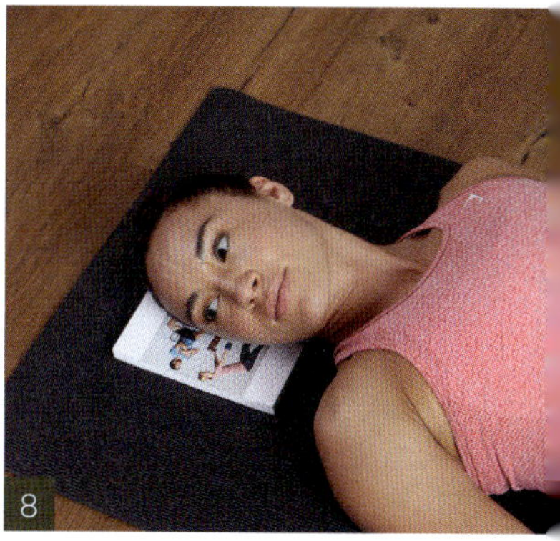
8

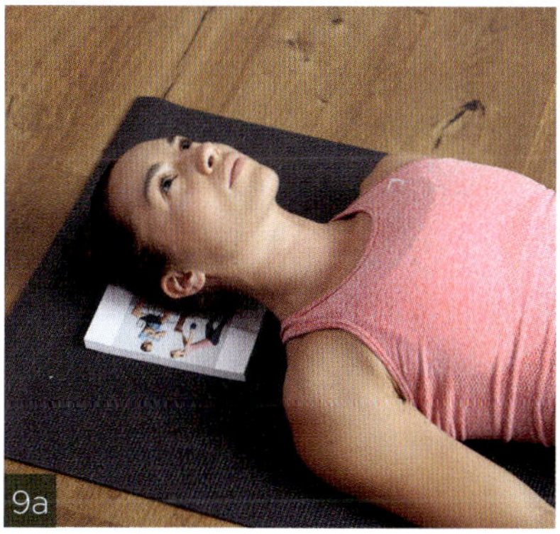
9a

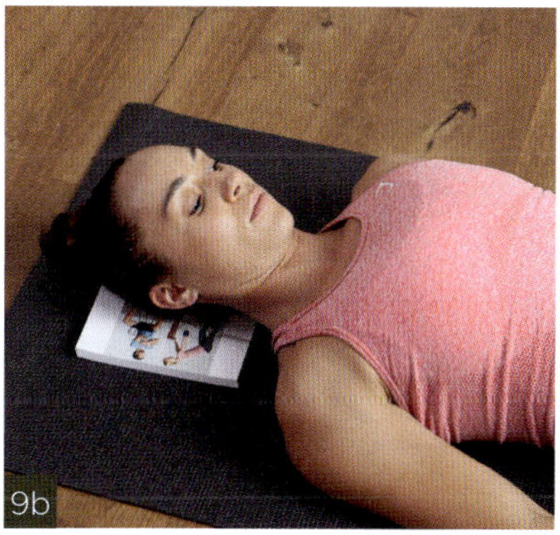
9b

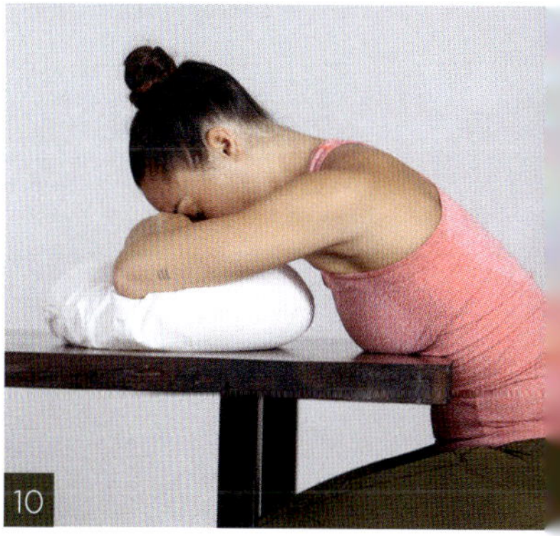
10

TAG 5

Tagesthema: Vorsicht beim Üben!

Was sagt Ihr Erfolgsdiagramm nach den ersten Tagen? Geht es langsam bergauf? Hauptsächlich ist das Bauchgefühl jetzt entscheidend. Fragen Sie sich, ob Sie sich schon etwas mehr zutrauen können. Dann ist natürlich auch die richtige Durchführung der Übungen wichtig. Werfen Sie immer wieder mal einen Blick in den Übungsteil des Buches. Lesen Sie sich unter dem Punkt »Aufgepasst« die Stolpersteine der Übungen durch und schauen Sie sich unter dem Punkt »Warum« auch die genaue Wirkungsweise der jeweiligen Übung an.

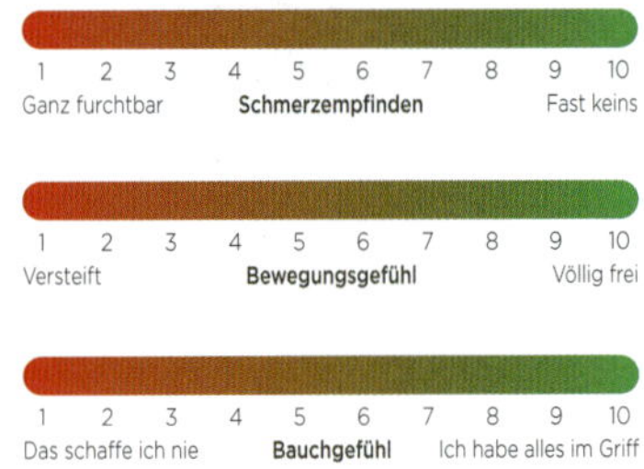

Tagesprogramm

	Übung/Maßnahme	Wiederholung/Dauer	Seite
1	Halskrause zur sporadischen Entlastung	Wenn nötig	137
2	Richtig schieben	2-3-mal	129
3	Atempressur	1-mal für 1-2 Minuten	154
4	Gähnen	So oft wie möglich am Tag	142
5	Gut atmen	2-3 Minuten	140
6	Nacken lockern	5-8-mal	168
7	Nackencupping	2 Minuten	149
8	Halscupping	2 Minuten	148
9	Arnikasalbe einreiben	2-mal	138
10	Entlastungszug für die Schulter	2 Minuten	167

FASZIEN GUT - ALLES GUT?

Spüren Sie im Anschluss an das Cupping gut der Wirkung der Selbstbehandlung nach. Alles sollte sich leichter anfühlen! Dann haben Sie Ihre Faszien wirklich erreicht. Mit Atemübungen entspannen Sie sich intensiv und werden die gelösten Verspannungen richtig los.

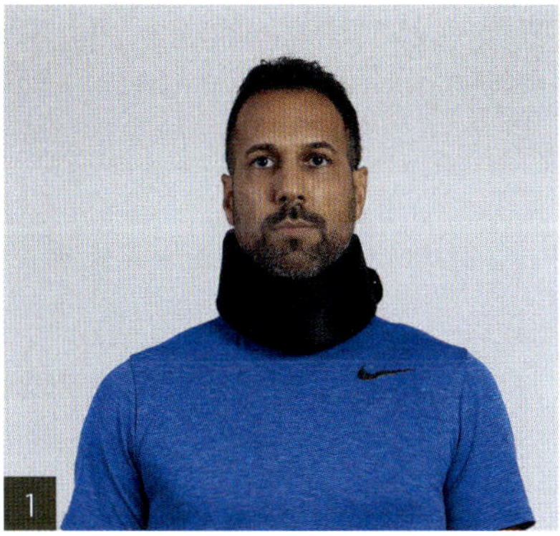
1

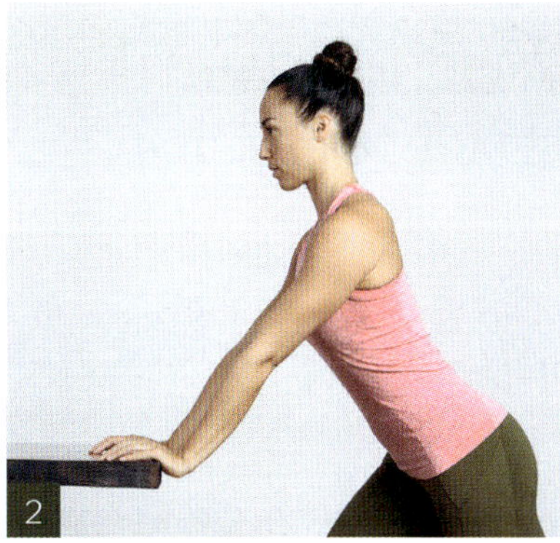
2

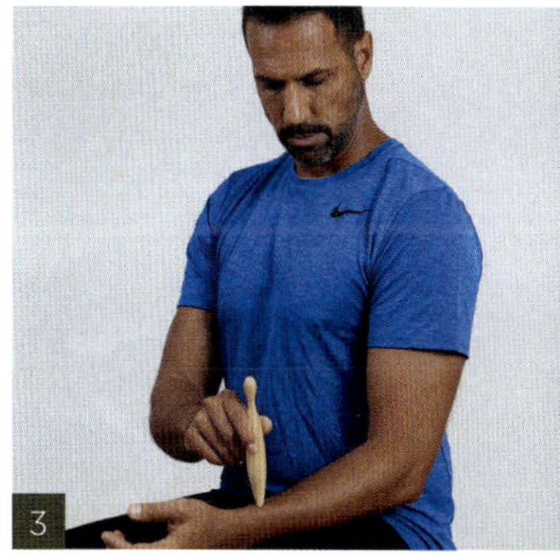
3

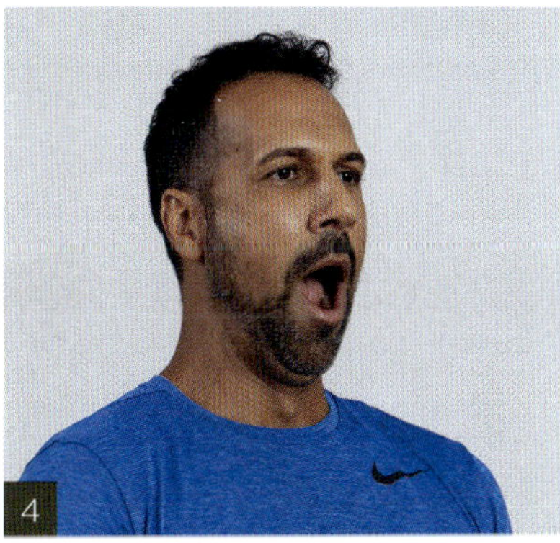
4

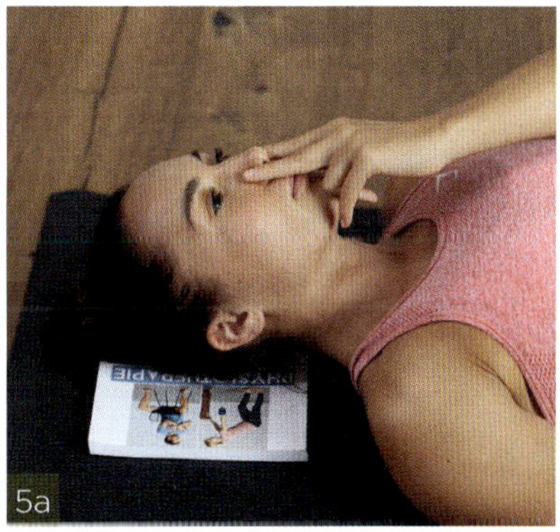
5a

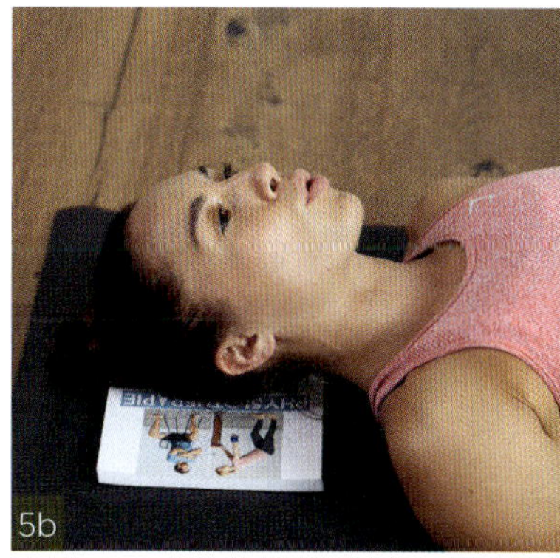
5b

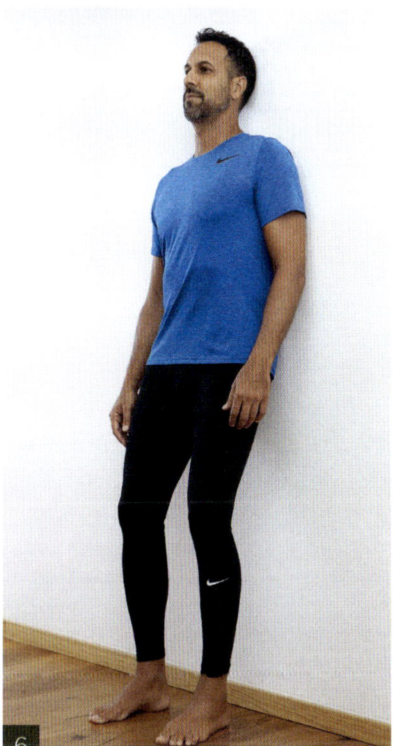
6

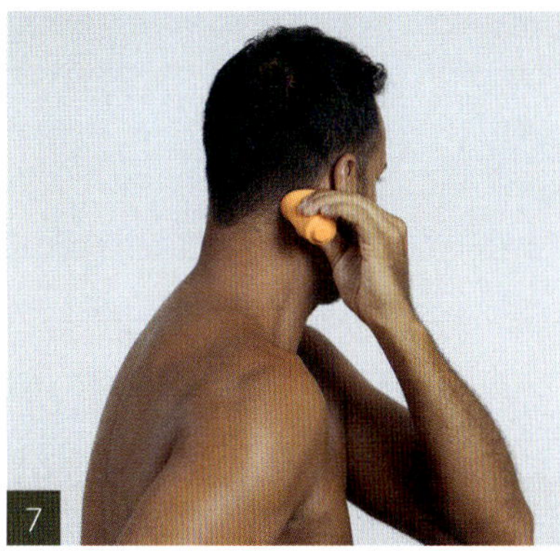
7

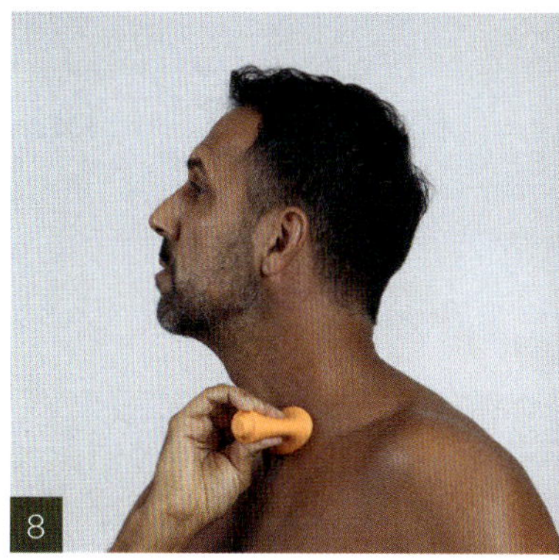
8

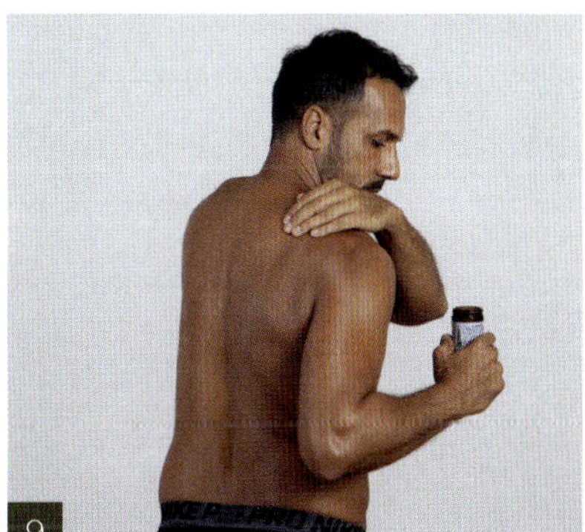
9

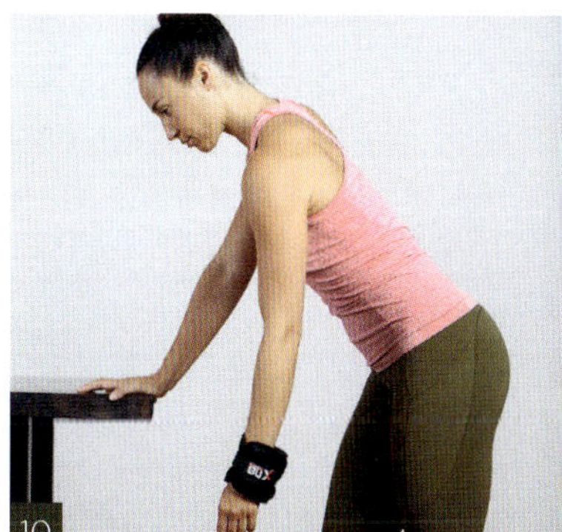
10

TAG 6

Tagesthema: Kopf hoch am Morgen!

Kaum aus dem Bett aufgestanden, können Sie mit den ersten Übungen beginnen. Zeigen Sie dem neuen Tag die imaginäre Goldmedaille an Ihrer Brust. Gähnen Sie wie ein Löwe, während Sie das richtige Stehen üben. Ein gesunder Start in den Tag ist oft schon die halbe Miete für Ihre Nackengesundheit.

1 2 3 4 5 6 7 8 9 10
Ganz furchtbar **Schmerzempfinden** Fast keins

1 2 3 4 5 6 7 8 9 10
Versteift **Bewegungsgefühl** Völlig frei

1 2 3 4 5 6 7 8 9 10
Das schaffe ich nie **Bauchgefühl** Ich habe alles im Griff

Tagesprogramm

	Übung/Maßnahme	Wiederholung/Dauer	Seite
1	Nackentaping	1-mal	157
2	Gehen verstehen	3–5 Minuten	124
3	Goldmedaille zeigen	2–3-mal	176
4	Gähnen	So oft Sie können	142
5	Richtig schieben	3–5-mal	129
6	Richtig trinken	2–3-mal	130
7	Entlastungssitz	5 Minuten	136
8	Partnernackenmassage	10 Minuten	145
9	Arnikasalbe einreiben	1-mal	138
10	Körperwarmer Salzwickel	10 Minuten	139

DIE NEUE ALLTAGSROUTINE HILFT IHREM NACKEN

Ähnlich wie in der Rückenschule spreche ich hier gern von der Nackenschule. Es handelt sich dabei um das richtige Verständnis und die Umsetzung der Maßnahmen: raus aus den alten Gewohnheiten und rein in die richtigen Bewegungen! Abhängig von Ihrem Alter, kann es drei bis zwölf Monate dauern, bis Sie Ihre neue Alltagsroutine verinnerlicht haben. Es beginnt zunächst mit dem Erkennen der Fehlhaltung und deren sofortiger Korrektur.

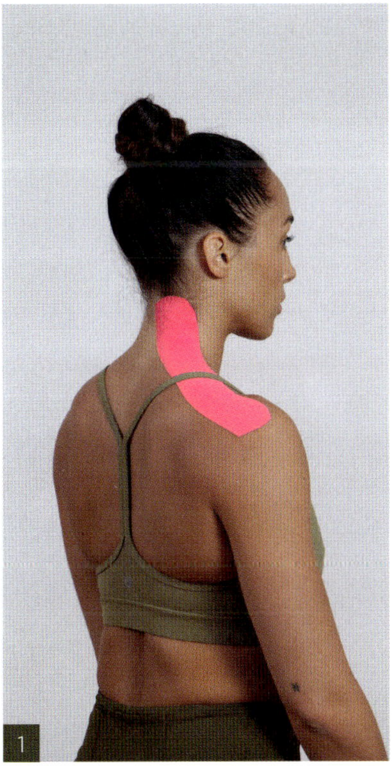

1

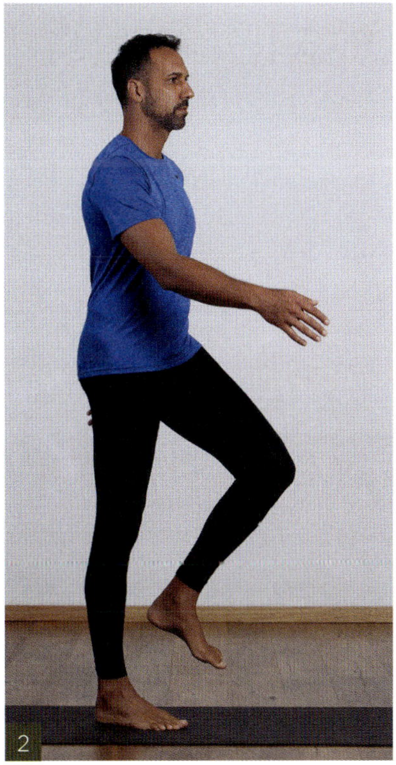

2

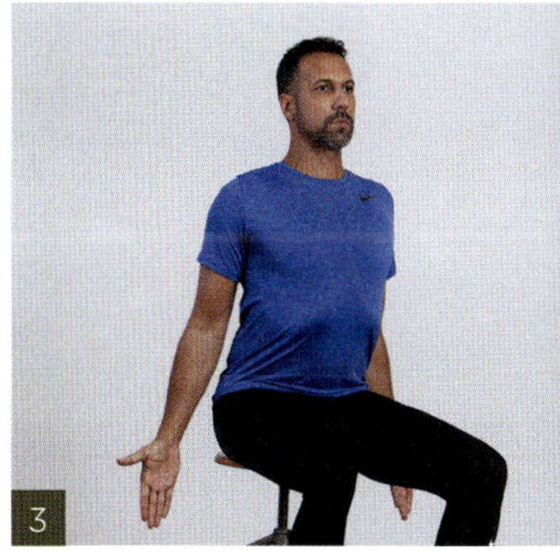

3

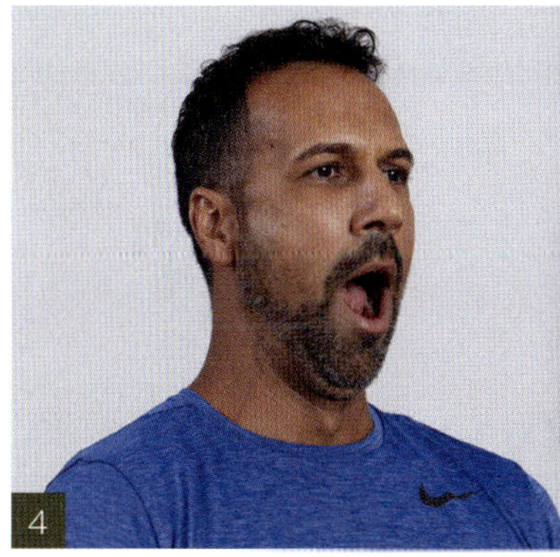

4

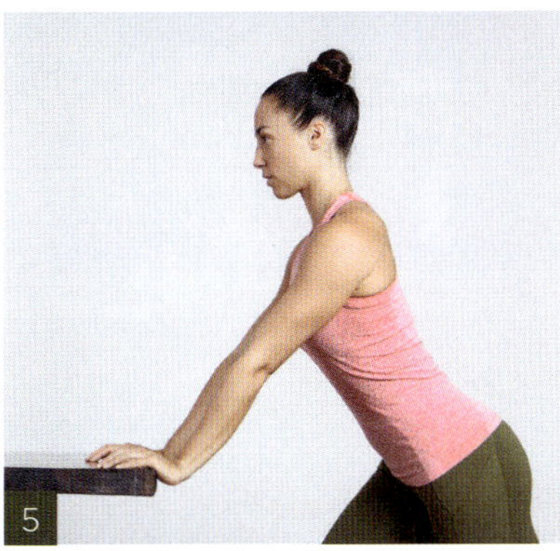

5

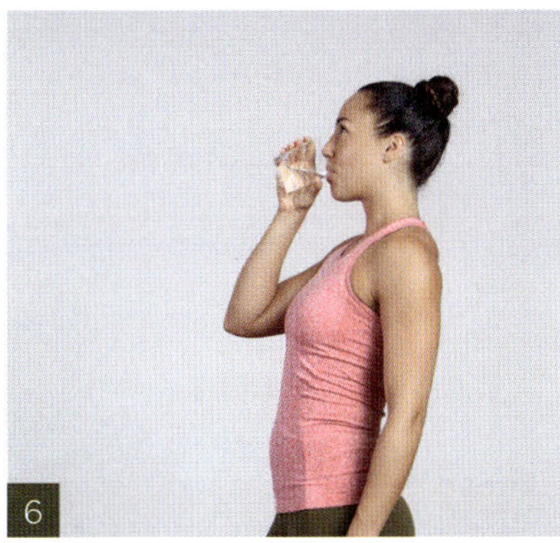

6

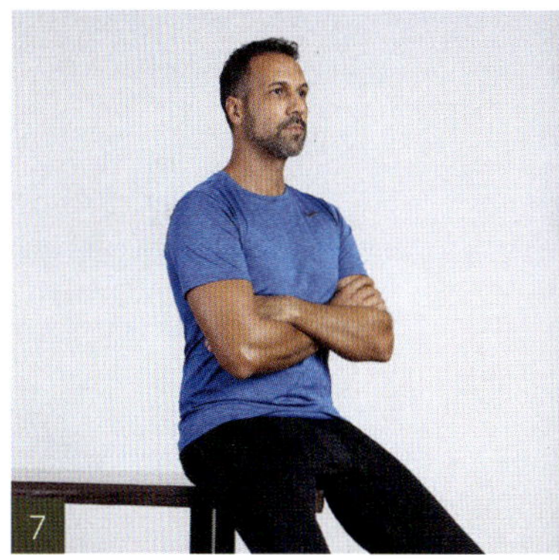

7

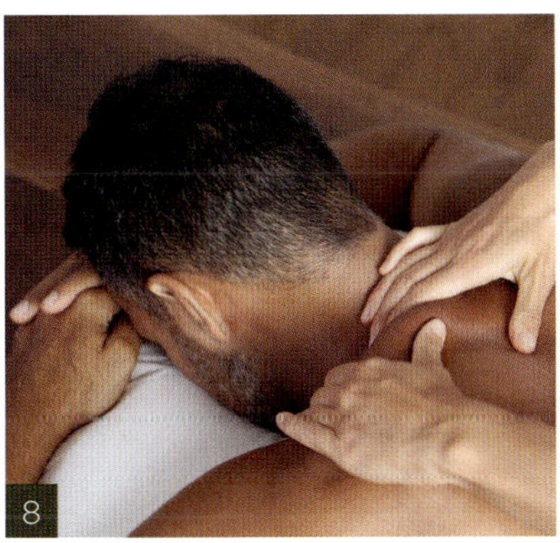

8

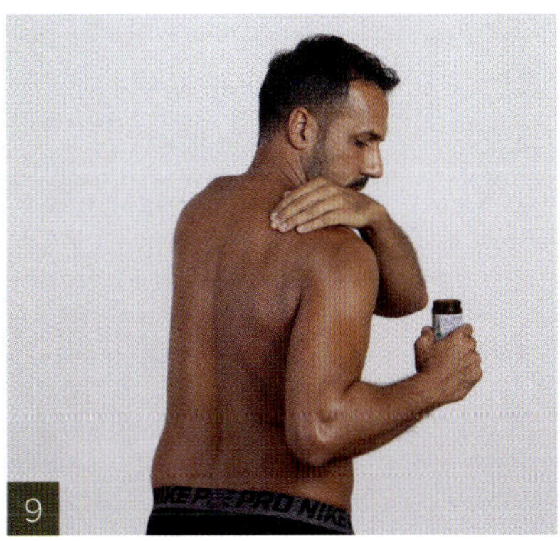

9

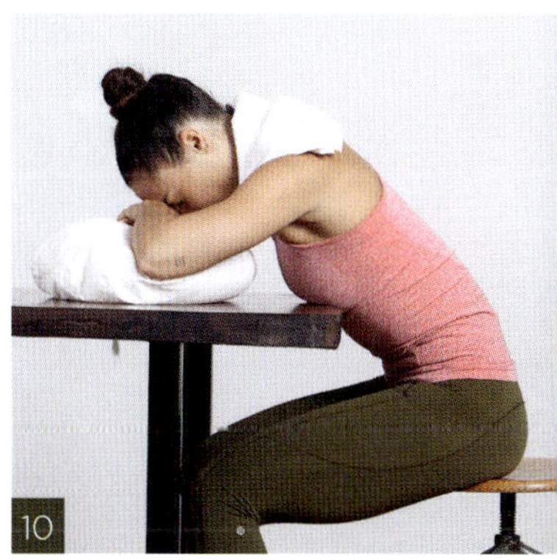

10

TAG 7

Tagesthema: Vieles geht auch schon im Bett!

Ist es nicht herrlich, morgens noch einen Moment im Bett liegen zu bleiben? Spüren Sie Ihren Hinterkopf auf dem Kopfkissen? Wie liegen Sie beim Aufwachen? Wie geht es Ihrem Nacken? Was sagt Ihr Erfolgsdiagramm verglichen mit dem ersten Tag? Beginnen Sie mit der Entlastungsmobilisation der Kopfgelenke heute mal auf Ihrem Kopfkissen.

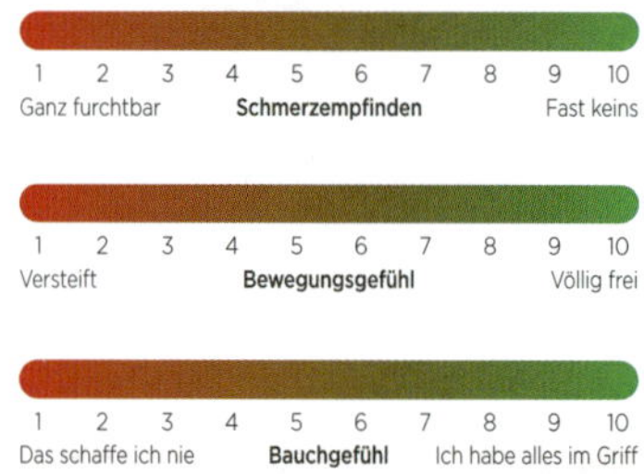

Tagesprogramm			
	Übung/Maßnahme	**Wiederholung/Dauer**	**Seite**
1	Halskrause zur sporadischen Entlastung	Wenn nötig	137
2	Brustkorb und Nacken befreien	5-8-mal	141
3	Entlastungsmobilisation der Kopfgelenke	5-8-mal	159
4	Wärmflasche	10 Minuten	143
5	Arnikasalbe einreiben	1-mal	138
6	Schmerzpressur	1-mal für 1–2 Minuten	152
7	Nackencupping	2 Minuten	149
8	Handy im Kutschersitz halten	Jedes Mal, wenn Sie das Handy benutzen	126
9	Rückseitige Entlastungshaltung	8–10 Minuten	136
10	Triggerpunkt-Crosstaping am Nackenmuskel	1-mal	156

SCHON MORGENS

Machen Sie sich einen guten Tagesplan gleich nach dem Aufwachen. Stehen Sie in Ruhe auf und üben Sie Ihre neue Alltagsroutine ein.

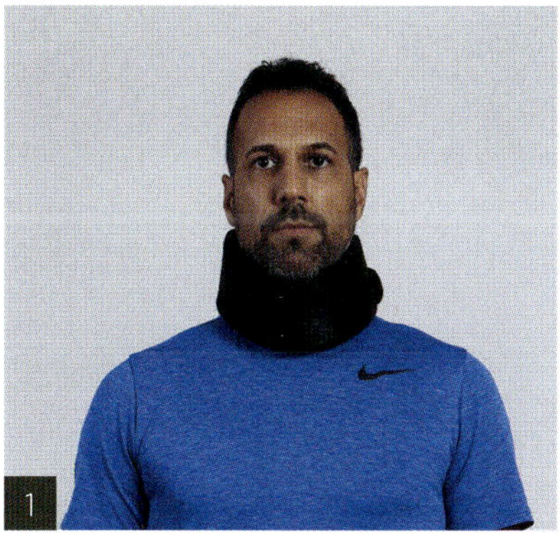
1

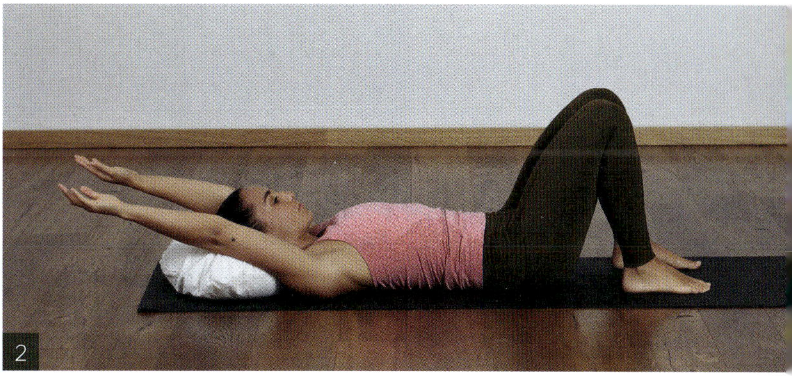
2

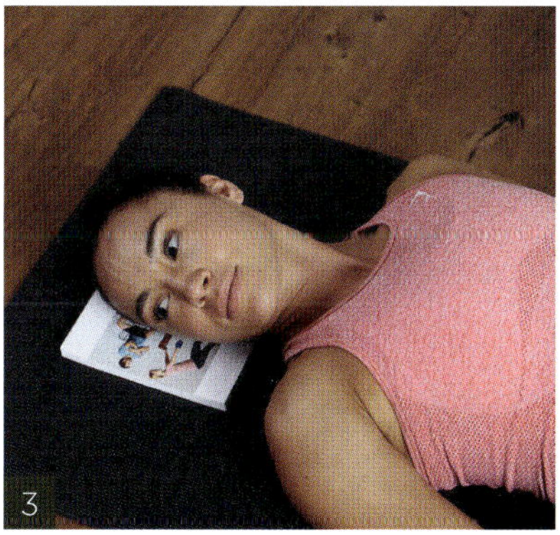
3

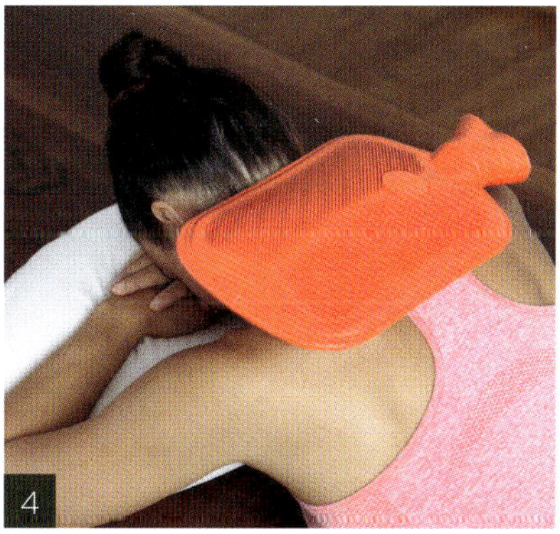
4

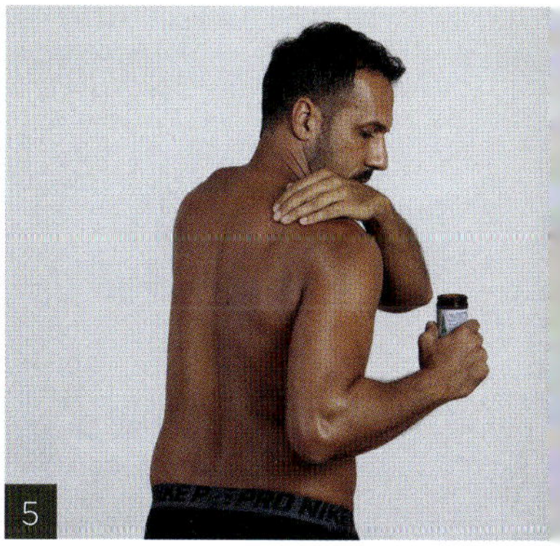
5

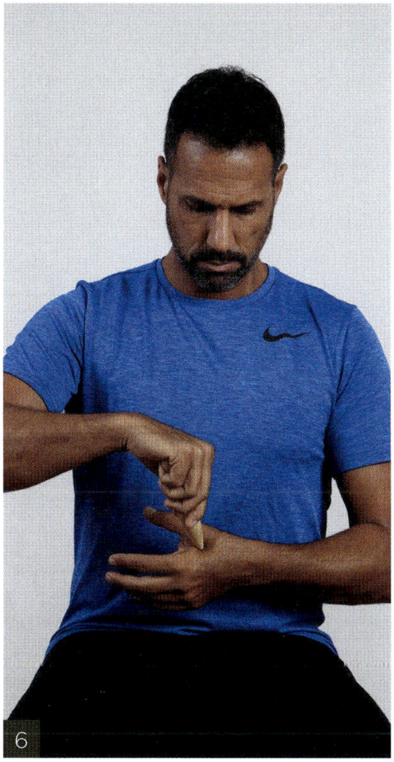
6

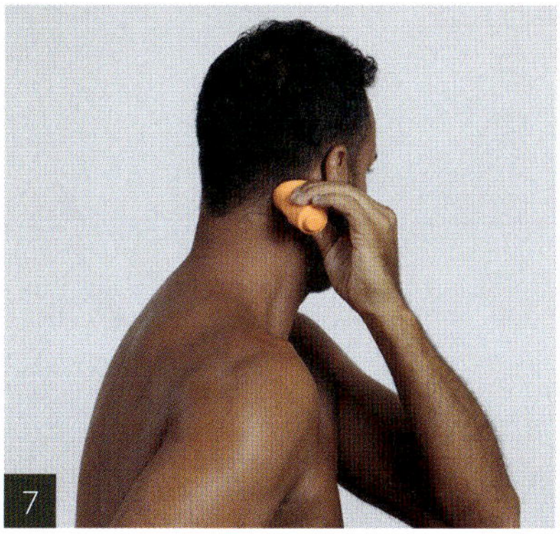
7

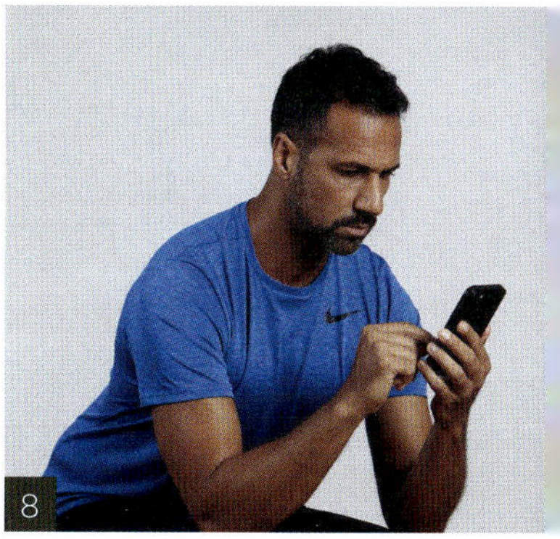
8

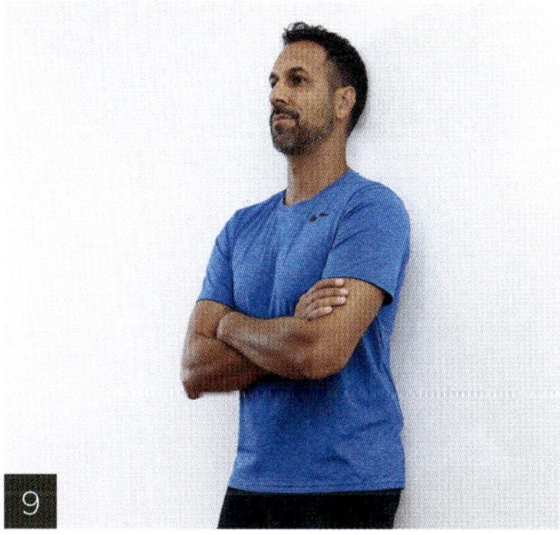
9

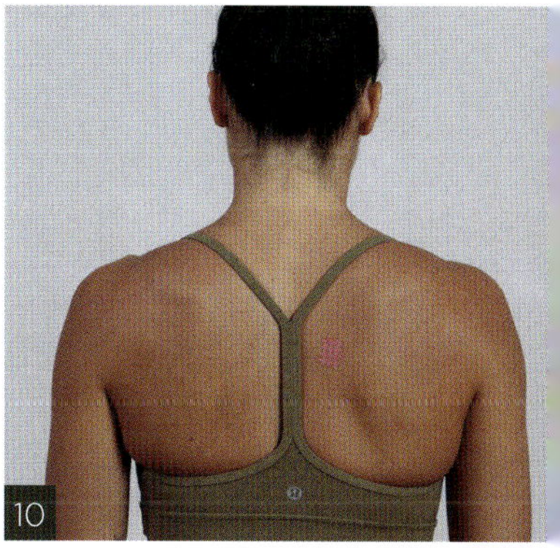
10

WOCHE 2: DIE RÜCKSICHTSWOCHE

Eine Halskrause ist jetzt wohl nicht mehr nötig, oder? Nach einer Woche spüren Sie hoffentlich schon eine gewisse Entkrampfung Ihres Nackens. Vielleicht sind Sie auch schon mobiler geworden und schauen mit Neugier in die nächste Woche.

TAG 8

Tagesthema: Schultern Sie Ihre Nackenbeschwerden!

Schultern und Nacken mit dem Schultergürtel dazwischen bilden eine funktionelle Einheit. Daher helfen Schulterübungen auch wunderbar gegen Nackenschmerzen. Umgekehrt sind natürlich die Nackenübungen hilfreich bei Schulterbeschwerden. Das eine beeinflusst das andere positiv.

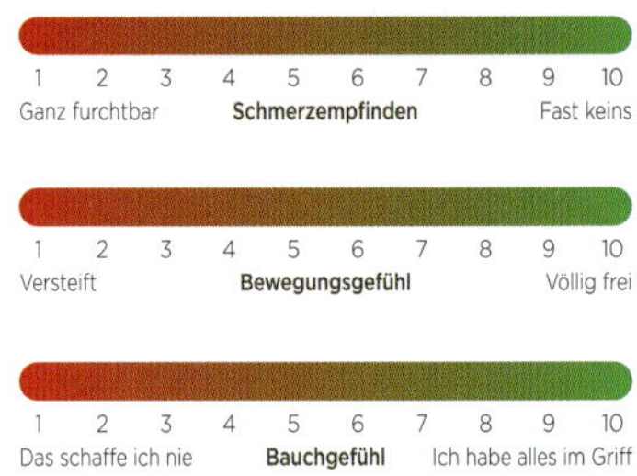

Tagesprogramm

	Übung/Maßnahme	Wiederholung/Dauer	Seite
1	Mobilisation der Schulter	8–10-mal	178
2	Mobilisation des Schultergürtels	8–10-mal	177
3	Kapseldehnung der Schulter	1–2 Minuten	182
4	Obere Lymphbahnen entlasten	3–5 Minuten	144
5	Handy in Augenhöhe halten	Jedes Mal, wenn Sie das Handy benutzen	126
6	Schulterblatt lockern in Rückenlage	10-mal	170
7	Entlastungssitz	8–10 Minuten	136
8	Oberarmcupping	2–3 Minuten	150
9	Richtig überkopf greifen	So oft wie möglich am Tag	127
10	Partnerschultermassage	10 Minuten	146

SCHULTERN GUT – NACKEN GUT

Die Schulterentlastung hilft bei Nackenschmerzen ganz entscheidend. Auch hier ist die Alltagsroutine wichtig. Kontrollieren Sie, immer wenn Sie an einem Spiegel- oder einer Glasscheibe vorbeigehen, den Stand Ihres Schultergürtels. Ist er symmetrisch, locker herabhängend und aufrecht?

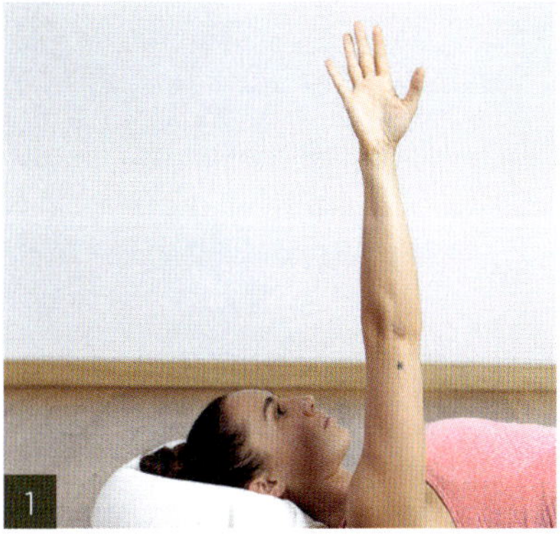
1

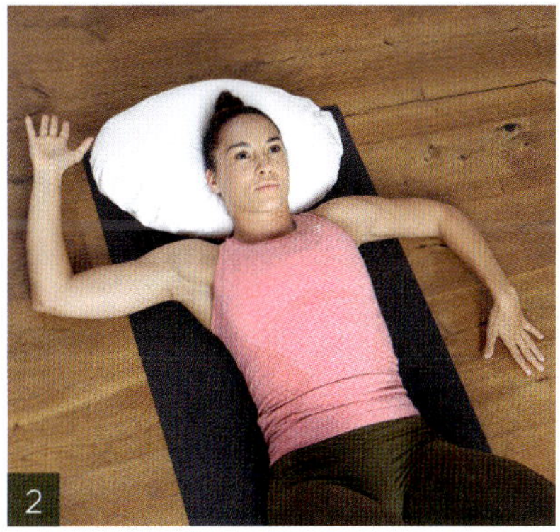
2

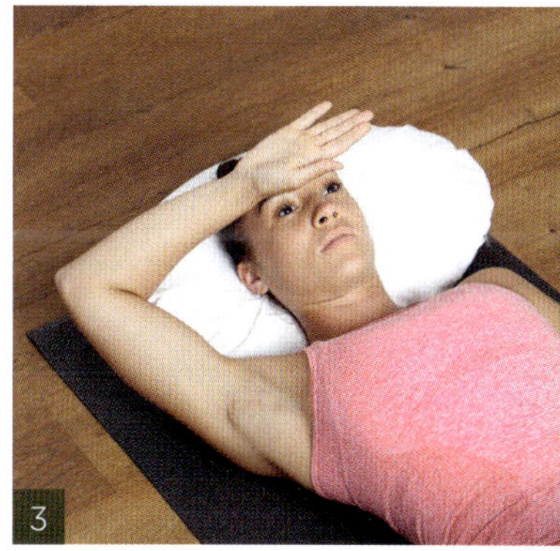
3

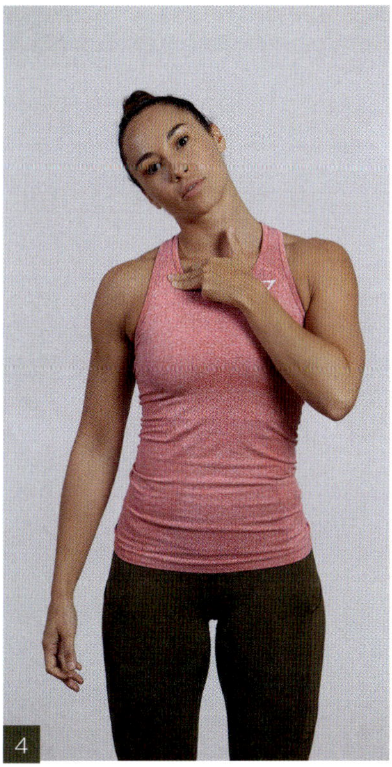
4

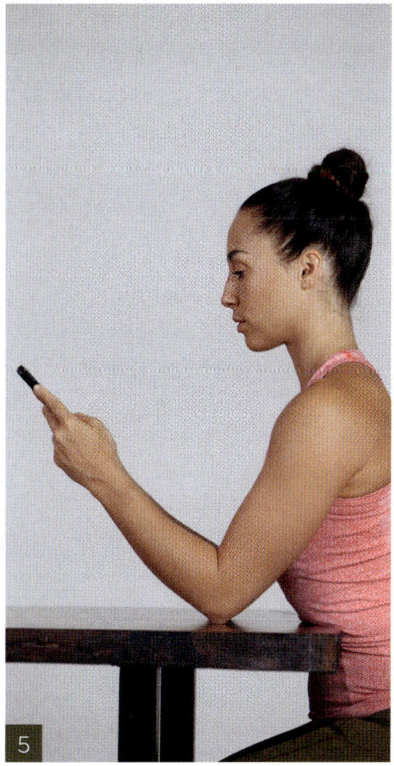
5

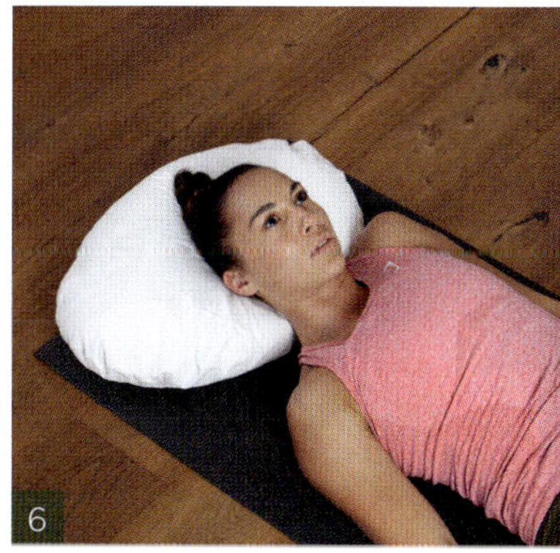
6

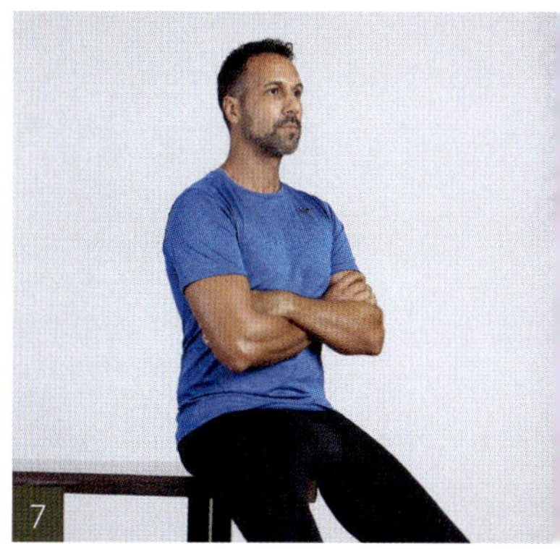
7

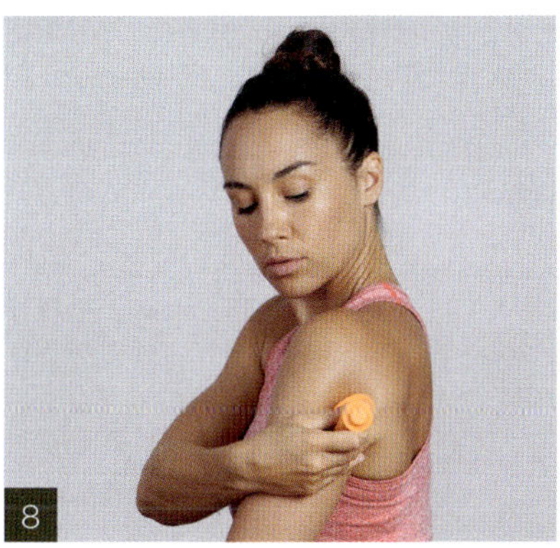
8

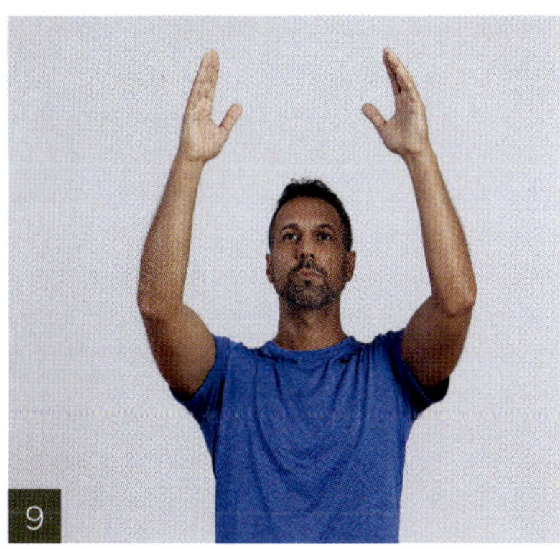
9

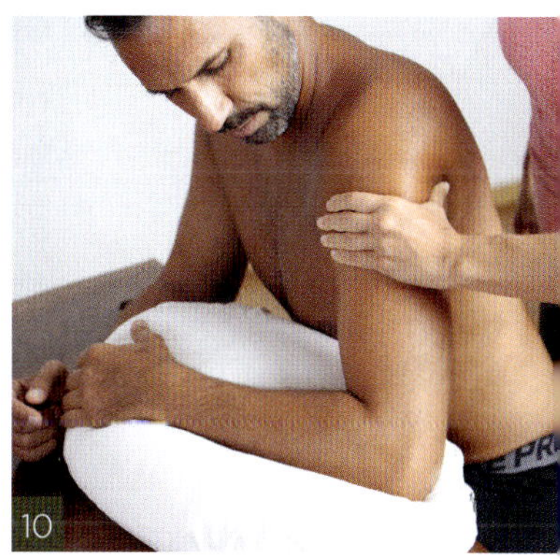
10

TAG 9

Tagesthema: Mehr Bewegung wagen!

Keine Angst vor gezielten Bewegungen! Jetzt können Sie sich langsam und mit meinen gesicherten Übungen wieder locker machen. Wichtig sind die Dosierung und die sanften Bewegungsausschläge. Übertouren Sie noch nicht!

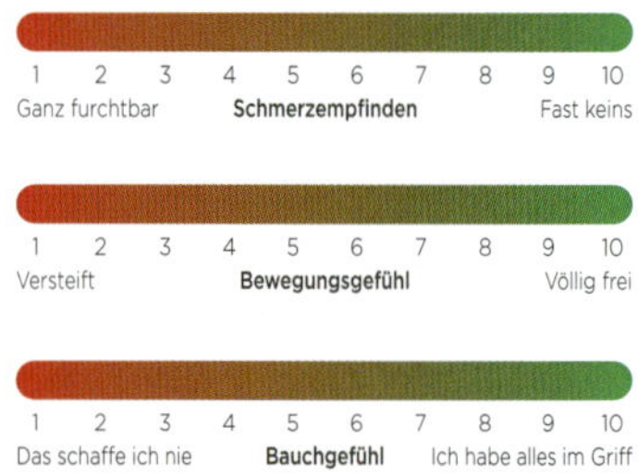

Tagesprogramm

	Übung/Maßnahme	Wiederholung/Dauer	Seite
1	Richtig überkopf greifen	So oft wie möglich am Tag	127
2	Gehen verstehen	5–10 Minuten	124
3	Kiste heben	3-mal	128
4	Richtig schieben	3-mal	129
5	Richtig bücken	3-mal	131
6	Brustkorb und Nacken befreien	10-mal	141
7	Halscupping	2 Minuten	148
8	Entlastungsmobilisation der Kopfgelenke	8–10-mal	159
9	Entlastungszug für die Schulter	2 Minuten	167
10	Rotationsmobilisation der Hals-/ Brustwirbelsäule	10-mal	164

IMMER MIT DER RUHE

Beginnen Sie Ihre Bewegungen langsam und dosiert. Versuchen Sie immer, Ihre Kopfbewegungen durch die Augenbewegung zu unterstützen. Der Blick folgt Ihrer Bewegung. Nehmen Sie sich Zeit dafür.

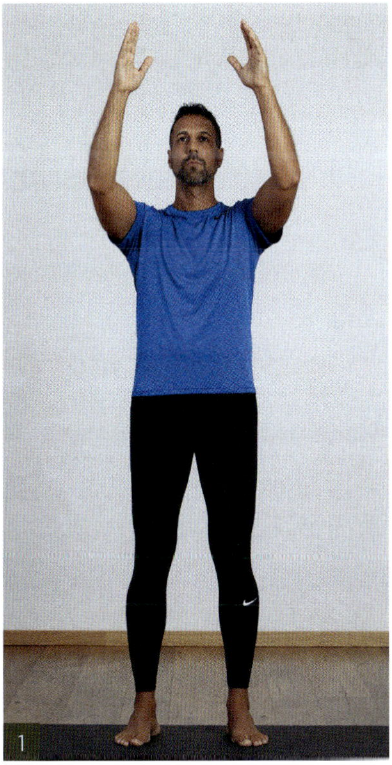
1

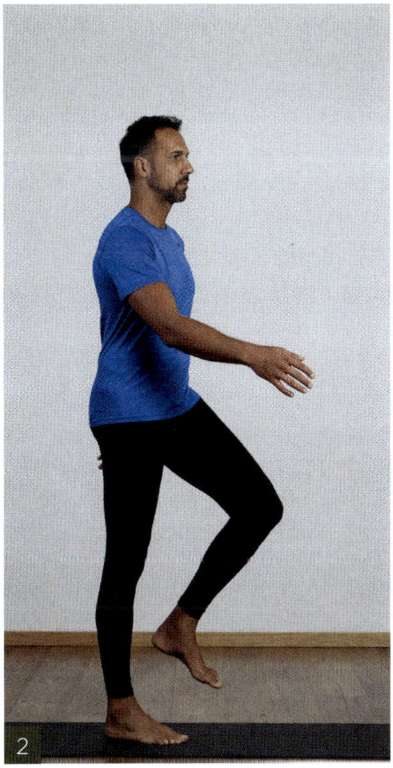
2

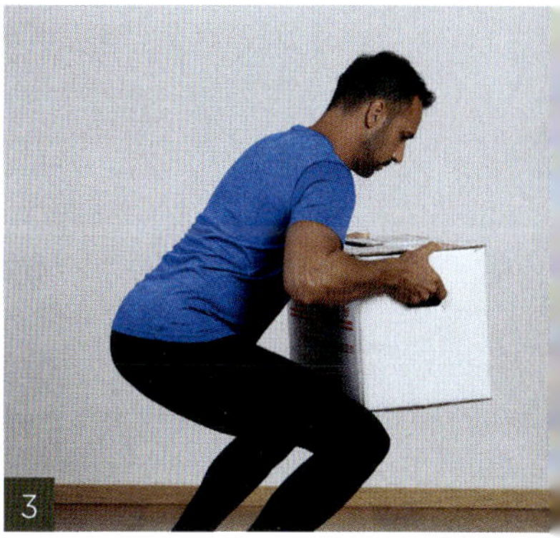
3

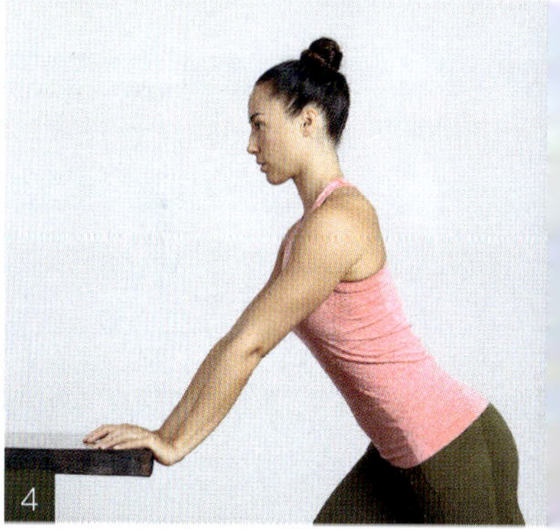
4

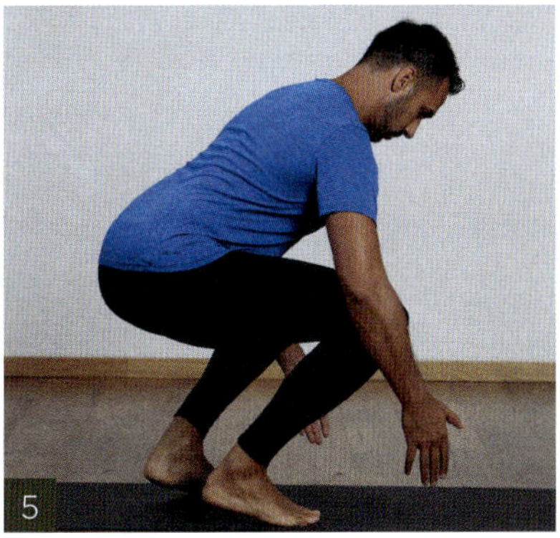
5

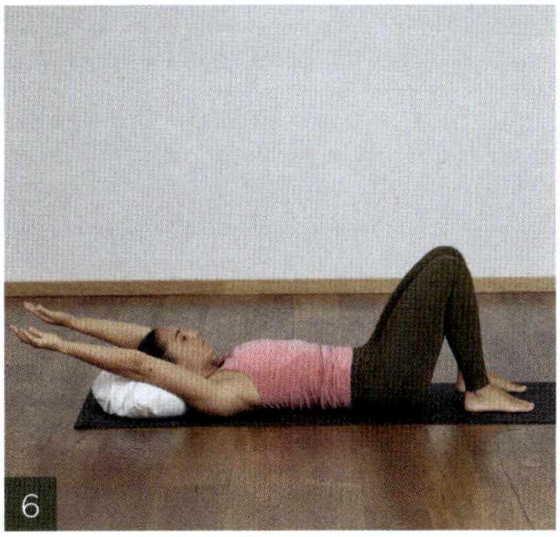
6

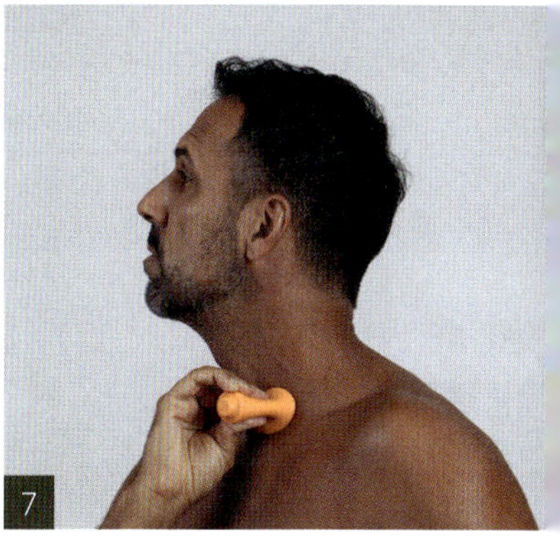
7

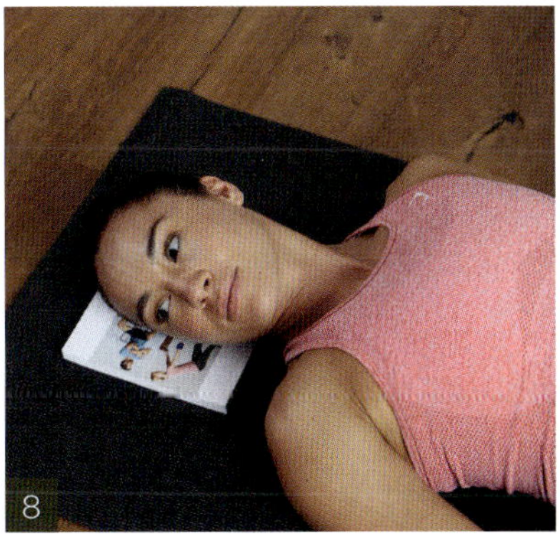
8

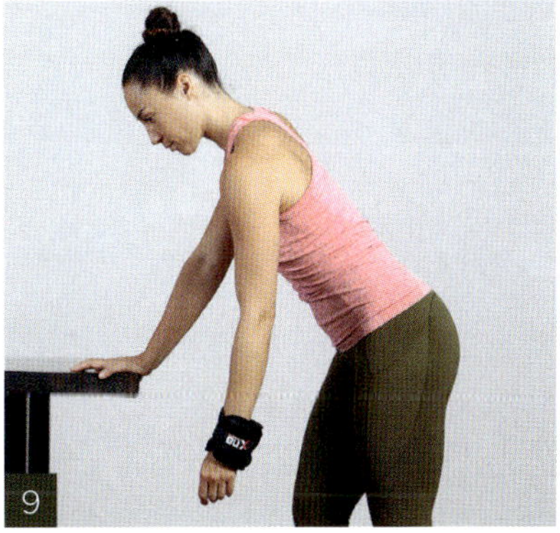
9

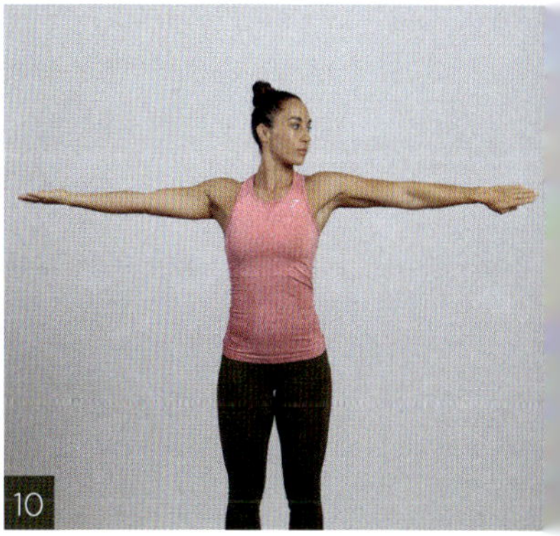
10

TAG 10

Tagesthema: Blicken Sie nach vorn!

Das erste Drittel Ihres 30-Tage-Programms liegt schon hinter Ihnen. Wie sieht Ihre Linie für das Bauchgefühl auf dem Erfolgsdiagramm aus? Eine gute Kopfposition mit geradeaus gerichtetem Blick bringt Sie immer wieder ins Lot und auch das hilft zu heilen. Spüren Sie daher immer wieder gut in sich und Ihre Körperhaltung hinein.

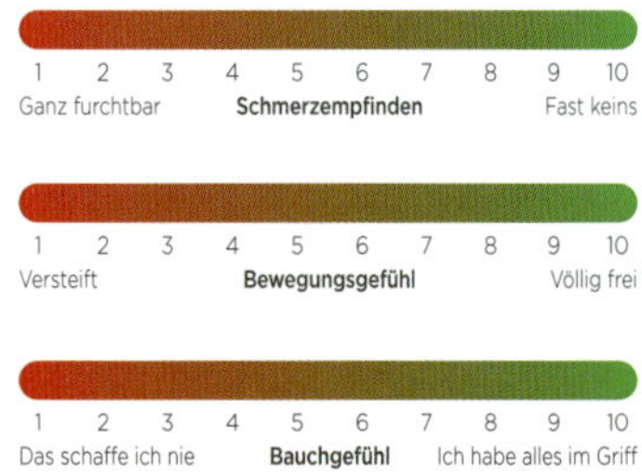

Tagesprogramm

	Übung/Maßnahme	Wiederholung/Dauer	Seite
1	Handy in Augenhöhe halten	Jedes Mal, wenn Sie das Handy benutzen	126
2	Handy im Kutschersitz halten	Jedes Mal, wenn Sie das Handy benutzen	126
3	Frontale Entlastungshaltung	2-mal für 5–8 Minuten	135
4	Entlastungssitz	2-mal für 5–8 Minuten	136
5	Körperwarmer Salzwickel	10 Minuten	139
6	Nackencupping	2 Minuten	149
7	Mobilisation der Halswirbelsäule mit Cup	10-mal	163
8	Nacken lockern	2–3-mal	168
9	Brustwirbelsäule lockern	2–3-mal	173
10	Brustwirbelsäule strecken	2–3-mal	174

VORSICHT IST DER SCHLÜSSEL ZUM ERFOLG

Schauen Sie immer in Ruhe geradeaus, atmen Sie gut durch und entlasten Sie Ihre Faszien mit dem körperwarmen Salzwickel zur Regeneration.

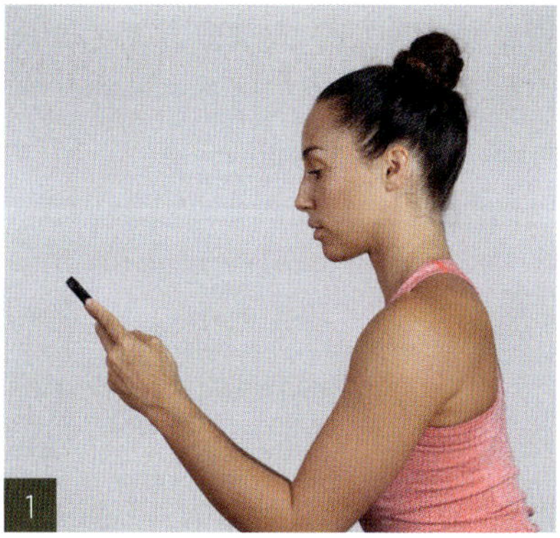
1

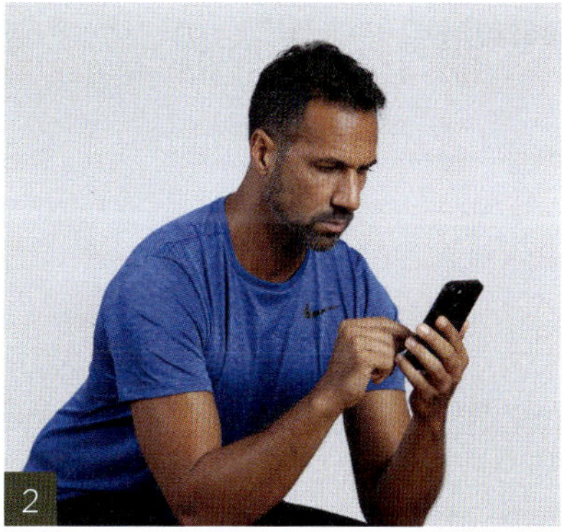
2

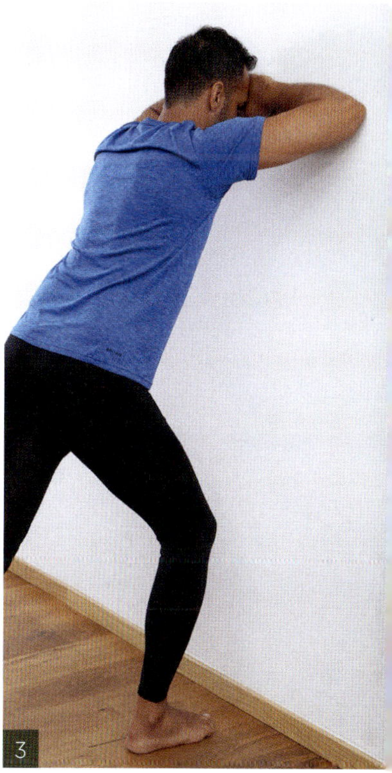
3

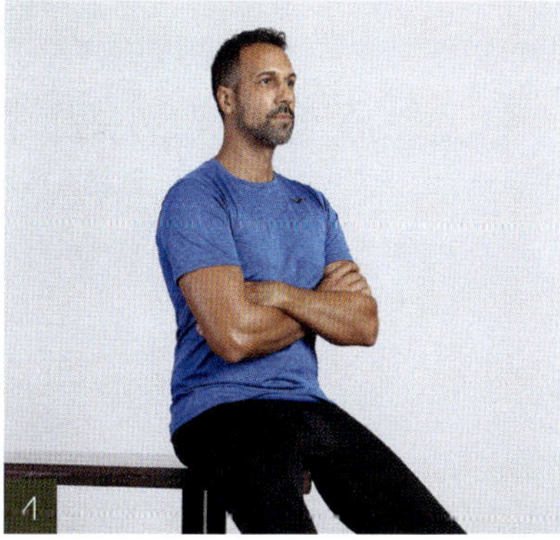
4

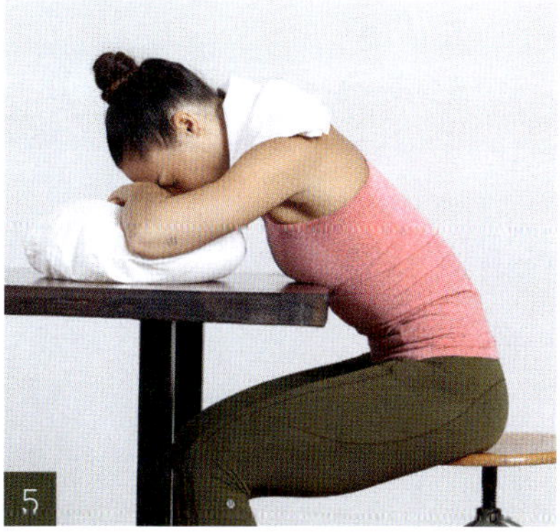
5

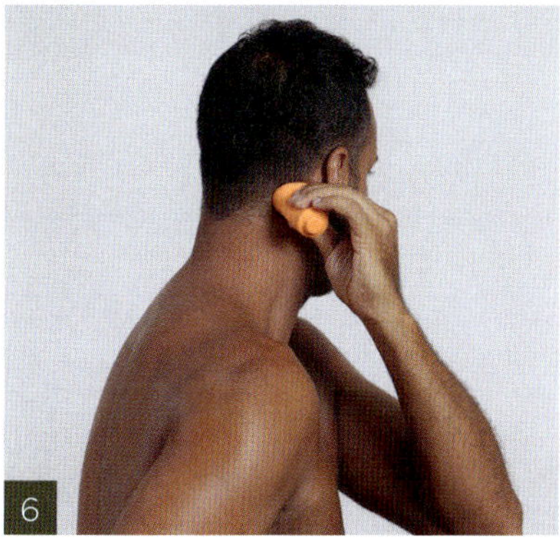
6

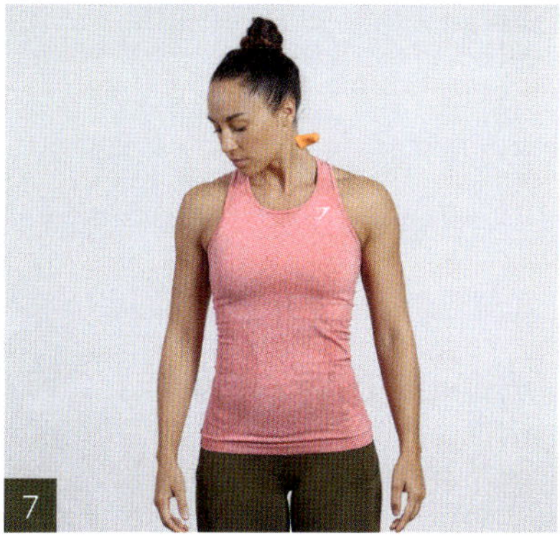
7

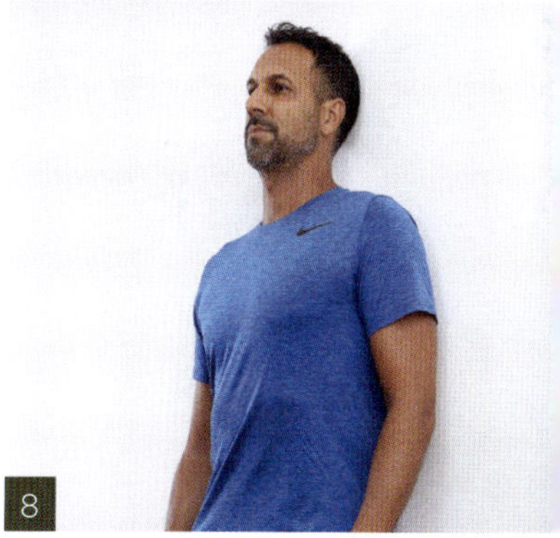
8

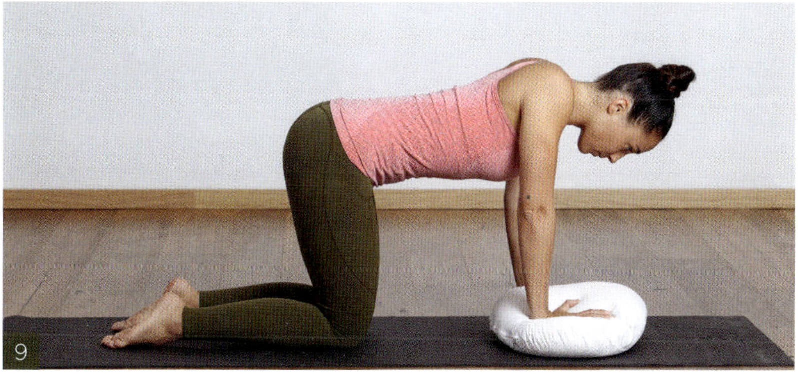
9

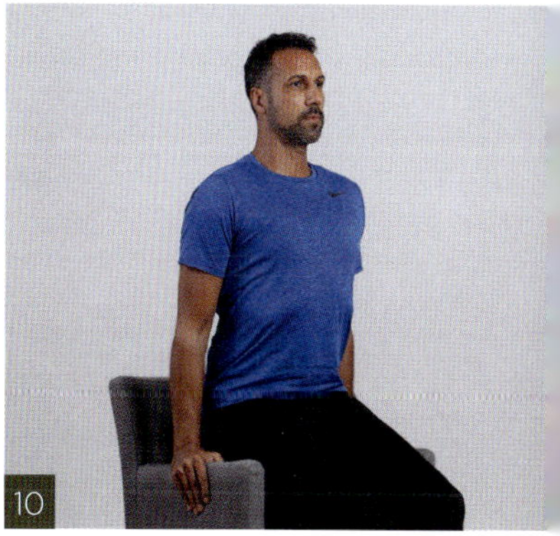
10

TAG 11

Tagesthema: Drücken Sie sich weiterhin!

Mit der Akupressur können Sie sich selbst von Ihren Nackenbeschwerden befreien; ganz natürlich und ohne Chemie. Denken Sie im Laufe des Tages beispielsweise an die Schmerzpressur und führen Sie diese immer wieder mal durch. Im Laufe des 30-Tage-Programms sollten die ausgewählten Akupunkturpunkte dann immer weniger schmerzhaft sein.

1 2 3 4 5 6 7 8 9 10
Ganz furchtbar **Schmerzempfinden** Fast keins

1 2 3 4 5 6 7 8 9 10
Versteift **Bewegungsgefühl** Völlig frei

1 2 3 4 5 6 7 8 9 10
Das schaffe ich nie **Bauchgefühl** Ich habe alles im Griff

Tagesprogramm

	Übung/Maßnahme	Wiederholung/Dauer	Seite
1	Schmerzpressur	1-2 Minuten	152
2	Nackenpressur	1-2 Minuten	155
3	Atempressur	1-2 Minuten	154
4	Entzündungspressur	1-2 Minuten	153
5	Akupunkt-Crosstaping am Hinterkopf	1-mal	155
6	Triggerpunkt-Crosstaping am Schultermuskel	1-mal	156
7	Nackenrosette lösen	2-3-mal	180
8	Brustwirbelsäule strecken	2-3-mal	174
9	Brustwirbelsäule lockern	8-10-mal	173
10	Arnikasalbe einreiben	1-mal	138

HUCH, DAS ZISCHT DURCH!

Wie wirkt die Akupressur bei Ihnen? Haben Sie schon einmal das »elektrisierende« Empfinden dabei gespürt? Die Chinesen sprechen vom Qi-Gefühl, wenn der Akupunkturpunkt genau getroffen ist und die Wirkung sich über die Leitbahn des Meridians ausbreitet.

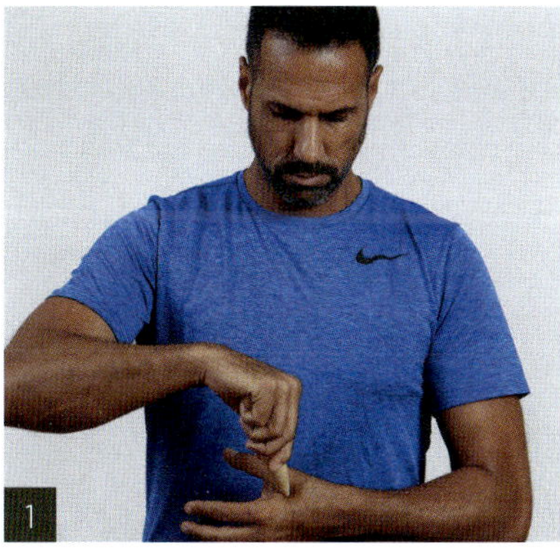
1

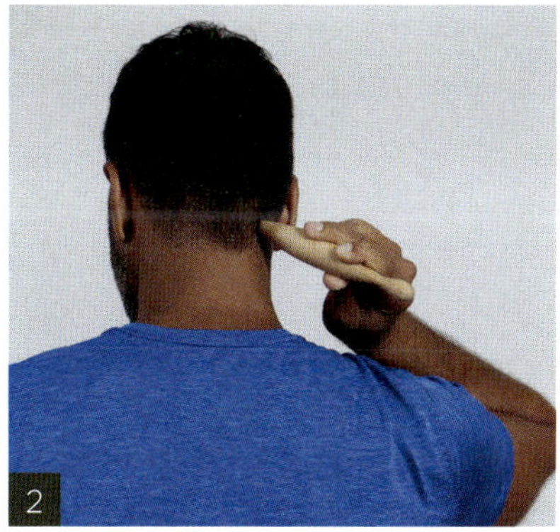
2

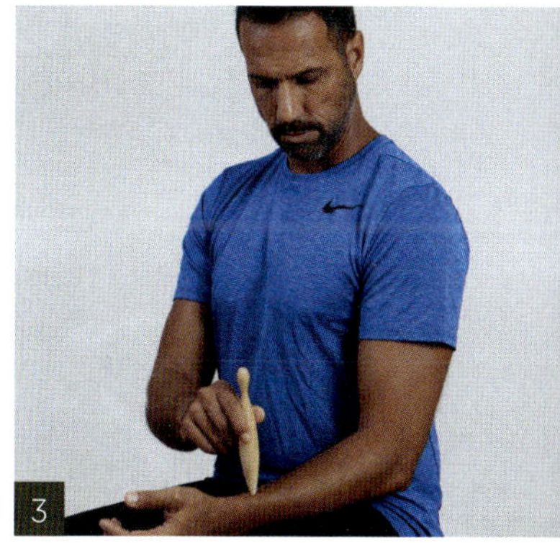
3

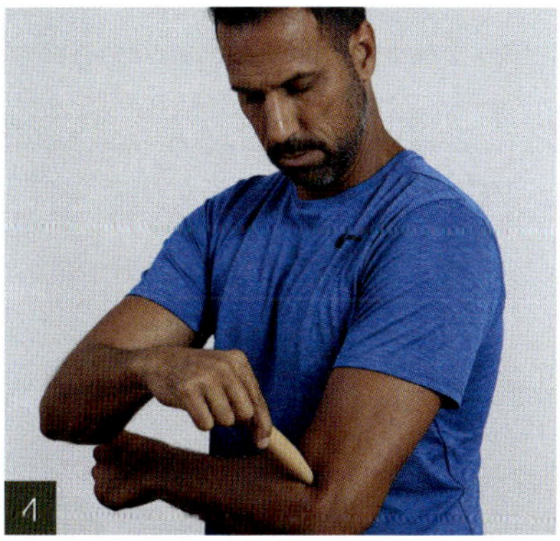
4

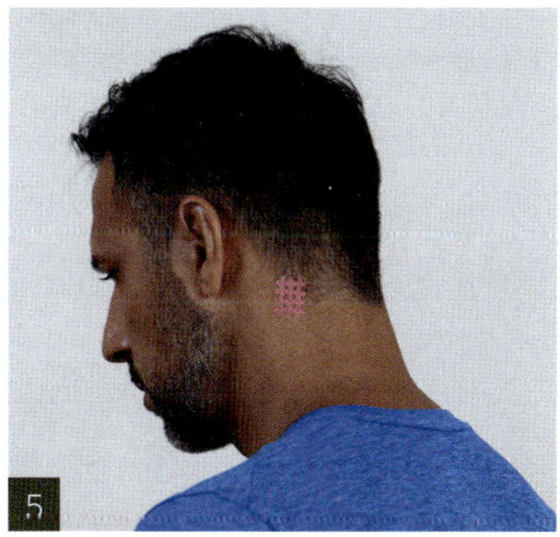
5

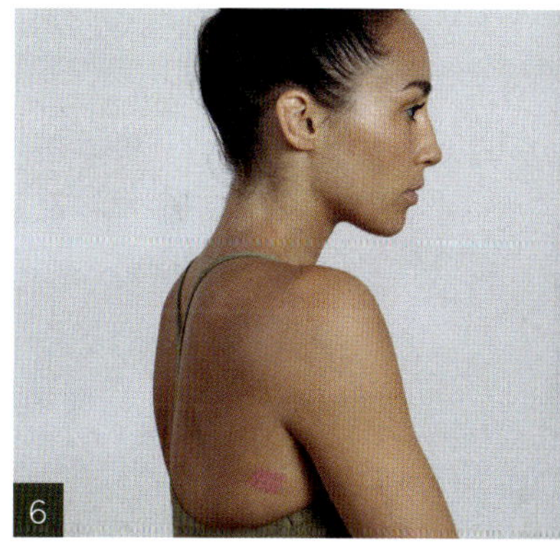
6

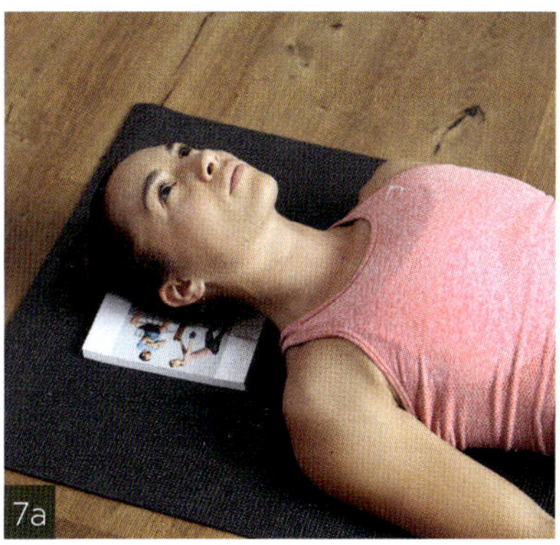
7a

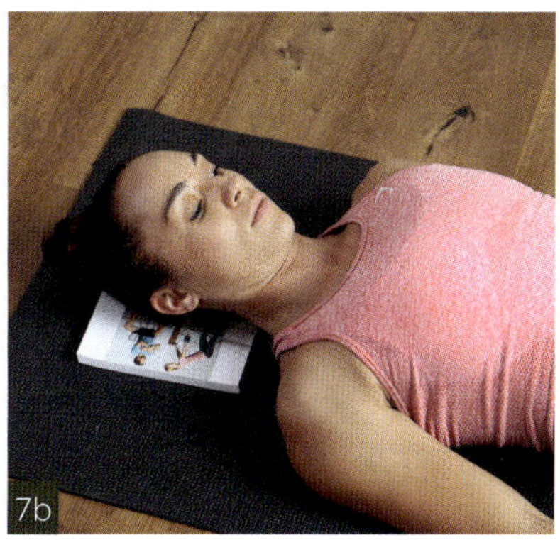
7b

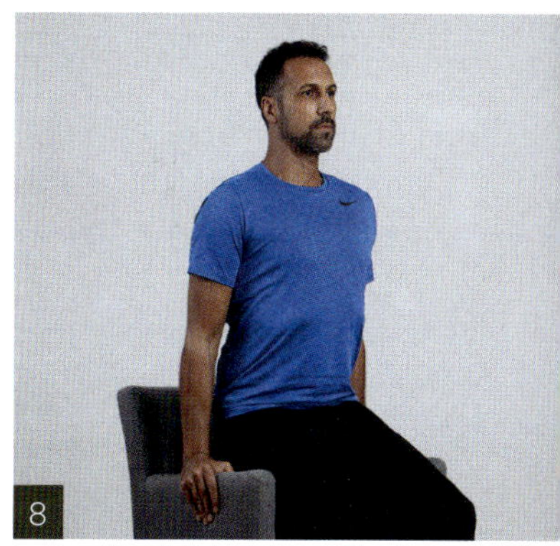
8

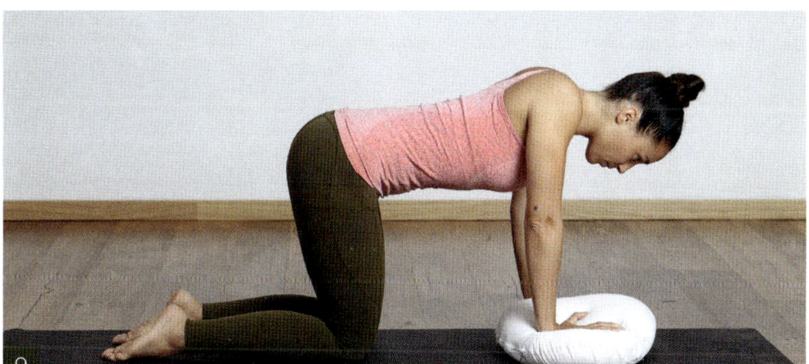
9

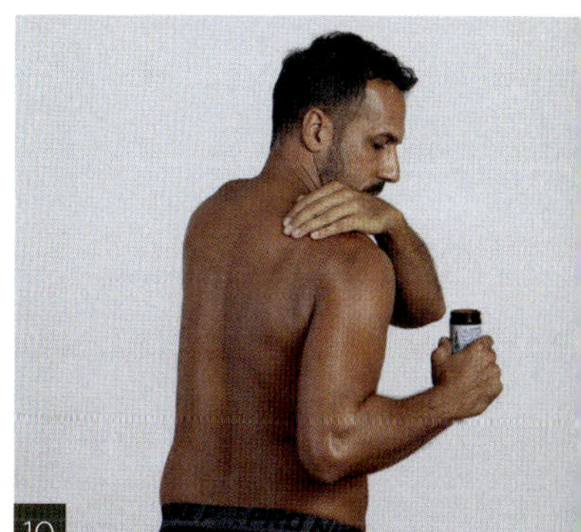
10

TAG 12

Tagesthema: Jetzt ist Zeit für Dehnung!

Mit meinen myofaszialen Dehnungen lösen Sie sanft und ganz genau Ihre verkürzten Muskeln und Faszien. Schauen Sie sich bitte noch einmal die Erklärungen zum gezielten Dehnen (siehe ab Seite 35) an. Exakt ausgeführte Dehnübungen lösen, wie dort beschrieben, in 20 Minuten einen vorher dauerhaft verkürzten Muskel!

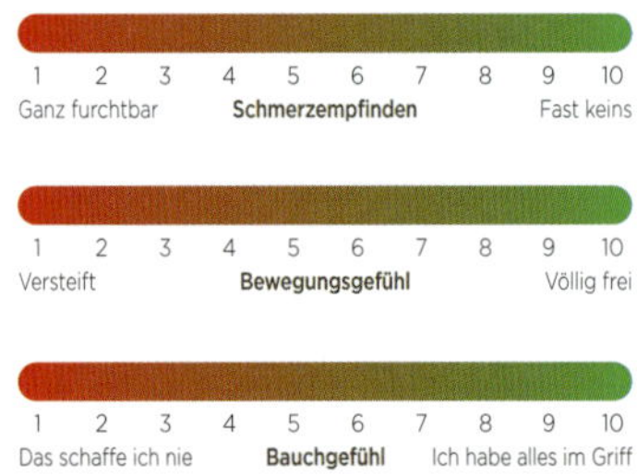

Tagesprogramm

	Übung/Maßnahme	Wiederholung/Dauer	Seite
1	Brustwirbelsäulentaping	1-mal	158
2	Mobilisation des Kehlkopfs	5-mal	166
3	Kapseldehnung der Schulter	1-mal für 1 Minute	182
4	Dehnung des Nackenmuskels	1-mal für 1 Minute	183
5	Dehnung des Schulterblatthebers	1-mal für 1 Minute	183
6	Dehnung des Brustmuskels	1-mal für 1 Minute	184
7	Dehnung des Bizeps	1-mal für 1 Minute	184
8	Nackenrosette lösen	1 Minute	180
9	Arnikasalbe einreiben	1-mal	138
10	Wärmflasche	10 Minuten	143

NEUE LEICHTIGKEIT SPÜREN

Nach einer gut ausgeführten Dehnung sollten Sie sich leichter fühlen. Dieses Empfinden beruht auf der Entkrampfung der Faszien. Bestenfalls sollten Sie beim Dehnen einen »Wohlweh-Schmerz« empfinden.

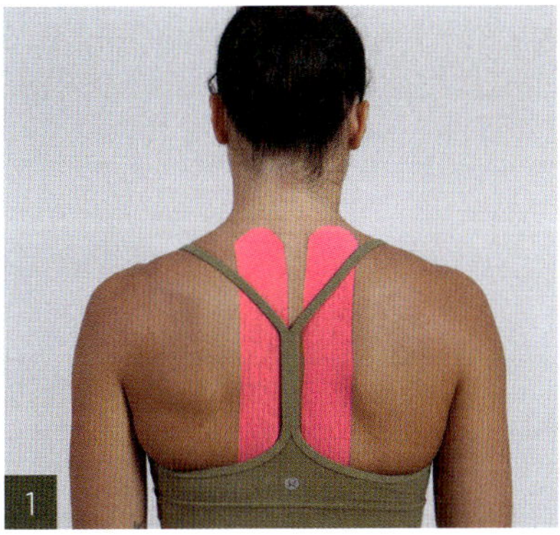
1

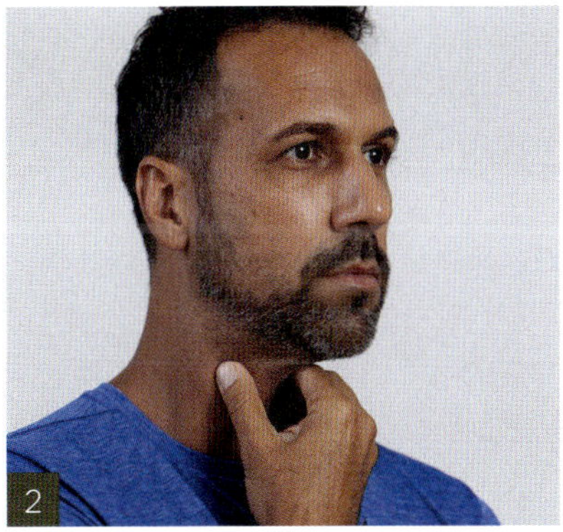
2

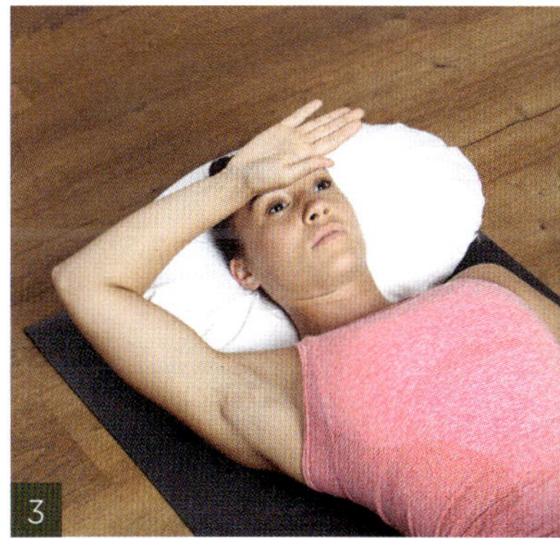
3

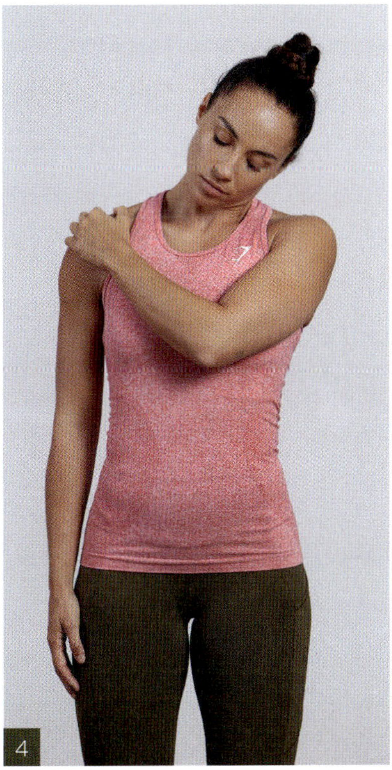
4

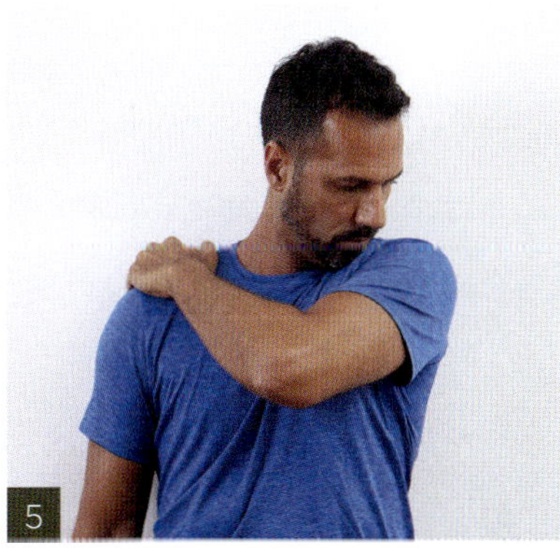
5

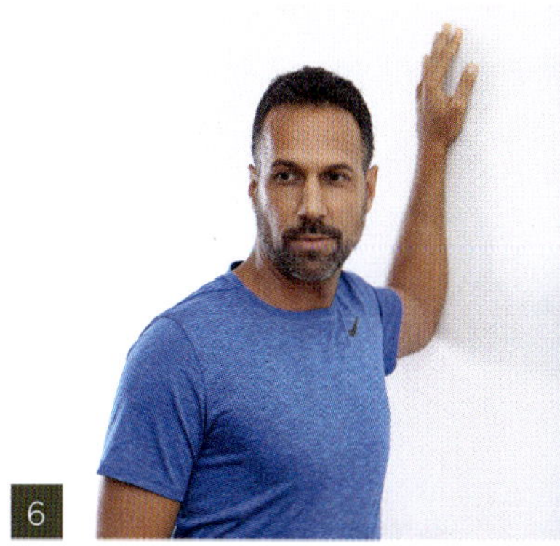
6

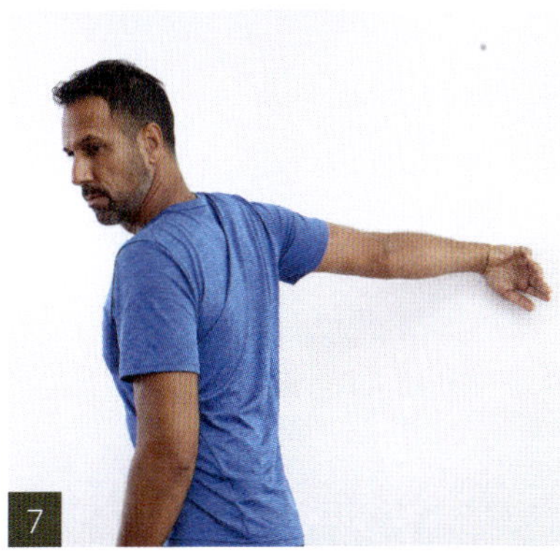
7

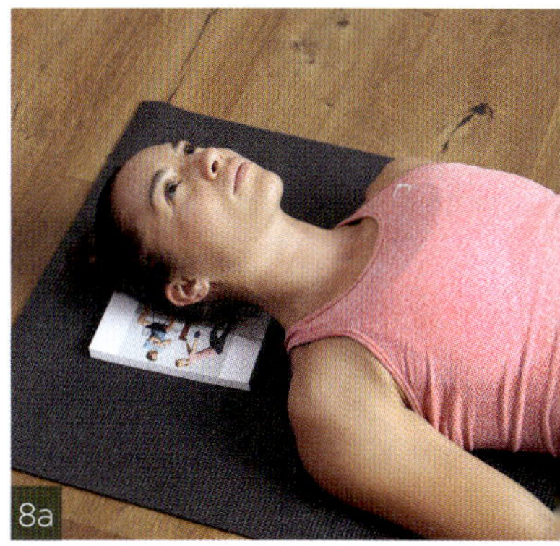
8a

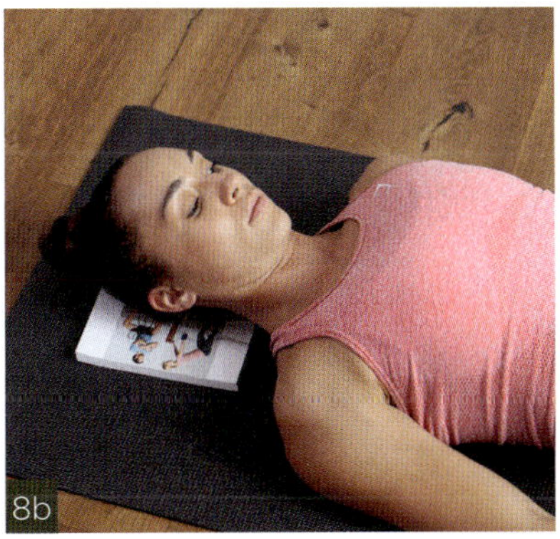
8b

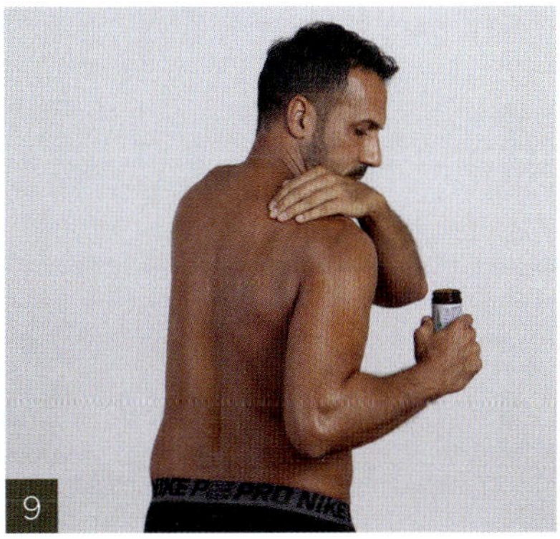
9

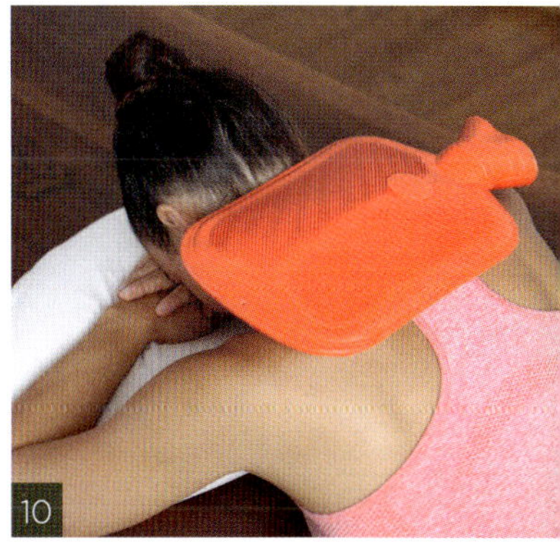
10

TAG 13

Tagesthema: Wie lautet Ihr Feedback bisher?

Welche Übungen und Maßnahmen haben Sie schon in Ihre Tagesroutine übernommen? Wie geht es Ihnen damit? Heute ist der Vertiefungstag. Suchen Sie sich Ihre Lieblingsübungen aus den vorangegangenen Tagen aus meinen Vorschlägen aus.

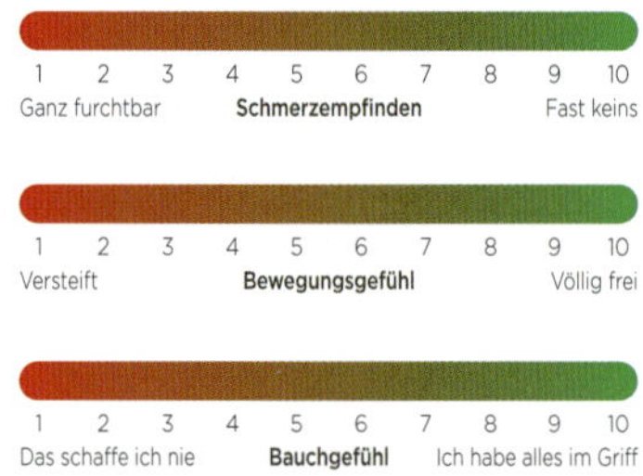

Tagesprogramm			
	Übung/Maßnahme	**Wiederholung/Dauer**	**Seite**
1	Liegen auf dem Rücken verstehen	2-mal	125
2	Liegen auf der Seite verstehen	2-mal	125
3	Handy in Augenhöhe halten	Jedes Mal, wenn Sie das Handy benutzen	126
4	Entlastungszug für die Schulter	2 Minuten	167
5	Kiste heben	So oft wie möglich am Tag	128
6	Richtig überkopf greifen	So oft wie möglich am Tag	127
7	Richtig bücken	So oft wie möglich am Tag	131
8	Halswirbelsäulenentlastung in Seitenlage	2-mal	134
9	Entlastungssitz	10 Minuten	136
10	Kühlflasche	10 Minuten	143

EIN ERINNERUNGSSTUPSER HILFT

Wie wäre es, wenn Sie kleine Erinnerungszettel in Ihrer Wohnung verteilen und an Ihrem Arbeitsplatz anheften? Ein kurzes »Handy hoch« erinnert Sie im Laufe des Tages an die richtige und nackenfreundliche Handyhaltung. Die Tagesroutine ist wichtiger, als einmal pro Woche in die »Muckibude« zu gehen!

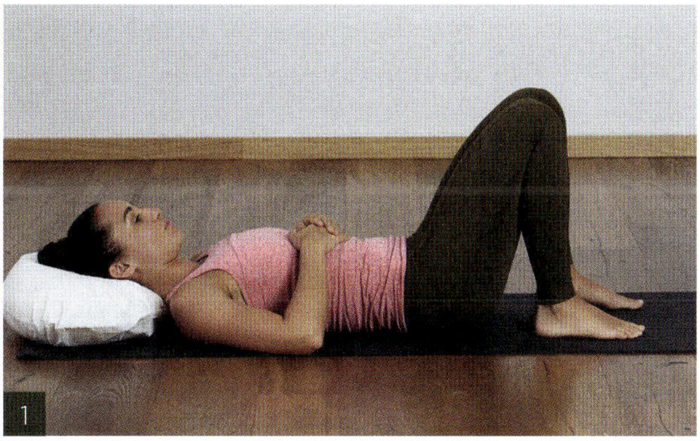
1

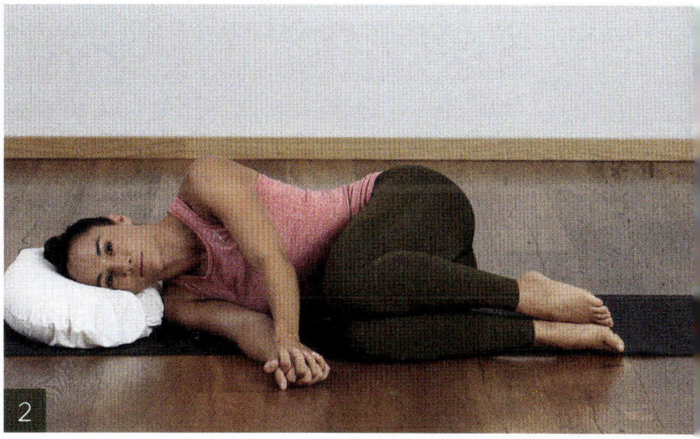
2

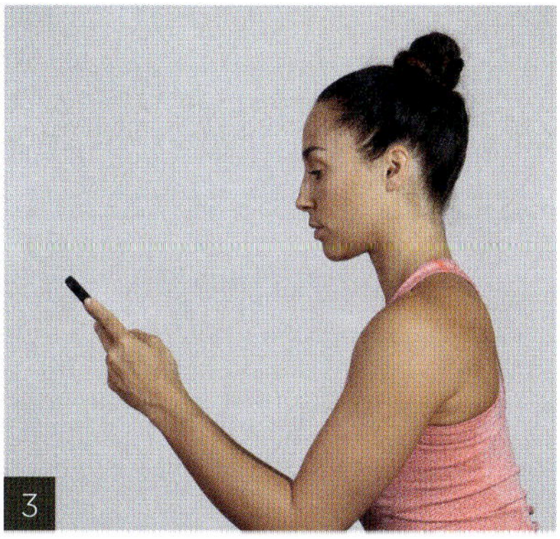
3

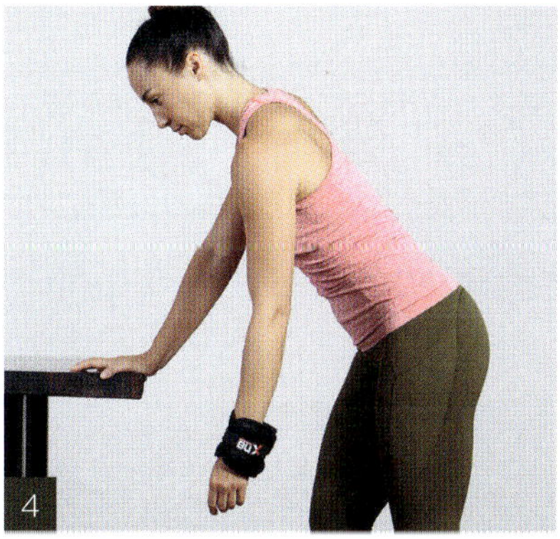
4

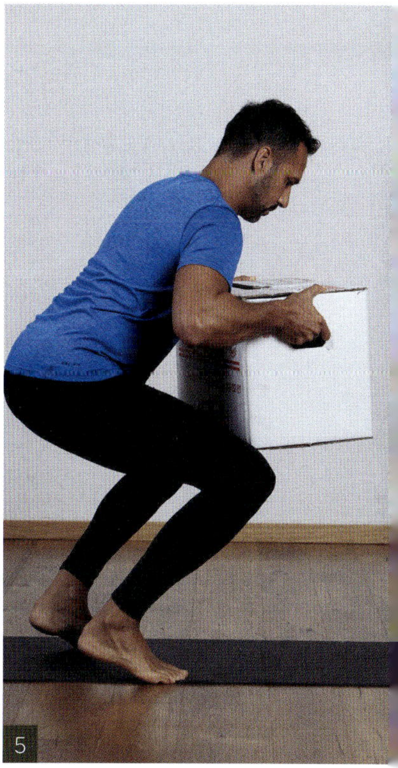
5

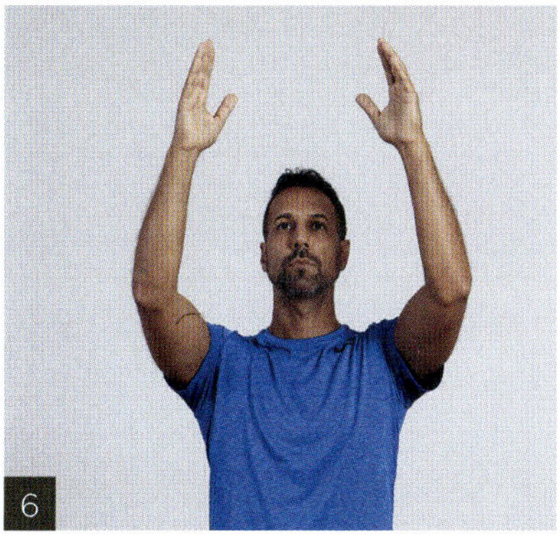
6

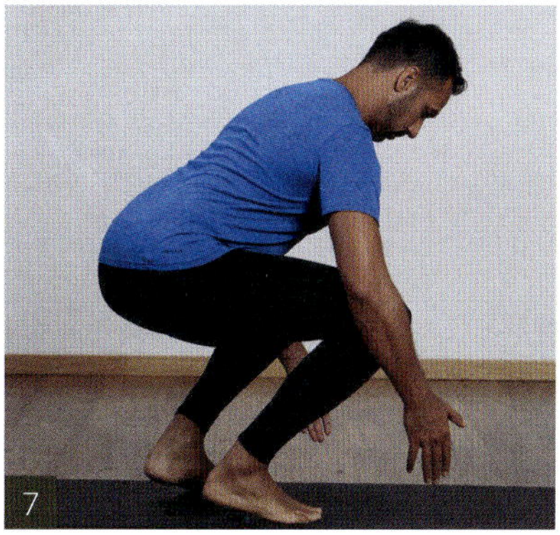
7

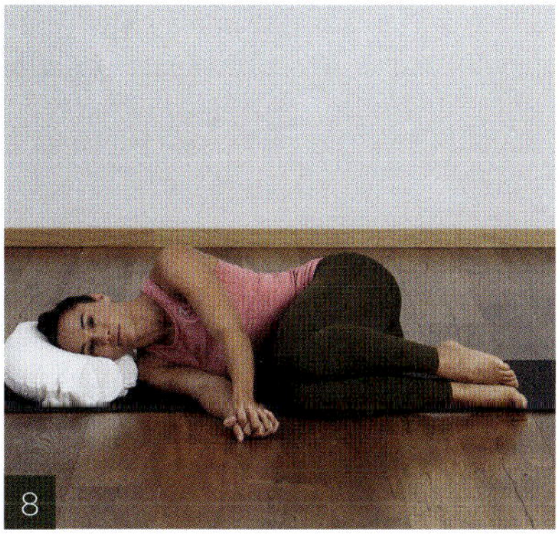
8

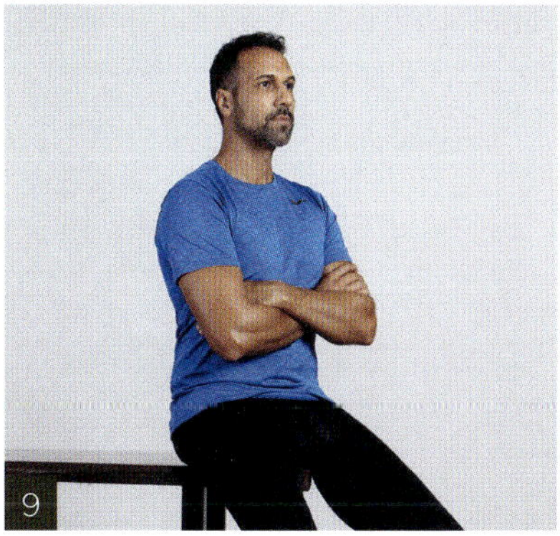
9

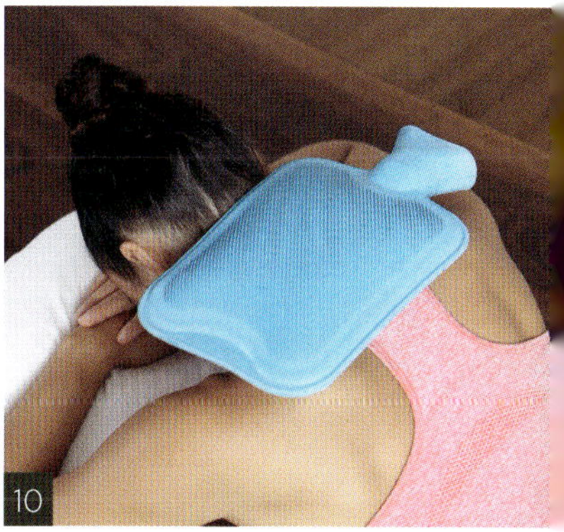
10

TAG 14

Tagesthema: Cupping ist das moderne Schröpfen!

Das Lösen der myofaszialen Verklebungen hilft wirksam gegen Nackenschmerzen. Mittels Unterdruck lösen Sie die wichtigsten Nackenpartien, den Kiefer und den Schulter-Arm-Bereich.

1 2 3 4 5 6 7 8 9 10
Ganz furchtbar **Schmerzempfinden** Fast keins

1 2 3 4 5 6 7 8 9 10
Versteift **Bewegungsgefühl** Völlig frei

1 2 3 4 5 6 7 8 9 10
Das schaffe ich nie **Bauchgefühl** Ich habe alles im Griff

Tagesprogramm

	Übung/Maßnahme	Wiederholung/Dauer	Seite
1	Nackencupping	2 Minuten	149
2	Kiefercupping	2 Minuten	147
3	Halscupping	2 Minuten	148
4	Oberarmcupping	2 Minuten	150
5	Nackentrigger	2 Minuten	151
6	Brusttrigger	2 Minuten	151
7	Triggerpunkt-Crosstaping am Nackenmuskel	1-mal	156
8	Öffnungsmobilisation der Kopfgelenke	5–8-mal	160
9	Dehnung des Nackenmuskels	1 Minute	183
10	Körperwarmer Salzwickel	10 Minuten	139

CUPPING A DAY KEEPS THE DOCTOR AWAY!

Ich trage meinen kleinen Lieblingscup in mittlerer Stärke mit einem Karabinerhaken an meinem Schlüsselbund. In einer Wartesituation oder immer, wenn mir danach ist, cuppe ich meinen Nacken und fühle mich anschließend wieder befreit.

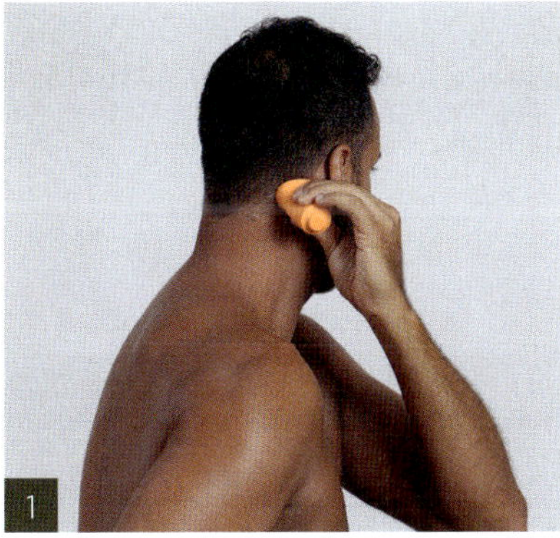
1

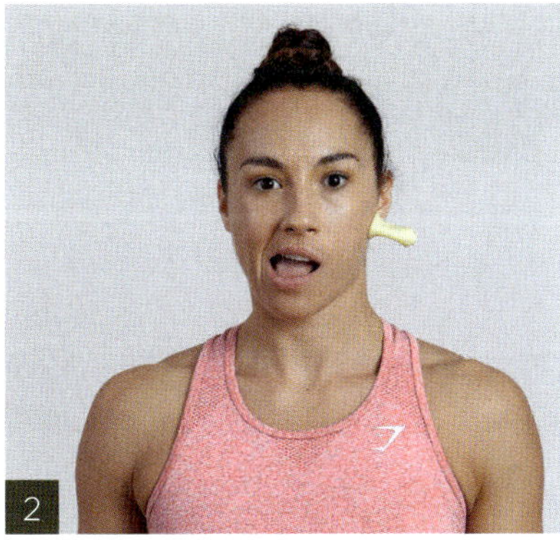
2

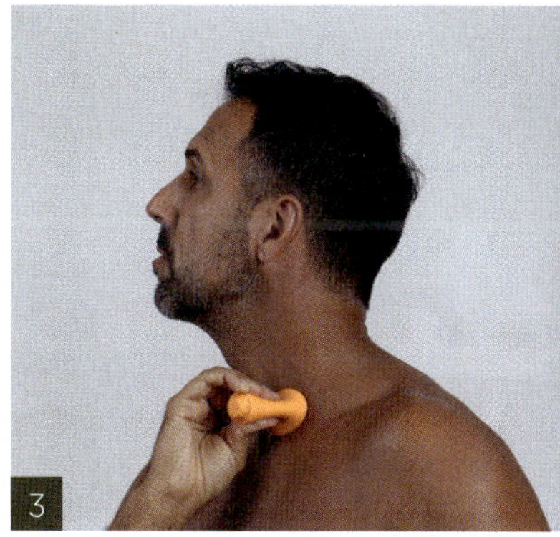
3

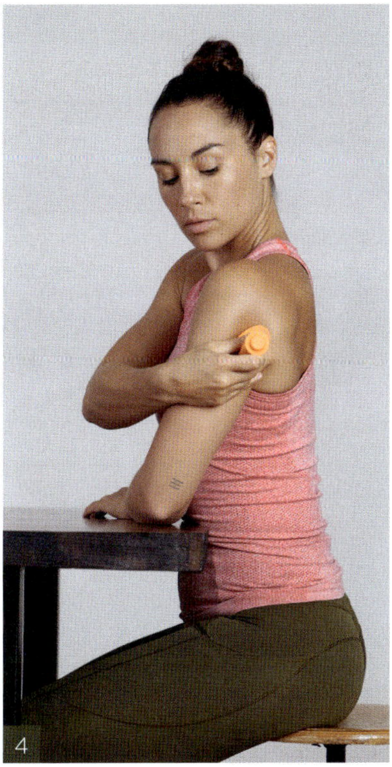
4

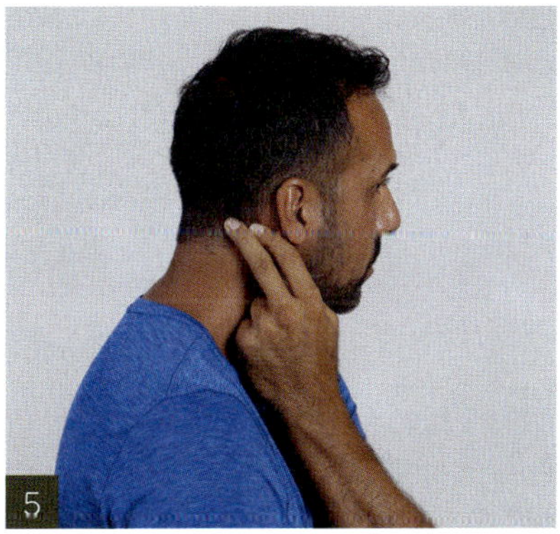
5

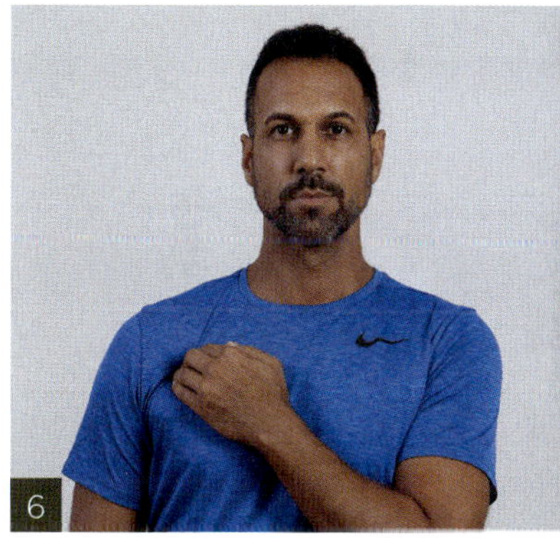
6

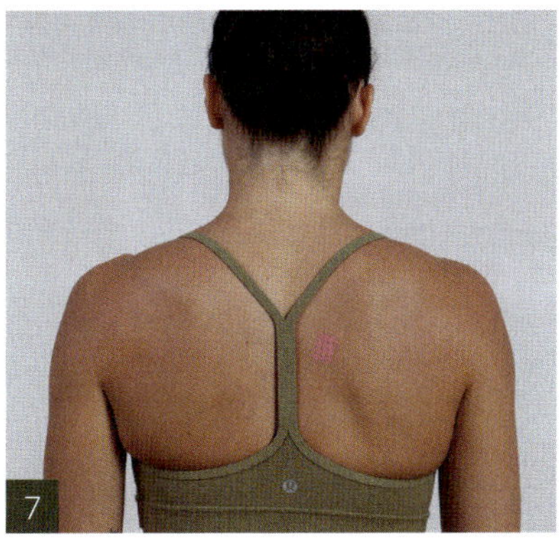
7

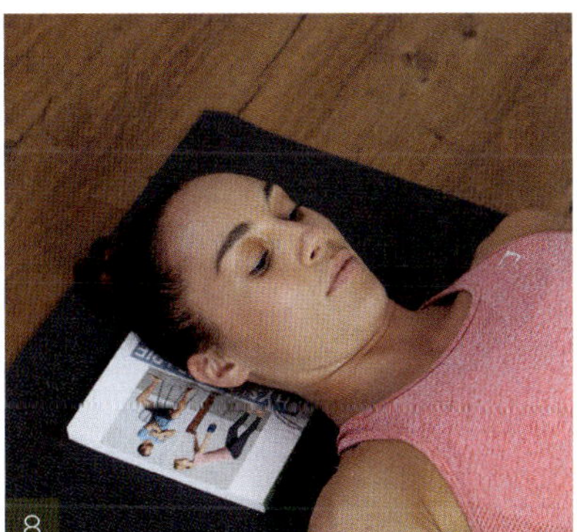
8

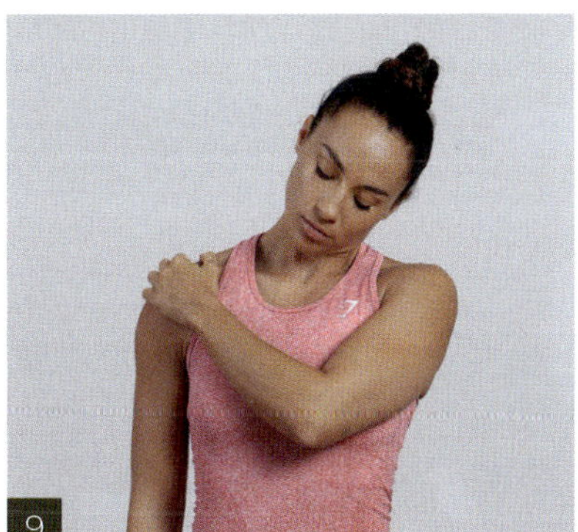
9

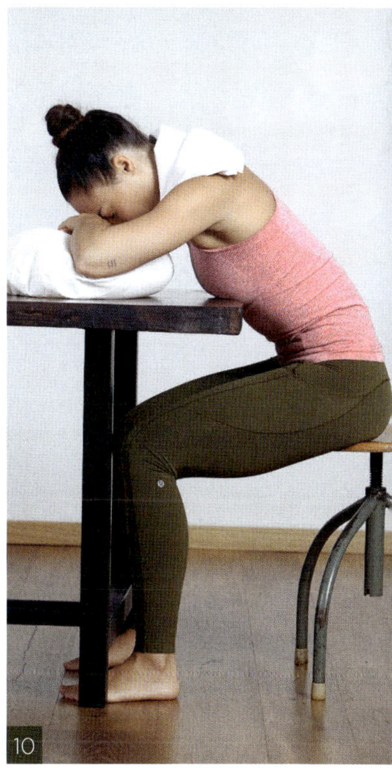
10

WOCHE 3: DIE ZUVERSICHTSWOCHE

Sie können ab jetzt, insbesondere wenn alle drei Linien auf Ihrem Erfolgsdiagramm nach oben zeigen, mutiger werden. Die Vorsicht und die Rücksicht der zurückliegenden Wochen sollten Sie aber nicht ganz außer Acht lassen.

TAG 15

Tagesthema: Mobilisation macht den Nacken frei!

Das Mobilisieren der gelenkigen Nackenstrukturen hilft wirksam gegen Nackenschmerzen. Mittels sehr gezielter Bewegung lösen Sie die wichtigsten Nackenpartien, den Kiefer und den Schulter-Arm-Bereich.

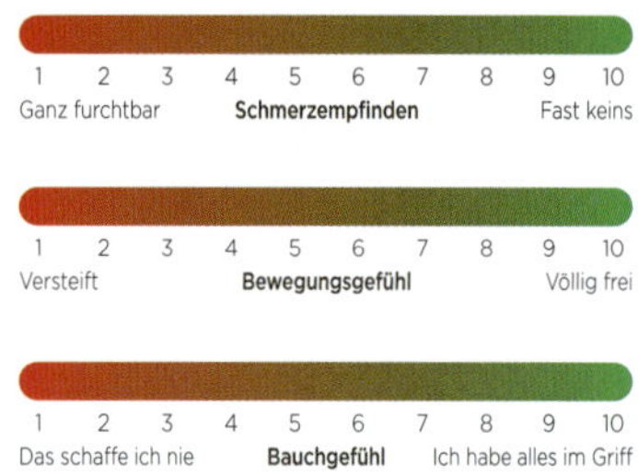

Tagesprogramm

	Übung/Maßnahme	Wiederholung/Dauer	Seite
1	Rotationsmobilisation der Kopfgelenke	10-mal	161
2	Vornehmes Nicken	10-mal	162
3	Mobilisation der Halswirbelsäule mit Cup	10-mal	163
4	Rotationsmobilisation der Hals-/ Brustwirbelsäule	10-mal	164
5	Horizontalmobilisation der Hals-/ Brustwirbelsäule	10-mal	165
6	Mobilisation der Brustwirbelsäule	10-mal	175
7	Schluckfunktion verbessern	10-mal	167
8	Öffnungsmobilisation der Kopfgelenke	10-mal	160
9	Mobilisation der ersten Rippe	10-mal	172
10	Partnernackenmassage	10 Minuten	145

KOPF HOCH

Wieder mobil werden ist der Schlüssel zur Nackengesundheit. Auf Seite 16 habe ich Sie schon über die enormen Zugbelastungen auf Ihren Nacken durch einseitiges, starres Vorhalten Ihres Kopfs informiert. Bleiben Sie mobil und beugen Sie dem Handyhorn vor.

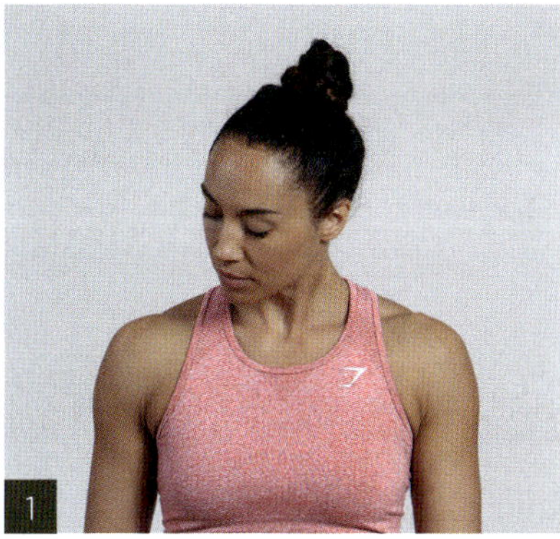
1

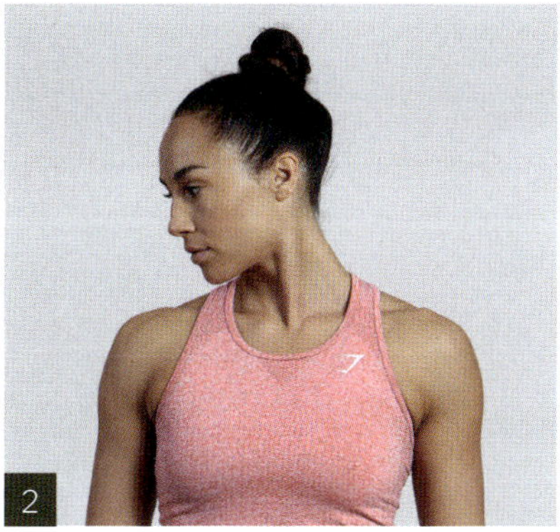
2

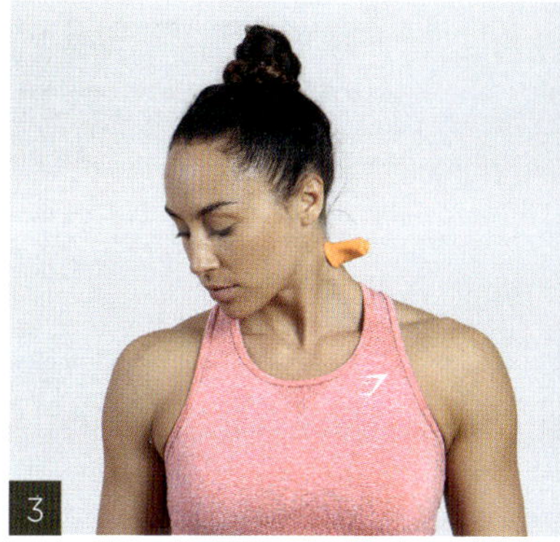
3

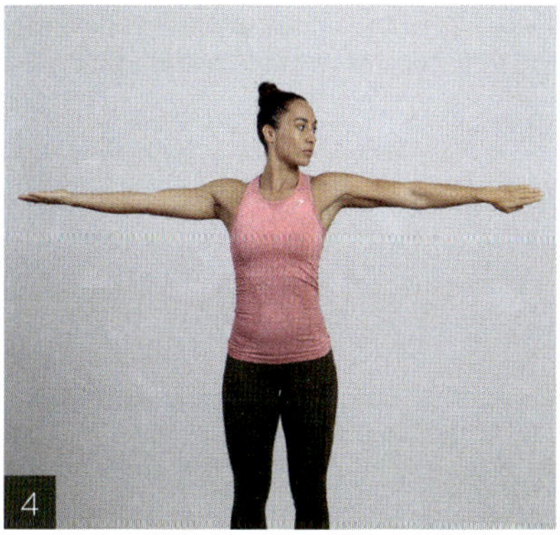
4

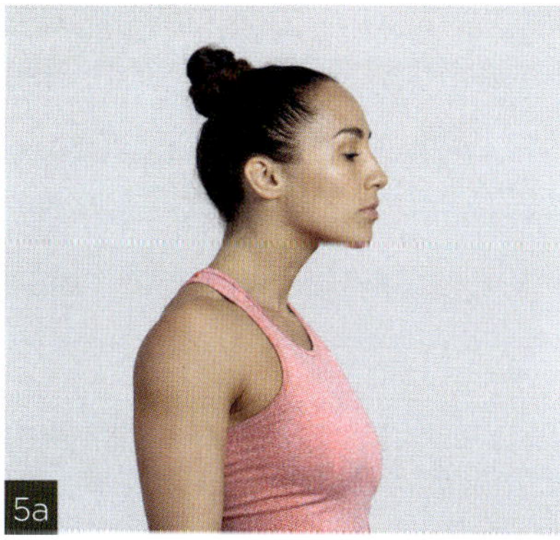
5a

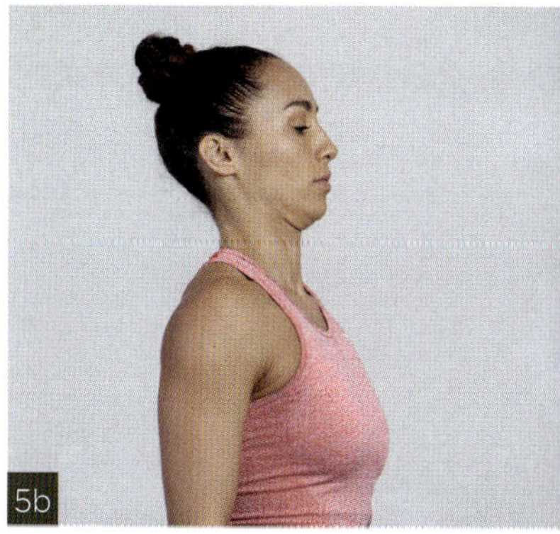
5b

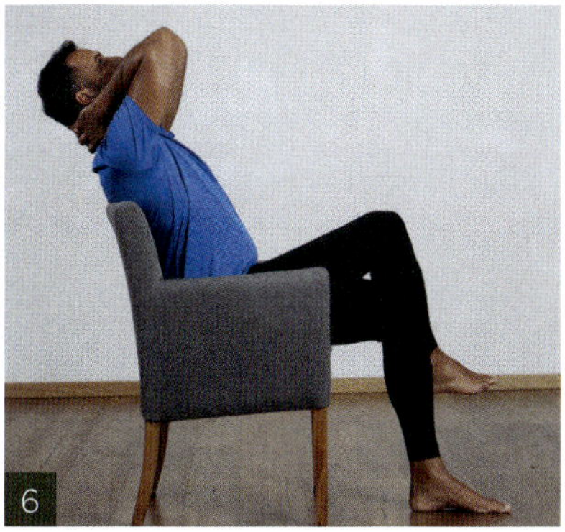
6

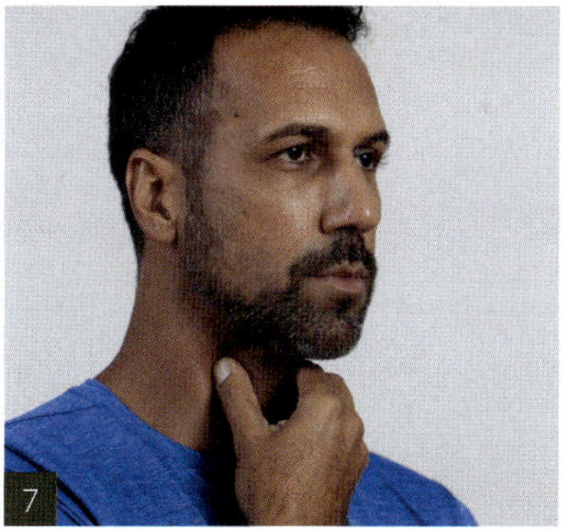
7

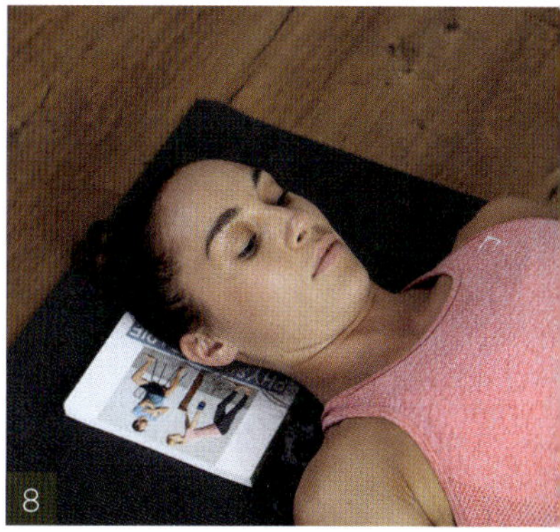
8

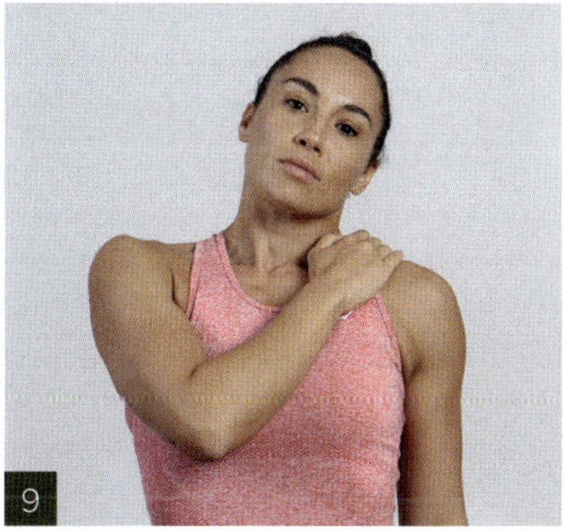
9

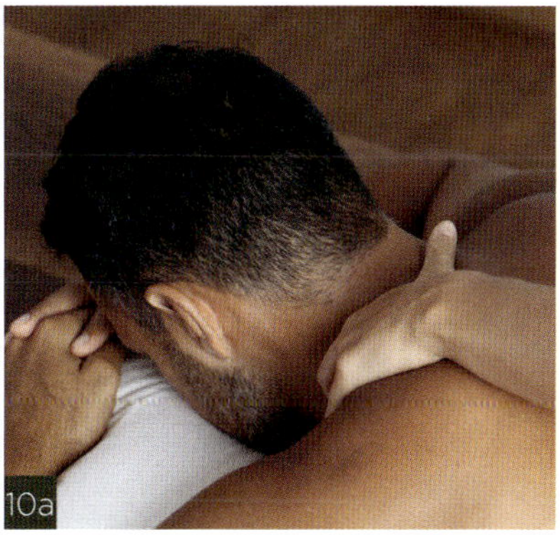
10a

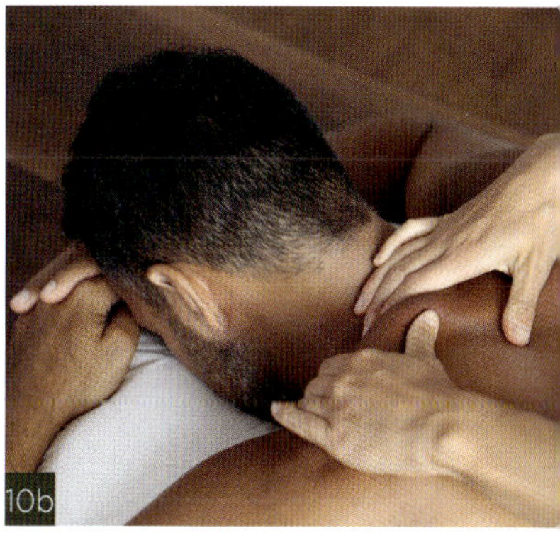
10b

TAG 16

Tagesthema: Handy hilft zu heilen!

Stellen Sie, wenn möglich, auf Ihrem Handy eine Erinnerung für Ihr 30-Tage-Programm ein. Der Piepston oder ein anderes Signal holt Sie aus Ihrem Alltagstrott heraus und stupst Sie an, eine Gegenmaßnahme zu ergreifen.

1 2 3 4 5 6 7 8 9 10
Ganz furchtbar **Schmerzempfinden** Fast keins

1 2 3 4 5 6 7 8 9 10
Versteift **Bewegungsgefühl** Völlig frei

1 2 3 4 5 6 7 8 9 10
Das schaffe ich nie **Bauchgefühl** Ich habe alles im Griff

Tagesprogramm

	Übung/Maßnahme	Wiederholung/Dauer	Seite
1	Handy in Augenhöhe halten	Jedes Mal, wenn Sie das Handy benutzen	126
2	Handy im Kutschersitz halten	Jedes Mal, wenn Sie das Handy benutzen	126
3	Entlastungssitz	So oft wie möglich am Tag	136
4	Brustwirbelsäule strecken	2–3-mal	174
5	Nackenrosette im Sitzen lösen	2-mal	181
6	Dehnung des Nackenmuskels	1 Minute	183
7	Dehnung des Schulterblatthebers	1 Minute	183
8	Goldmedaille zeigen	So oft wie möglich am Tag	176
9	Ballonkreisen	3–5 Minuten	199
10	Schulterblatt lockern im Stand	10-mal	171

DER MIX MACHT'S

Die Kombination aus Mobilisation der Gelenke, Dehnung der myofaszialen Strukturen und der gekonnten Alltagsroutine bringen Ihnen den Erfolg in 30 Tagen.

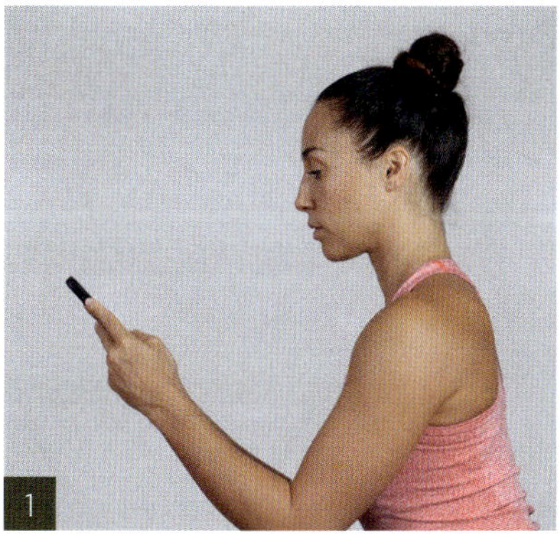
1

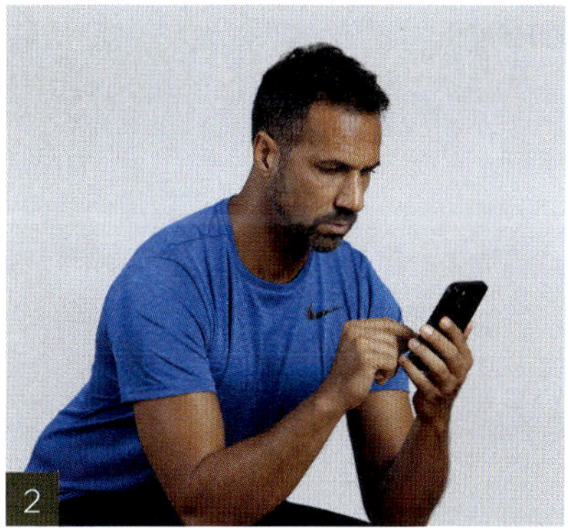
2

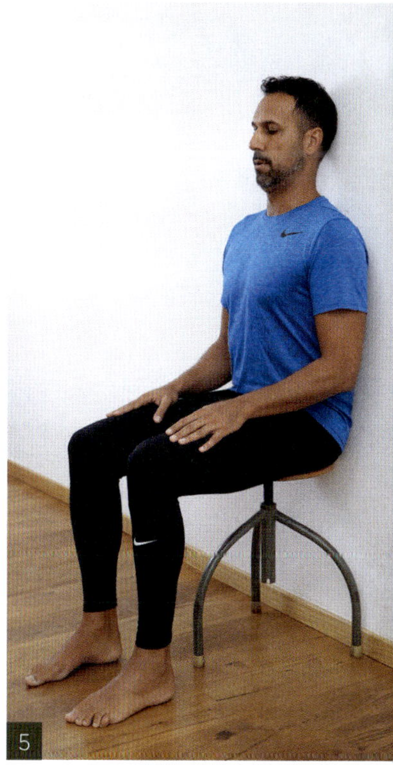
5

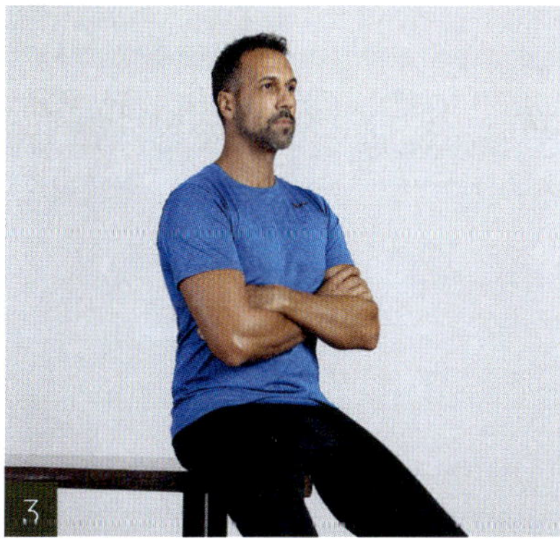
3

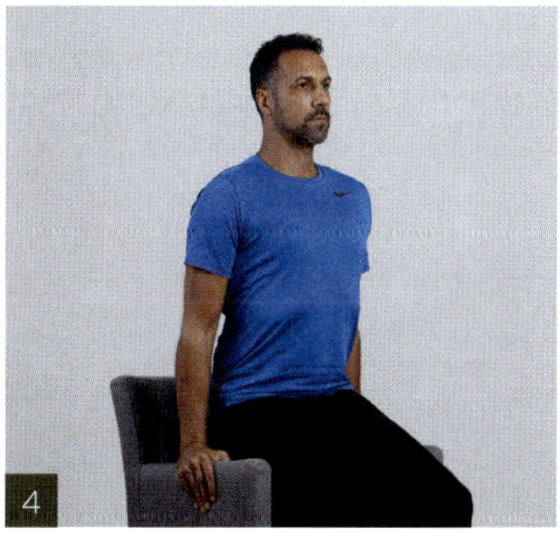
4

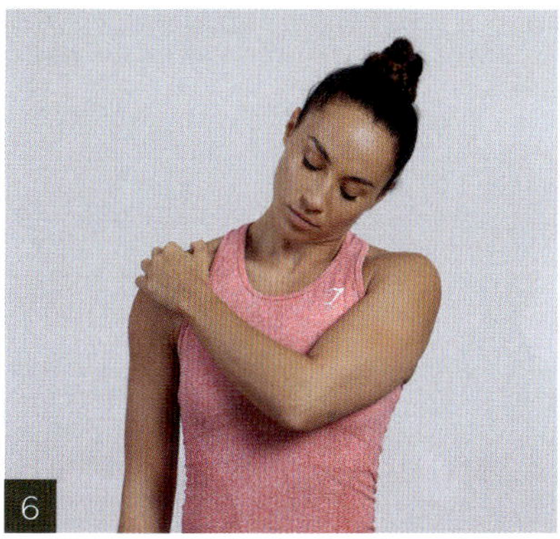
6

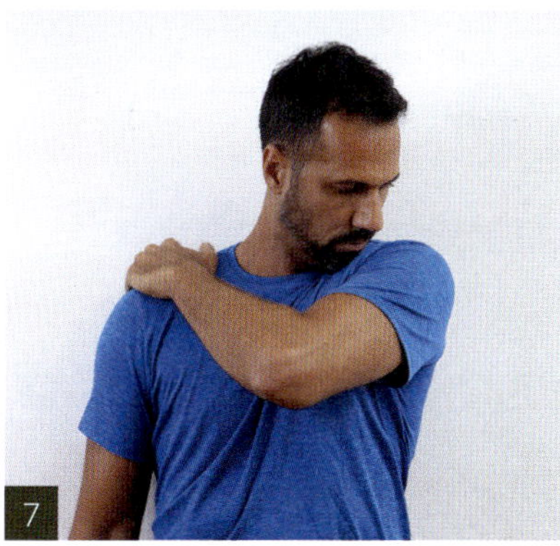
7

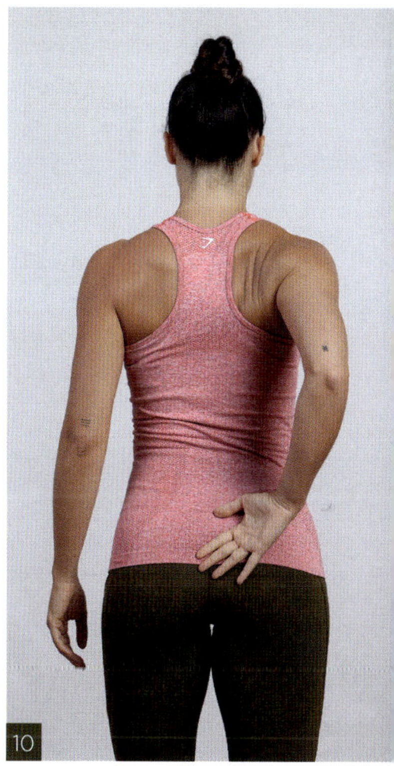
10

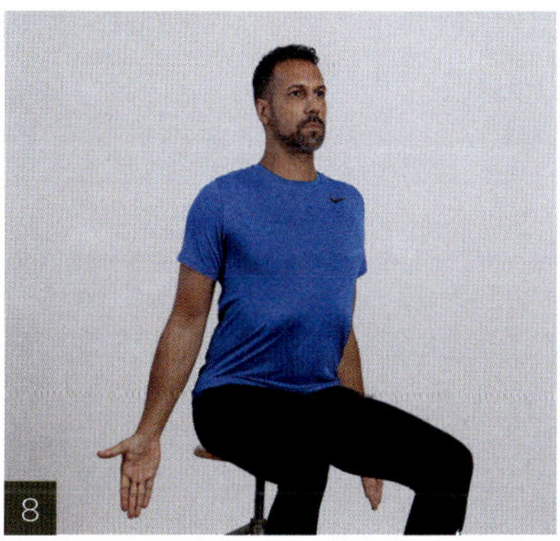
8

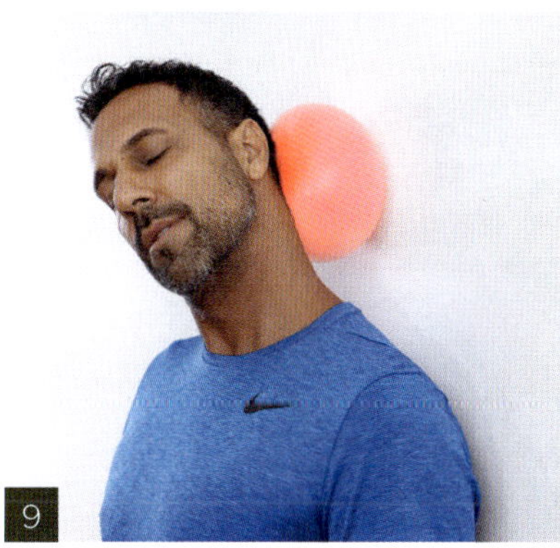
9

TAG 17

Tagesthema: Entdecken Sie den Nacken-Quickie!

Im Laufe des Tages bietet der große Armschwung eine sehr geeignete Entlastung Ihres Bewegungsstereotyps. Bauen Sie diese Übung immer wieder mal in Ihre Alltagshaltungen und -gewohnheiten mit ein.

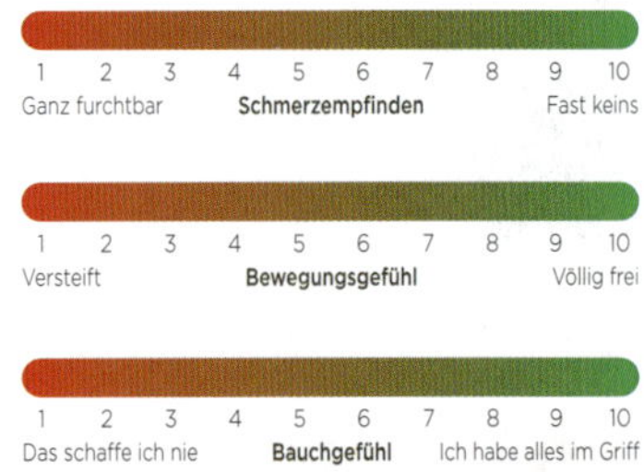

Tagesprogramm

	Übung/Maßnahme	Wiederholung/Dauer	Seite
1	Nackenrosette lösen	3-mal	180
2	Kräftigung der vorderen Halsmuskulatur	5 Wiederholungen/3-mal	185
3	Mobilisation des Schultergürtels	10-mal	177
4	Mobilisation der Schulter	10-mal	178
5	Mobilisation der ersten Rippe	10-mal	172
6	Stabilisation der Kopfgelenke	5-mal für 30 Sekunden	179
7	Dehnung des Bizeps	1 Minute	184
8	Kräftigung des Trizeps	5 Wiederholungen/3-mal	186
9	Brustwirbelsäule lockern	3-mal	173
10	Großer Armschwung	3-mal	192

FASZIEN FREUEN SICH AN DER BEWEGUNG

Ihre Faszien werden sich sehr über den großen Armschwung freuen. Insbesondere die endgradigen, weiten Bewegungen entkrampfen die myofaszialen Verspannungen.

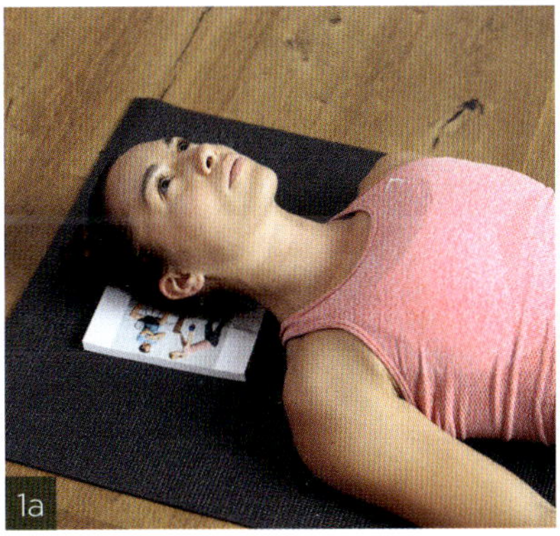
1a

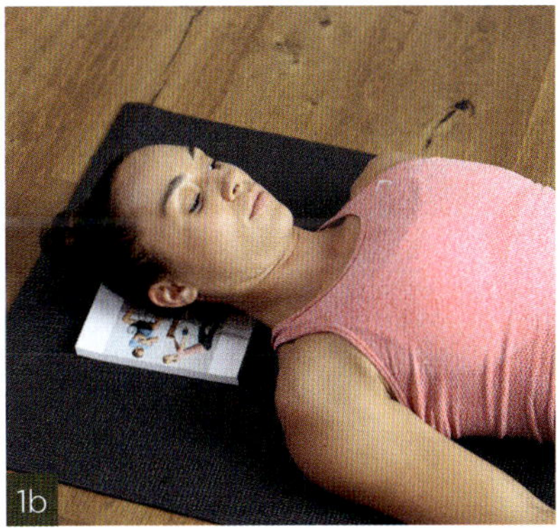
1b

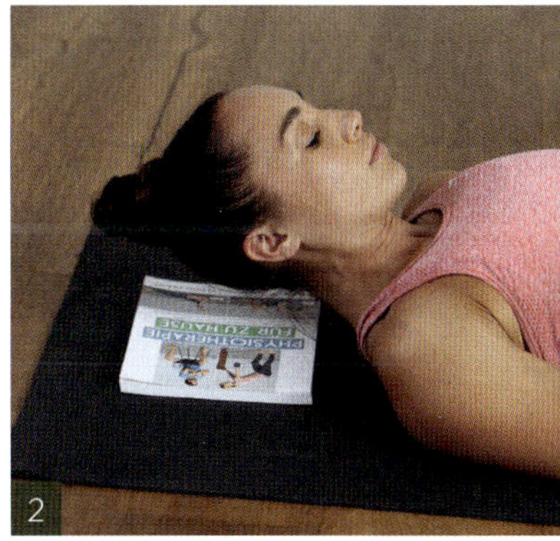
2

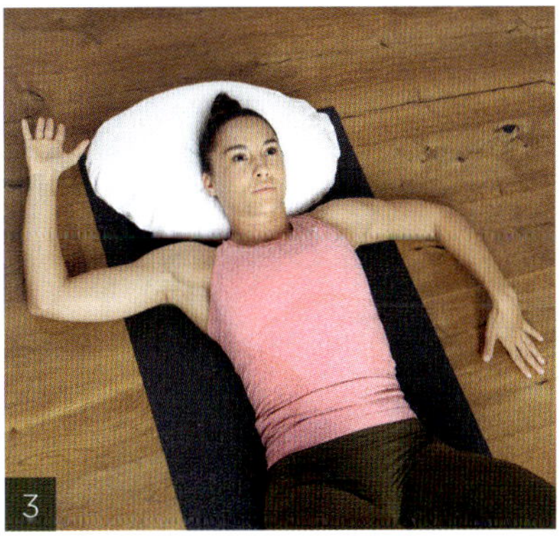
3

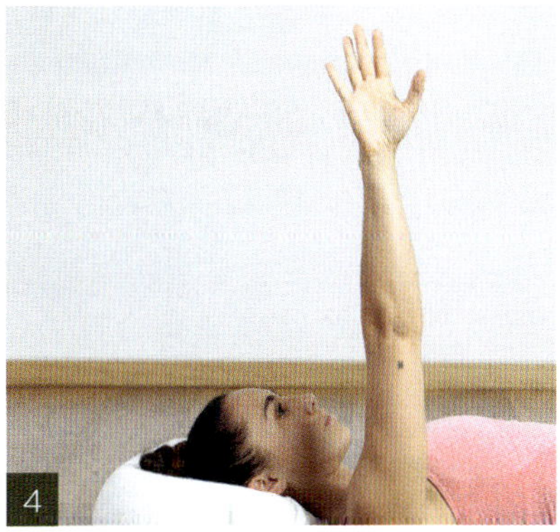
4

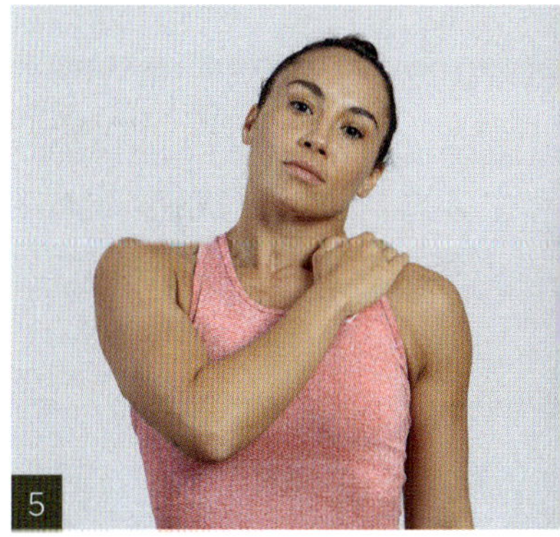
5

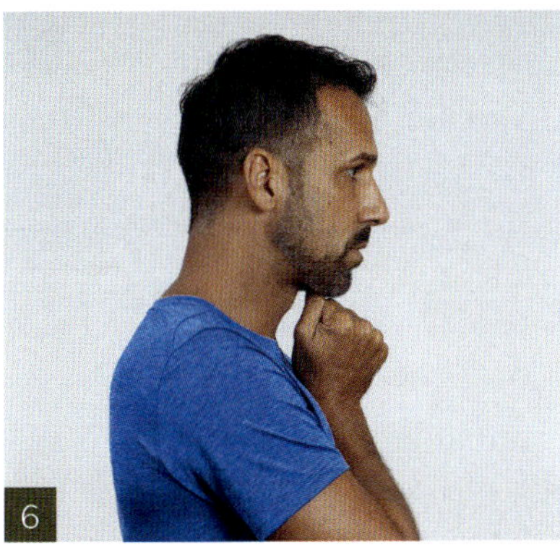
6

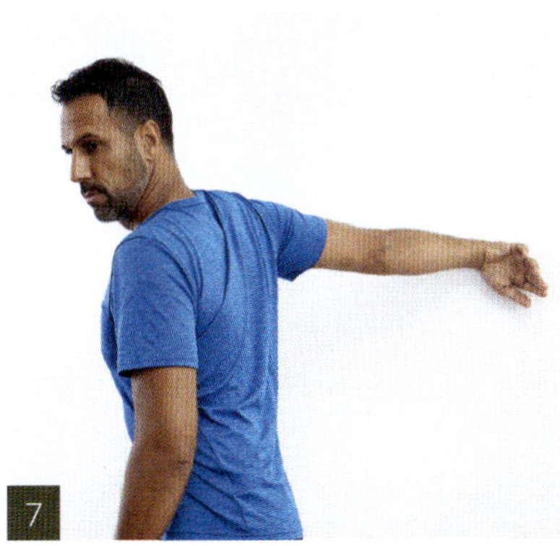
7

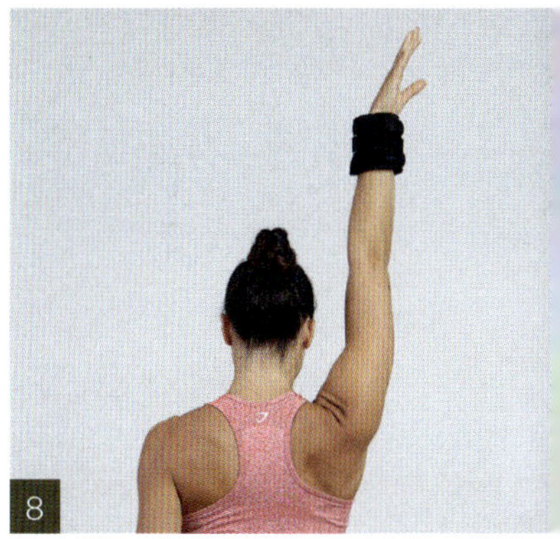
8

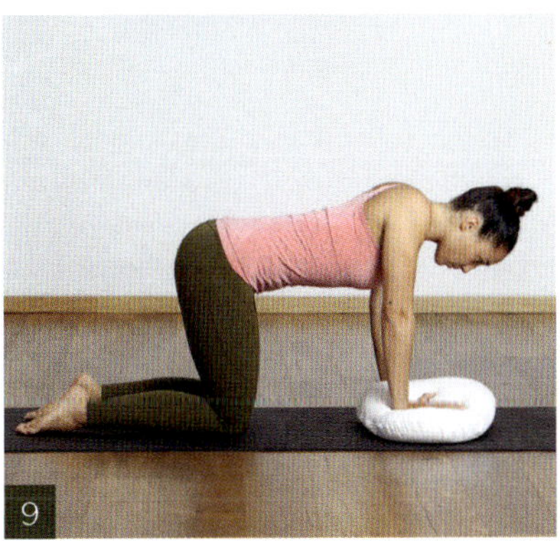
9

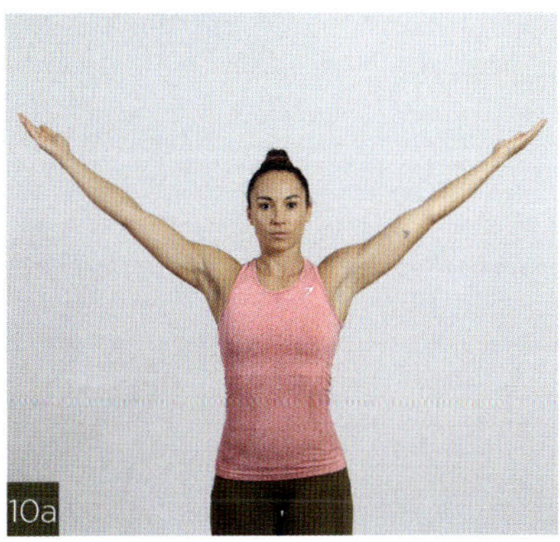
10a

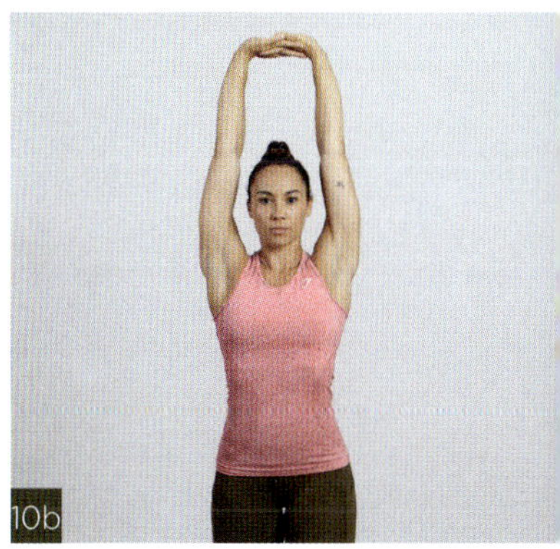
10b

TAG 18

Tagesthema: Koordination ist der Schlüssel zum Erfolg!!

Bei Symptomverbesserung können Sie getrost anfangen, Ihre Übungen zu kombinieren. Bisher standen Schmerzentlastung, Gelenkmobilisation und Dehnung im Vordergrund des Programms. Jetzt können Sie auch die Erweiterung Ihres Repertoires mit Kräftigungs- und Kombinationsübungen angehen.

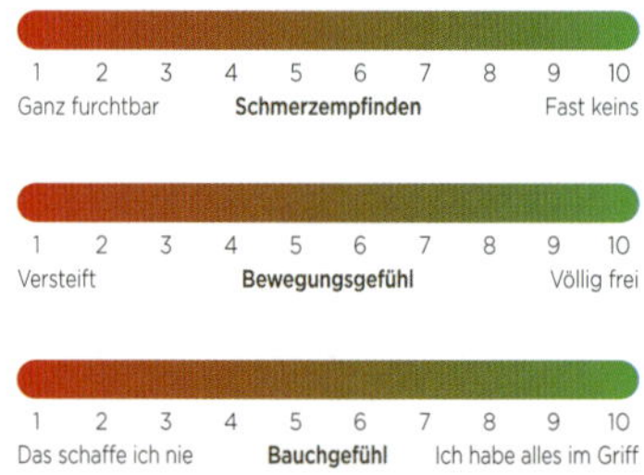

Tagesprogramm			
	Übung/Maßnahme	**Wiederholung/Dauer**	**Seite**
1	Frontale Entlastungshaltung	10 Minuten	135
2	Mobilisation des Schultergürtels	10-mal	177
3	Dehnung des Schulterblatthebers	1 Minute	183
4	Leichte Kräftigung des Nackens	5 Wiederholungen/3-mal	187
5	Entlastungszug für die Schulter	2 Minuten	167
6	Dehnung des Brustmuskels	1 Minute	184
7	Wanddrücken	5 Wiederholungen/3-mal	190
8	Ballonkreisen	3–5 Minuten	199
9	Partnerschultermassage	10 Minuten	146
10	Schattenboxen	3 Minuten	195

IMMER DER REIHE NACH

Halten Sie sich möglichst an die Reihenfolge meiner Übungen für jeden Tag. So prägen Sie sich nach und nach Ihre beste Programmstrategie ein: Der Schmerz muss beseitigt werden; die Gelenkmobilität ist wichtig, bevor Sie mit der Dehnung, der Kräftigung und der Koordination fortfahren.

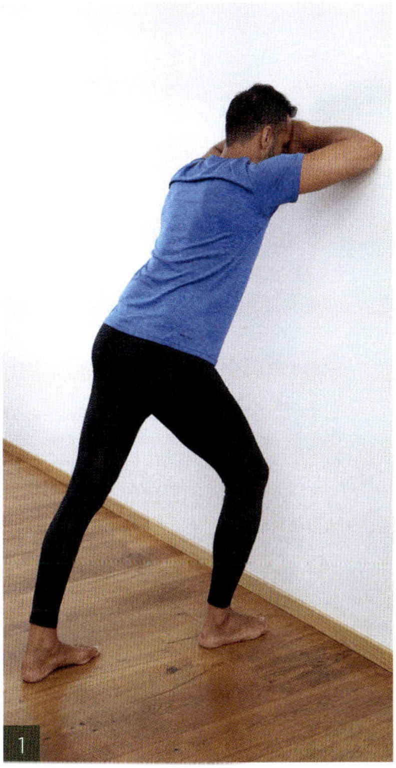
1

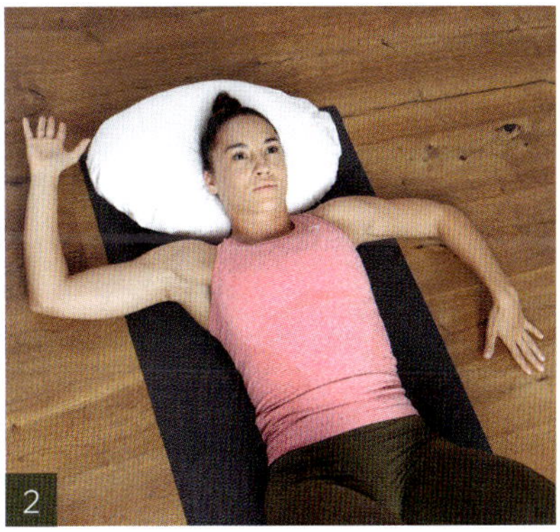
2

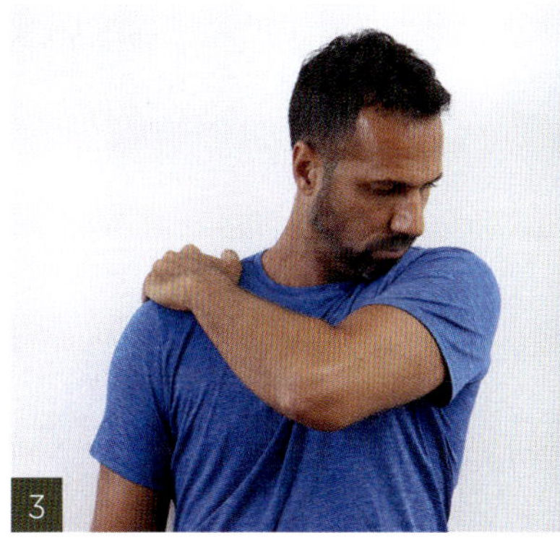
3

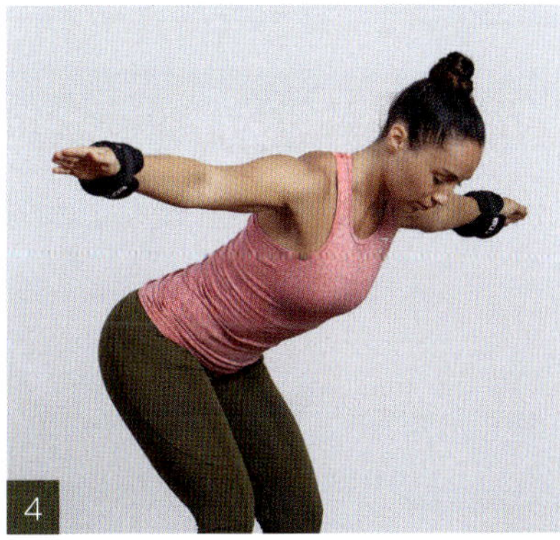
4

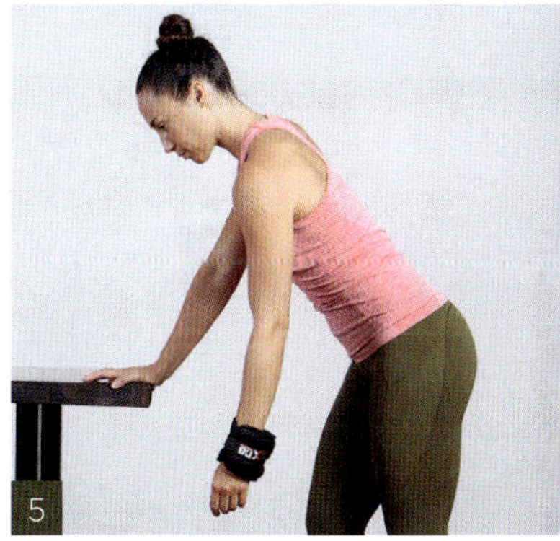
5

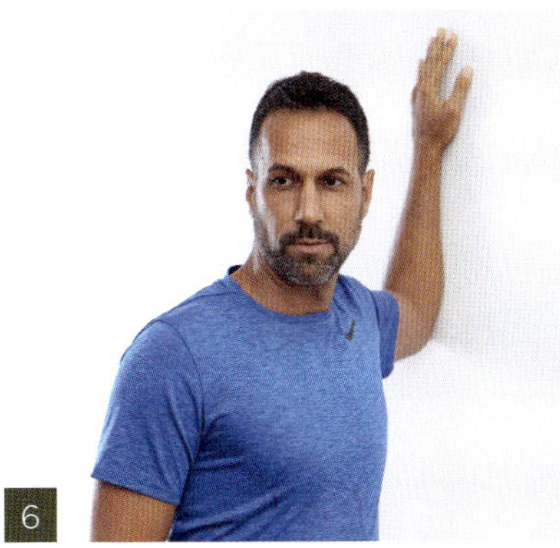
6

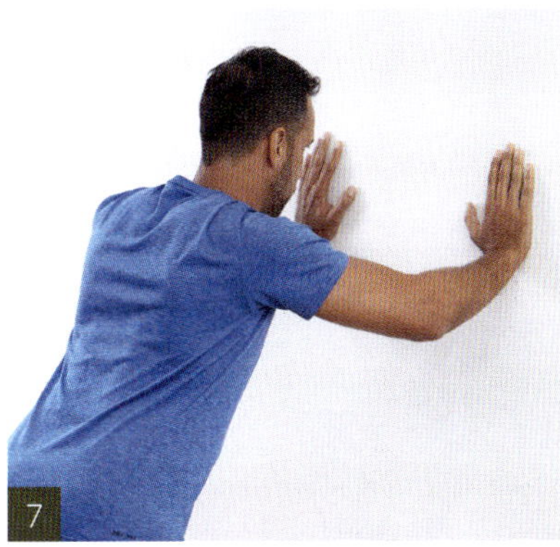
7

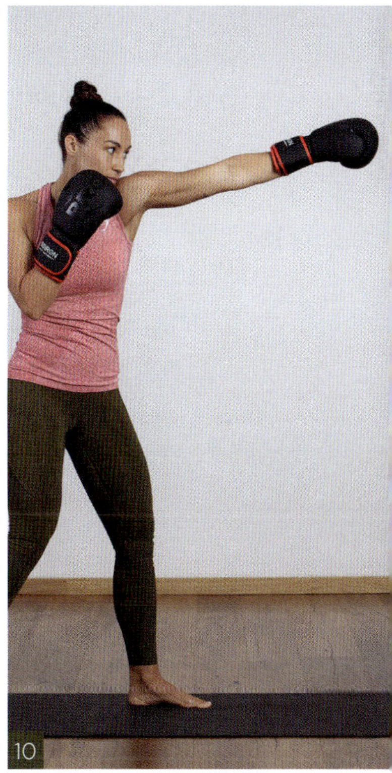
10

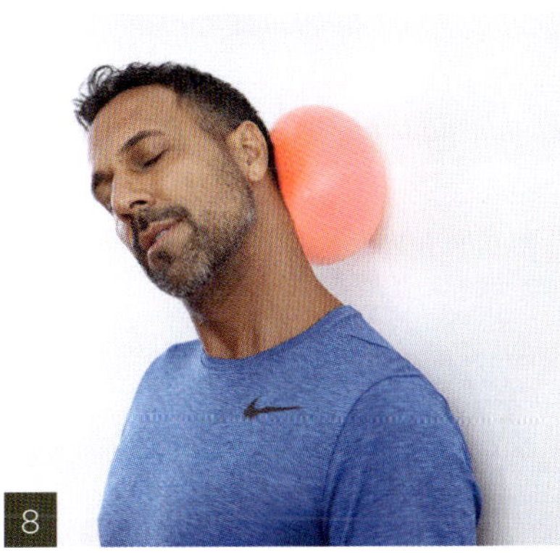
8

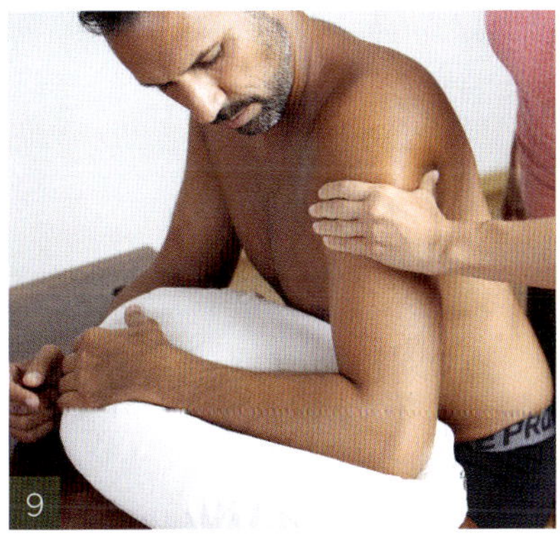
9

TAG 19

Tagesthema: Auf dem richtigen Weg?

Sind Sie auf Kurs, auf einem guten Weg zu Heilung und Gesundheit? Fragen Sie mal Ihren Partner oder in der Familie herum: Wie findet ihr mich und meinen Nacken? Oft erhalten Sie durch die Nachfragen erstaunliche, positive Antworten. Manchmal gibt es auch wertvolle Tipps zu den Alltagsgewohnheiten wie: »An deinem Handygebrauch hat sich noch nicht so viel geändert.«

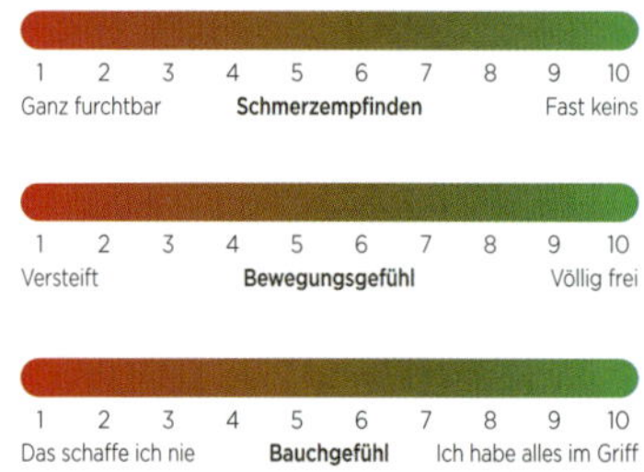

Tagesprogramm

	Übung/Maßnahme	Wiederholung/Dauer	Seite
1	Sitzen verstehen	2-mal	122
2	Stehen verstehen	2-mal	123
3	Gehen verstehen	2-mal	124
4	Handy im Kutschersitz halten	Jedes Mal, wenn Sie das Handy benutzen	126
5	Handy in Augenhöhe halten	Jedes Mal, wenn Sie das Handy benutzen	126
6	Nackencupping	2 Minuten	149
7	Halscupping	2 Minuten	148
8	Mobilisation des Kehlkopfs	10-mal	166
9	Schluckfunktion verbessern	10-mal	167
10	Seilspringen	2 Minuten	189

IM SPIEGEL BETRACHTET

Machen Sie selbst die Spiegelkontrolle: Wie stehen Sie da? Ist der Schultergürtel symmetrisch, sind die Arme gleich lang und steht der Kopf gerade?

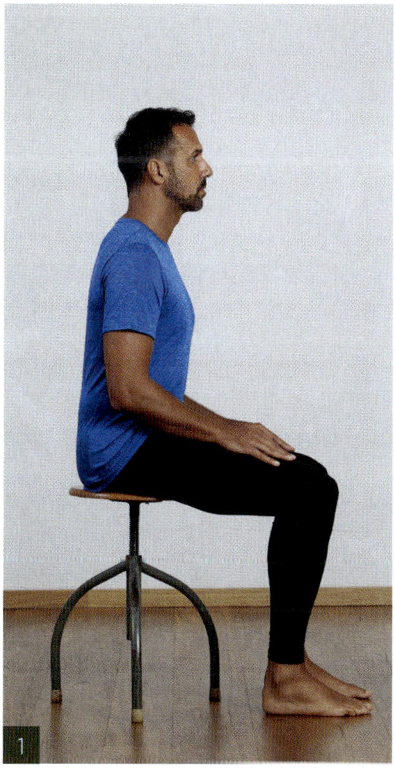
1

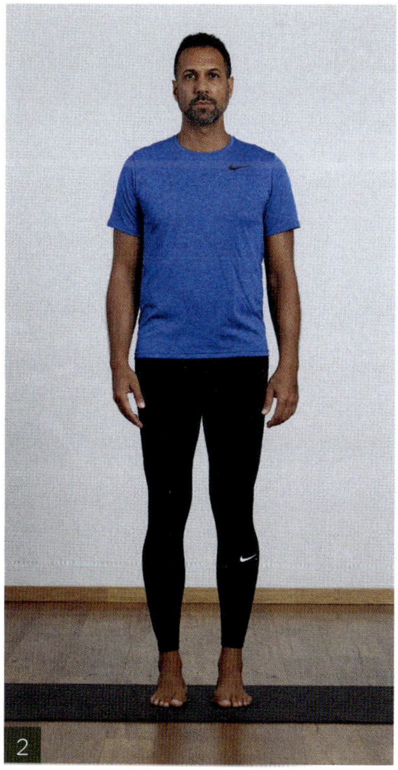
2

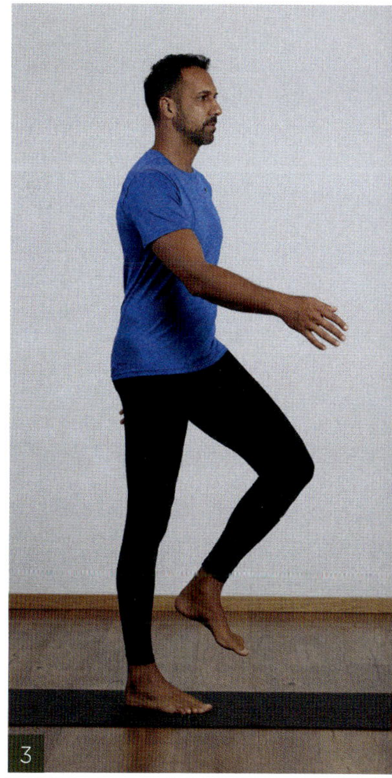
3

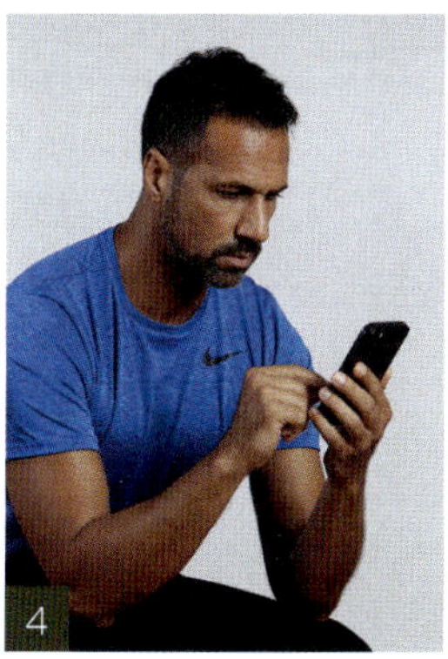
4

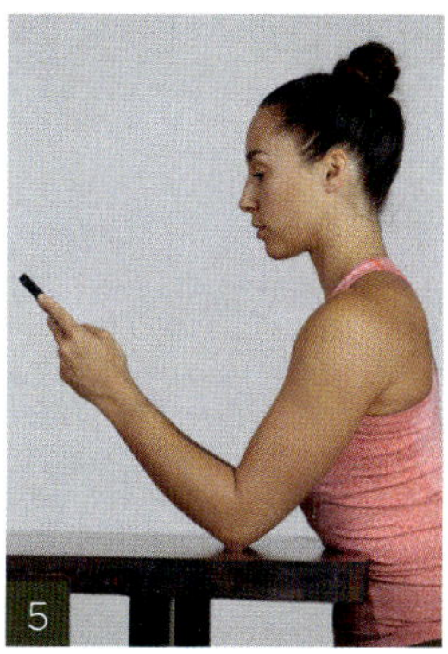
5

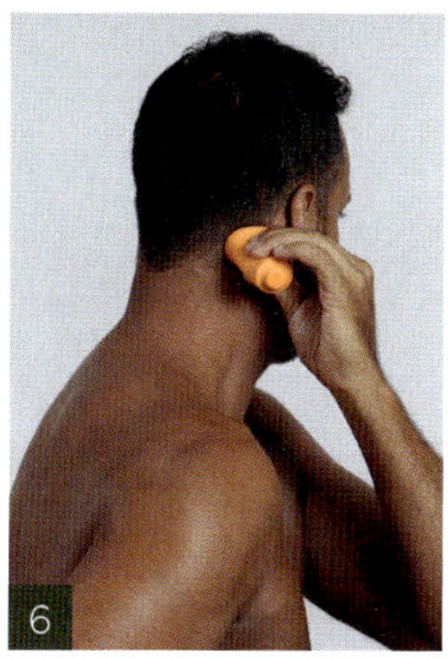
6

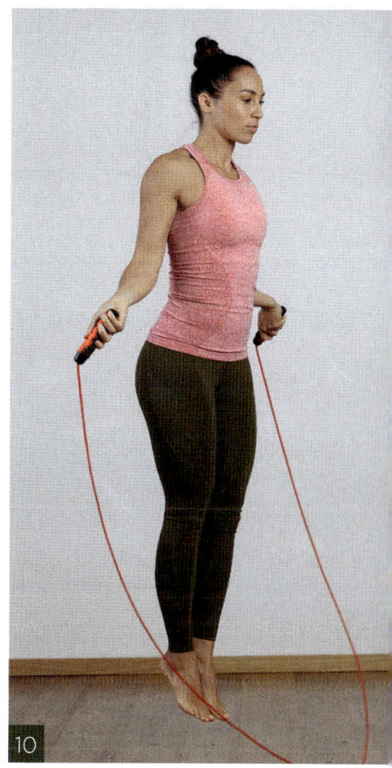
10

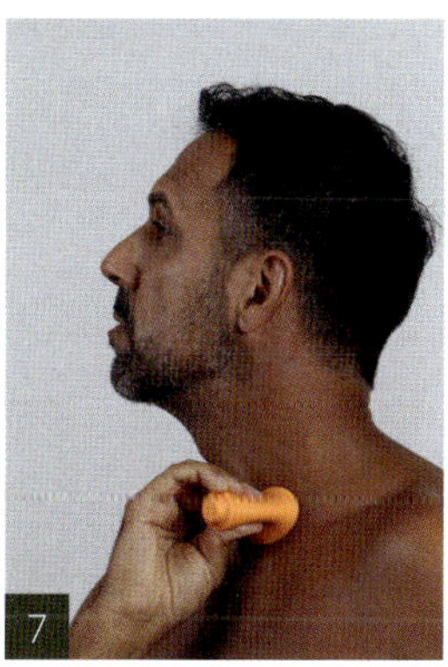
7

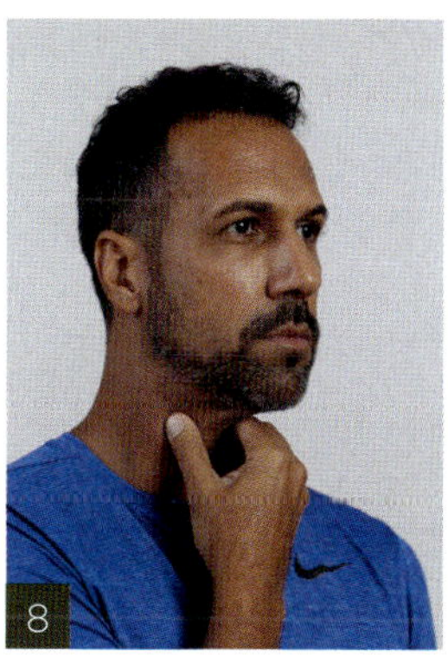
8

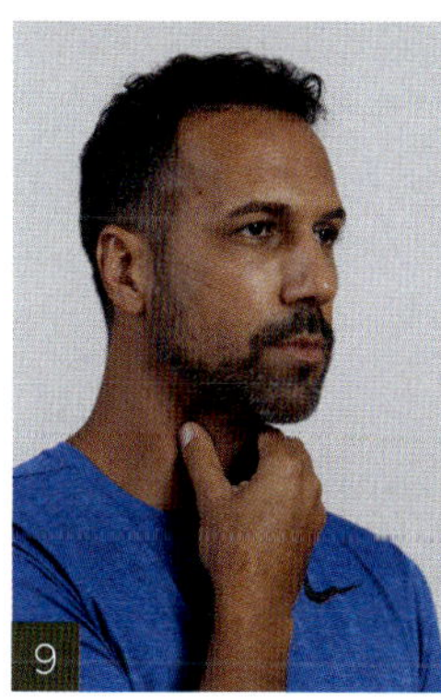
9

TAG 20

Tagesthema: Mal so richtig auseinanderziehen!

Schmerzen entstehen häufig, wenn auf der Wirbelsäule oder auf Gelenken zu viel Druck lastet. Auf Druck reagieren Sie selbstverständlich mit Zug. Das Auseinanderziehen bringt eine Art »erste Hilfe«. Die Entlastungslagerungen und -positionen sind zunächst sehr wirksam. Noch besser hilft die sogenannte Traktion, um die Gelenkflächen auseinanderzubringen.

1 2 3 4 5 6 7 8 9 10
Ganz furchtbar **Schmerzempfinden** Fast keins

1 2 3 4 5 6 7 8 9 10
Versteift **Bewegungsgefühl** Völlig frei

1 2 3 4 5 6 7 8 9 10
Das schaffe ich nie **Bauchgefühl** Ich habe alles im Griff

Tagesprogramm			
	Übung/Maßnahme	**Wiederholung/Dauer**	**Seite**
1	Kopfentlastung in Rückenlage	10–15 Minuten	132
2	Halswirbelsäulenentlastung in Seitenlage	10–15 Minuten	134
3	Horizontalmobilisation der Hals-/ Brustwirbelsäule	10-mal	165
4	Rückseitige Entlastungshaltung	10–15 Minuten	136
5	Brustkorb und Nacken befreien	8–10-mal	141
6	Brustwirbelsäule lockern	8–10-mal	173
7	Nacken lockern	8–10-mal	168
8	Brustwirbelsäule strecken	3-mal	174
9	Kapseldehnung der Schulter	1 Minute	182
10	Goldmedaille zeigen	So oft wie möglich am Tag	176

MORGENS GRÖSSER?

Wie ist es möglich, dass Sie abends kleiner sind als morgens? Es liegt an der zu Beginn beschriebenen Kompression, dem Druck, der tagsüber auf Ihrer Wirbelsäule mit den umgebenden Strukturen lastet. Nachts ist Ihr Körper in der Lage, das einigermaßen zu regulieren, besser ist aber die Eigenübung zur Schmerzlinderung der Kompression.

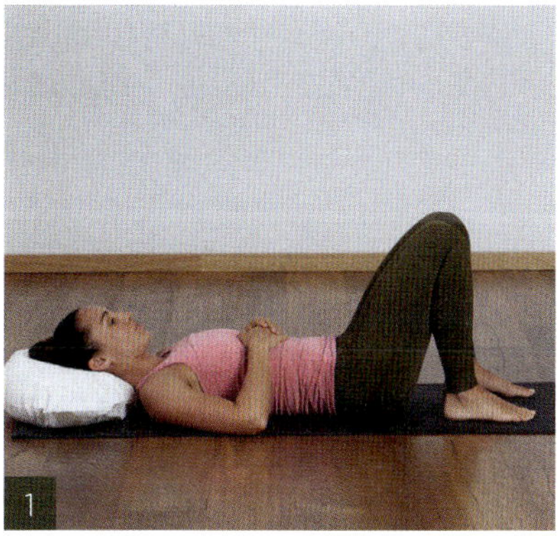

1

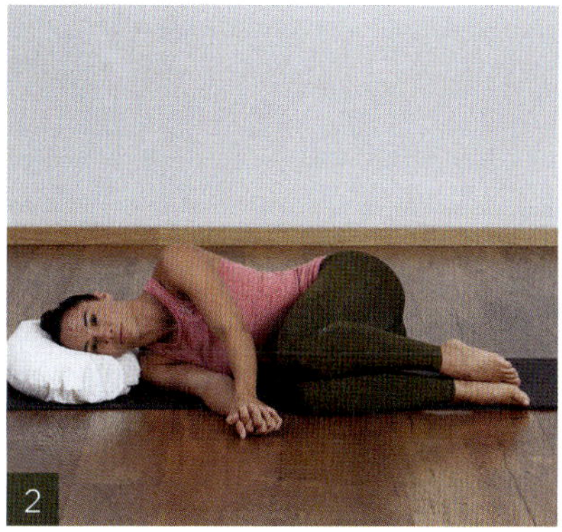

2

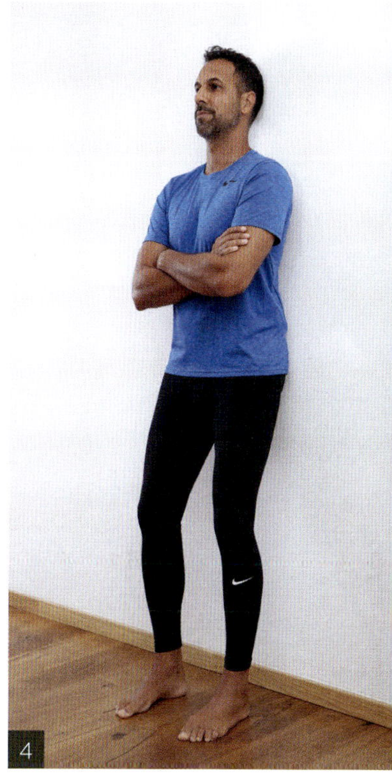

4

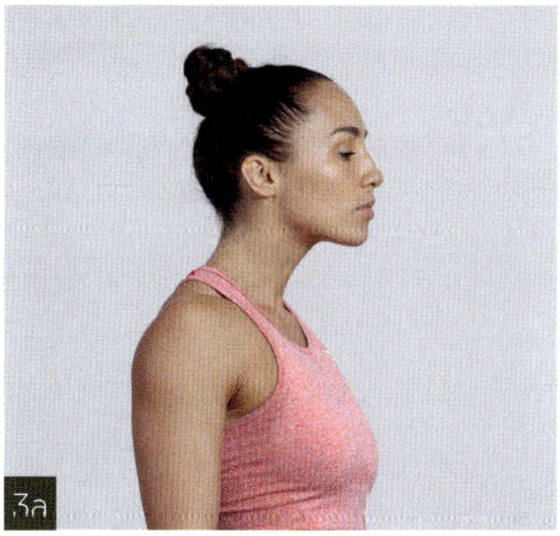

3a

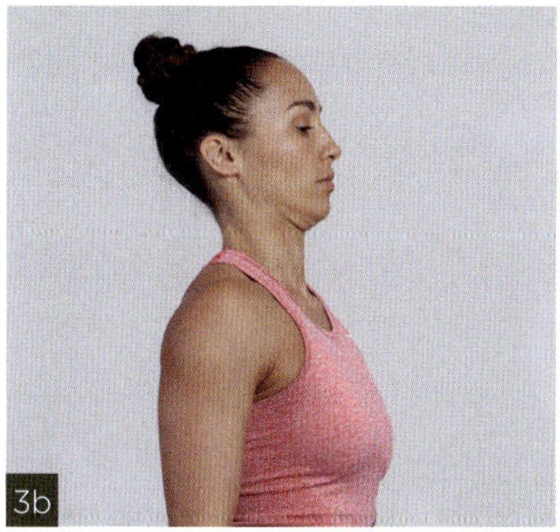

3b

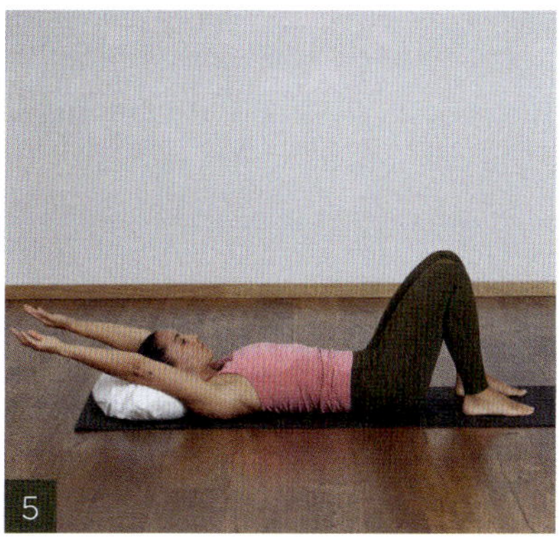

5

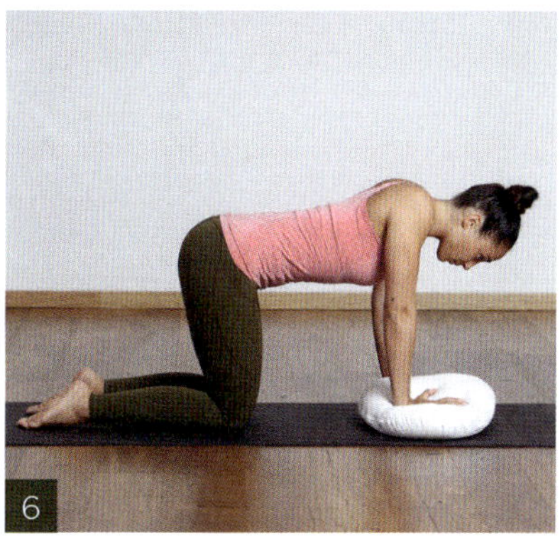

6

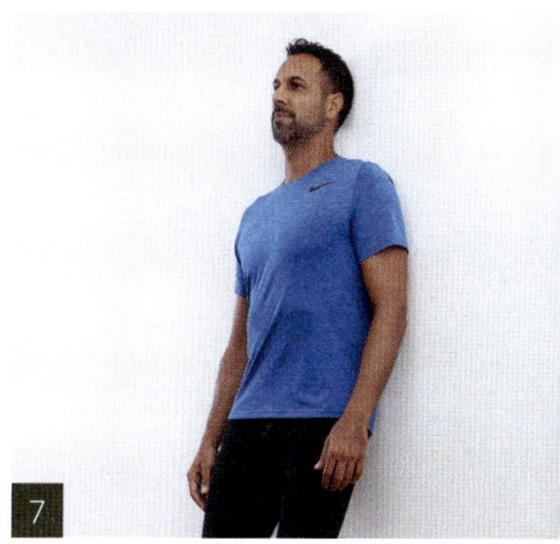

7

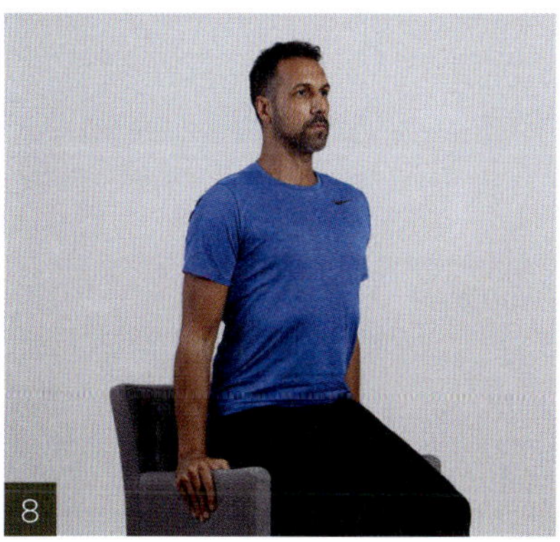

8

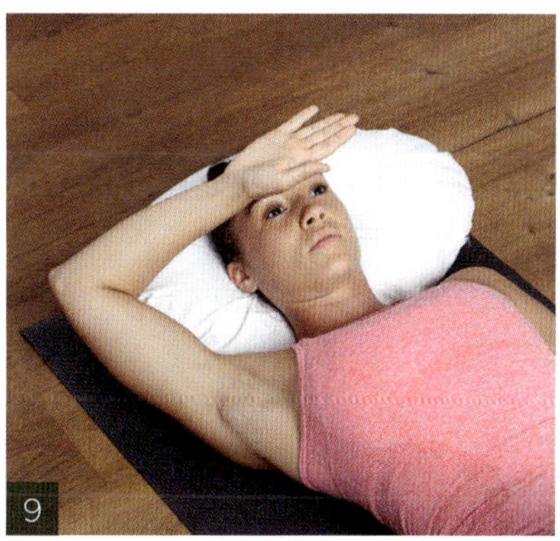

9

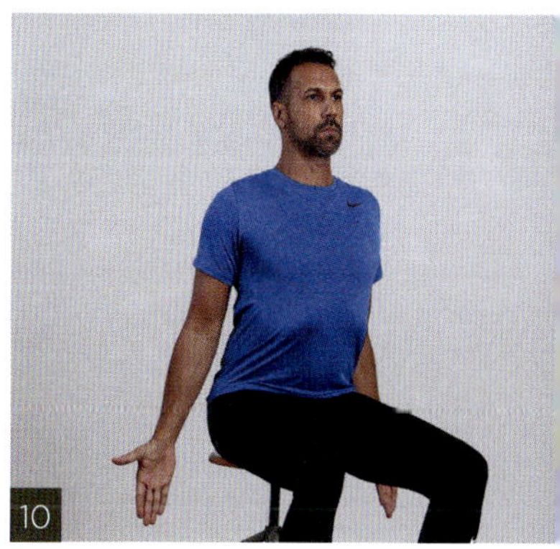

10

TAG 21

Tagesthema: Hoch die Hände – Wochenende!

Sie sind am Ende der dritten Woche angelangt – wenn das kein Grund zur Freude ist! Vorsicht, Rücksicht und Zuversicht haben Sie nun hoffentlich genug getankt. In der letzten Woche wird darum die medizinische Trainingstherapie im Vordergrund stehen, mit der Sie sich endgültig vom Schmerz befreien.

1 2 3 4 5 6 7 8 9 10
Ganz furchtbar **Schmerzempfinden** Fast keins

1 2 3 4 5 6 7 8 9 10
Versteift **Bewegungsgefühl** Völlig frei

1 2 3 4 5 6 7 8 9 10
Das schaffe ich nie **Bauchgefühl** Ich habe alles im Griff

Tagesprogramm

	Übung/Maßnahme	Wiederholung/Dauer	Seite
1	Nackenrosette im Sitzen lösen	5–8-mal	181
2	Mobilisation des Schultergürtels	10-mal	177
3	Schulterblatt lockern im Stand	10-mal	171
4	Ballonkreisen	3–5 Minuten	199
5	Stabilisation der Kopfgelenke	5-mal für 30 Sekunden	179
6	Leichtes Gewichtheben	5 Wiederholungen/3-mal	194
7	Brustwirbelsäule lockern	10-mal	173
8	Seilspringen	2 Minuten	189
9	Oberarmcupping	2 Minuten	150
10	WUV	5 Wiederholungen/3-mal	191

MACHEN SIE SICH LOCKER

Mit dem Lockern, Dehnen, Strecken und Kräftigen kann es ab jetzt täglich weitergehen. Üben Sie nach Lust und Laune die Übungen aus dem Programm der ersten drei Wochen.

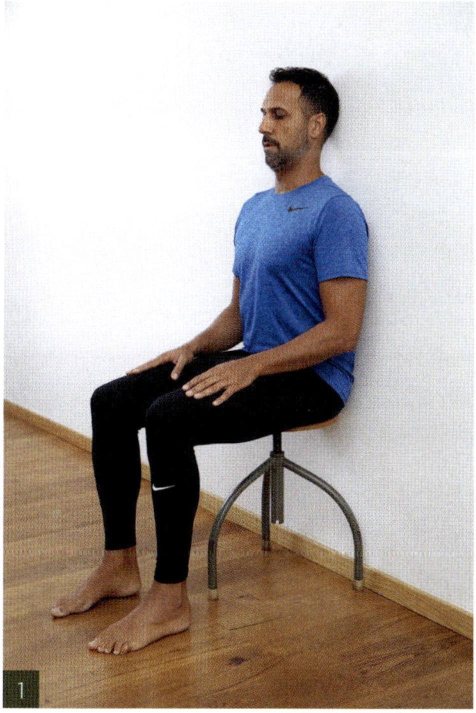
1

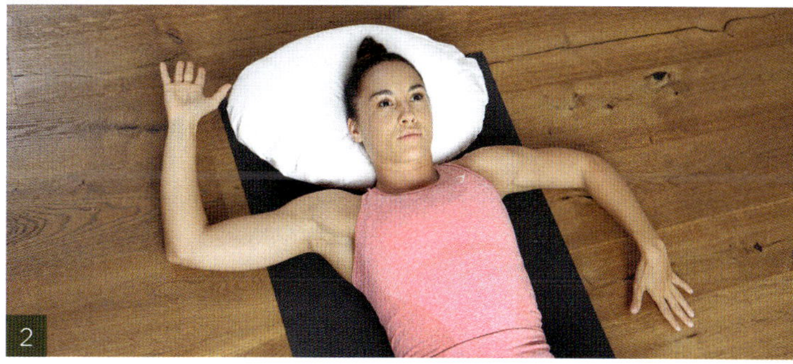
2

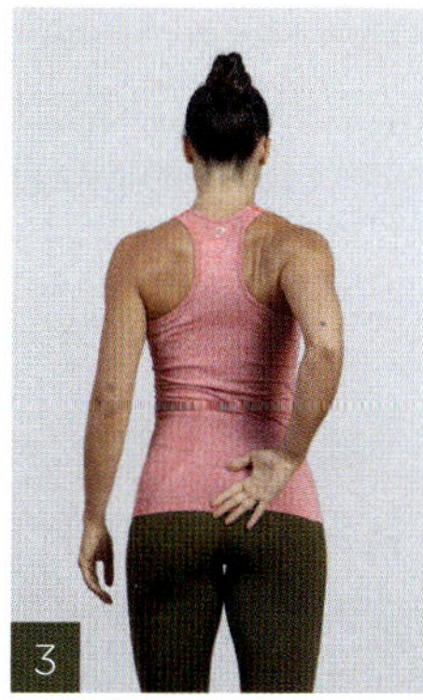
3

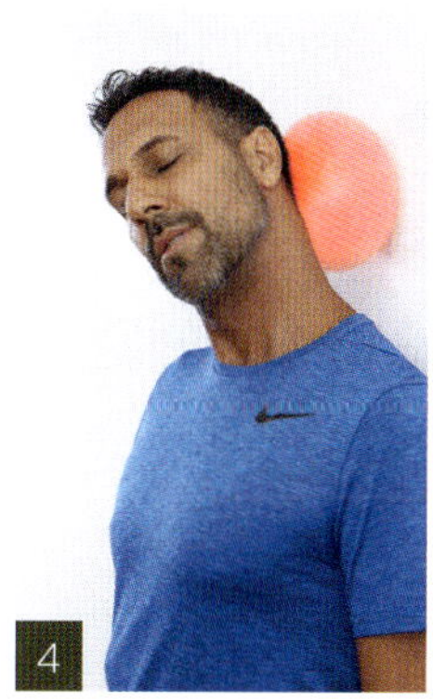
4

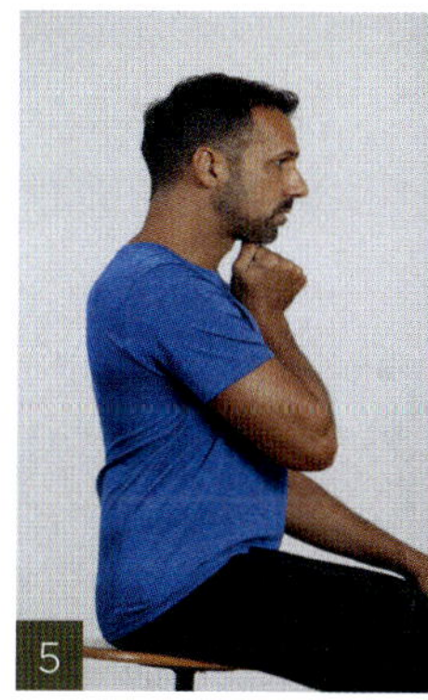
5

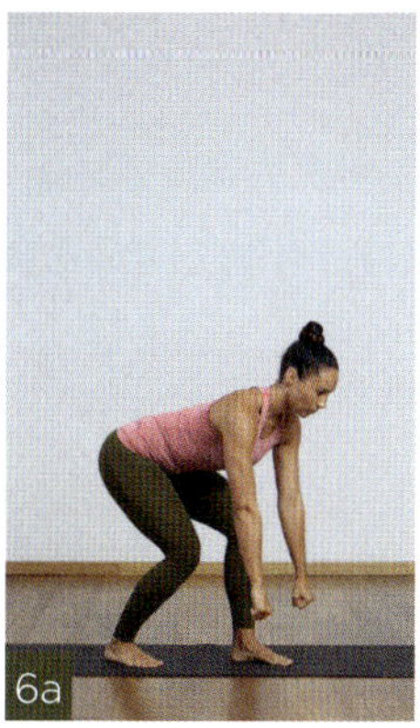
6a

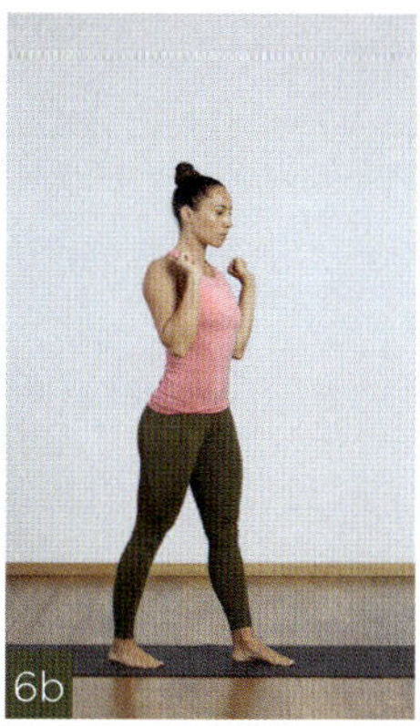
6b

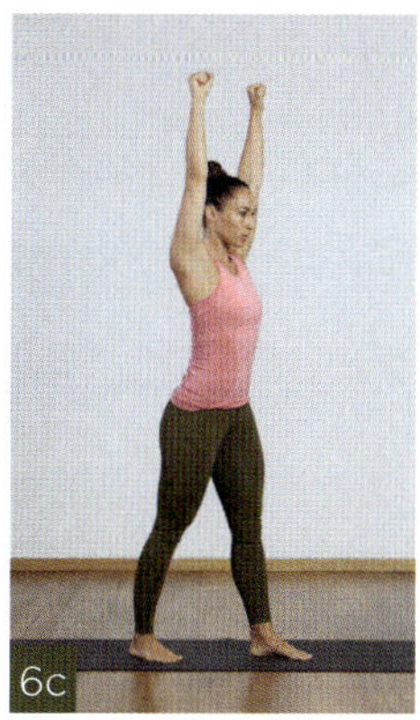
6c

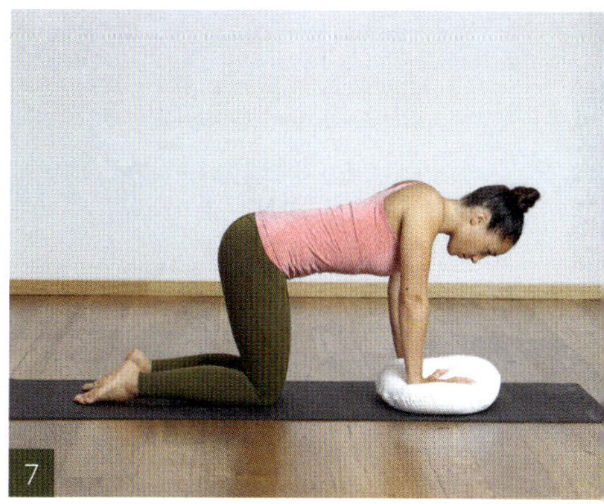
7

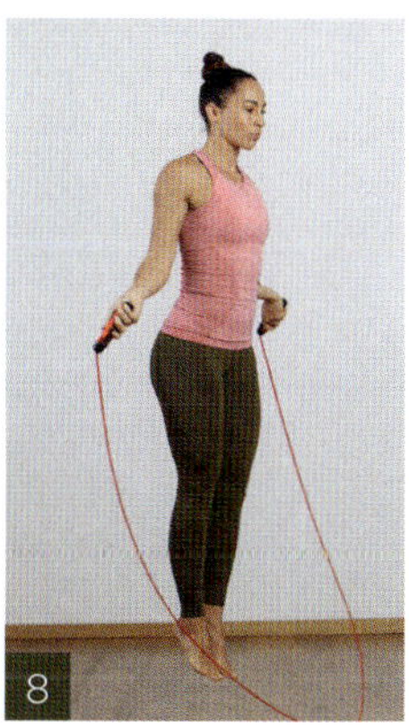
8

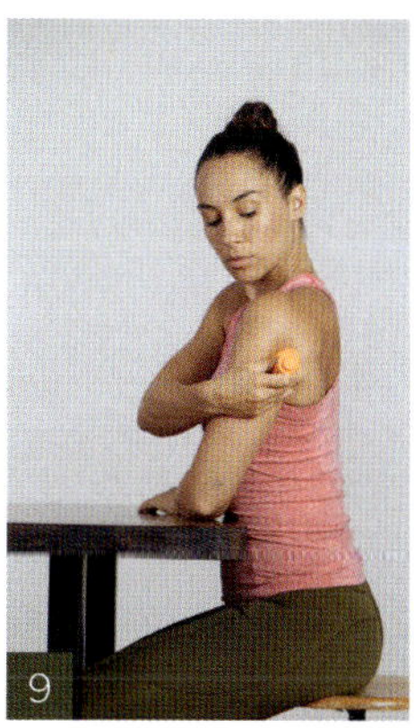
9

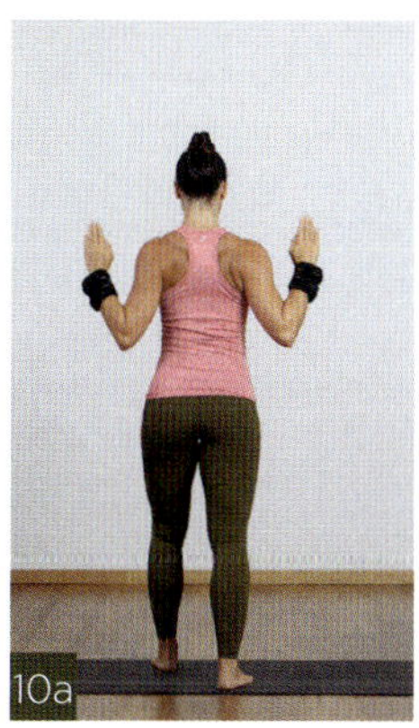
10a

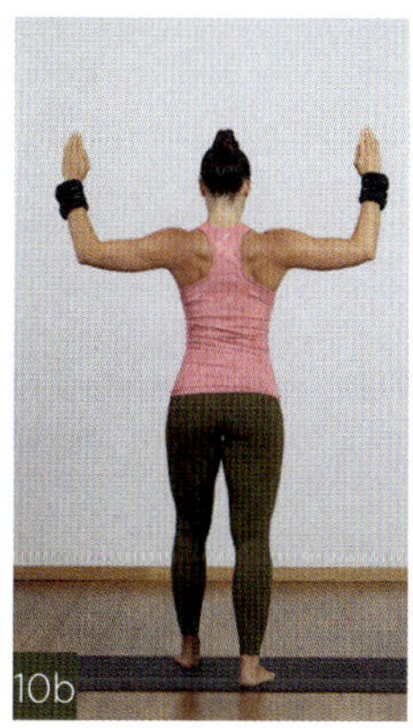
10b

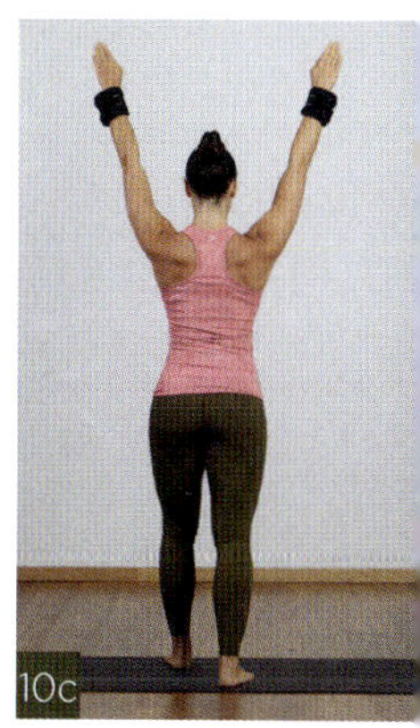
10c

WOCHE 4: DIE TRAININGSWOCHE

Die medizinische Trainingstherapie wurde schon vor über 50 Jahren in Norwegen von Rolf Gustavsen entwickelt. Die Rehabilitation der Beschwerden aus falschen Bewegungsstereotypen beschrieb er in hilfreichen Übungen und Methoden. Gerade für den Nacken sind das Umlernen und das gezielte Training aus seiner Therapie unverzichtbar. Folgen Sie während der ersten Tage der vierten Woche dem Tagesprogramm. Erst ganz am Ende können Sie in die freie Übungsauswahl wechseln.

TAG 22

Tagesthema: Locker auch ohne Hocker!

Schmerzfrei und locker können Sie sich getrost an Ihr Nackentraining wagen. Die beste Prävention vor Rückschlägen ist ab jetzt die medizinische Trainingstherapie. Zur Vorsicht und zu Ihrer Erinnerung sind auch immer wieder Übungen aus den zurückliegenden Wochen in Ihr Tagesprogramm eingebaut.

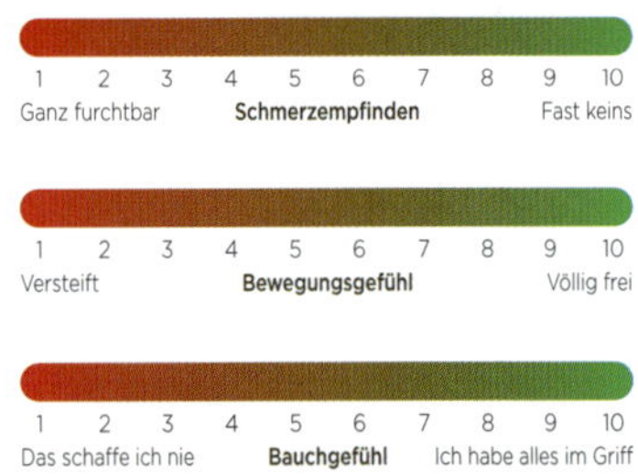

Tagesprogramm			
	Übung/Maßnahme	**Wiederholung/Dauer**	**Seite**
1	Gehen verstehen	5 Minuten	124
2	Buch balancieren	5 Minuten	198
3	Großer Armschwung	3–5-mal	192
4	Dehnung des Brustmuskels	1 Minute	184
5	Schattenboxen	3 Minuten	195
6	Handy im Kutschersitz halten	Jedes Mal, wenn Sie das Handy benutzen	126
7	Seilspringen	2 Minuten	189
8	Partnerschultermassage	10 Minuten	146
9	Kühlflasche	10 Minuten	143
10	Akupunkt-Crosstaping am Hinterkopf	1-mal	155

ZWISCHENDURCH ÜBEN

Integrieren Sie Ihre Übungen in den Tagesverlauf. Das macht Freude und erspart zusätzlichen Zeitaufwand – zum Beispiel abends, wenn Sie womöglich keine Lust mehr zum Üben haben.

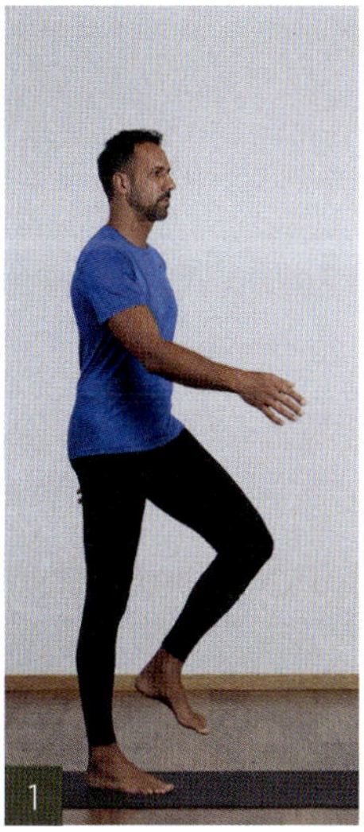
1

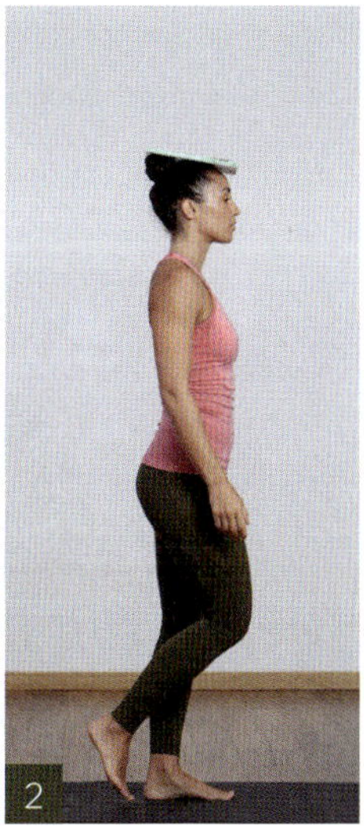
2

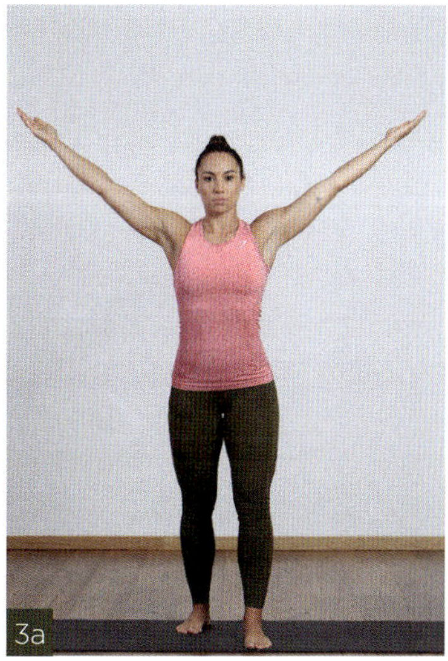
3a

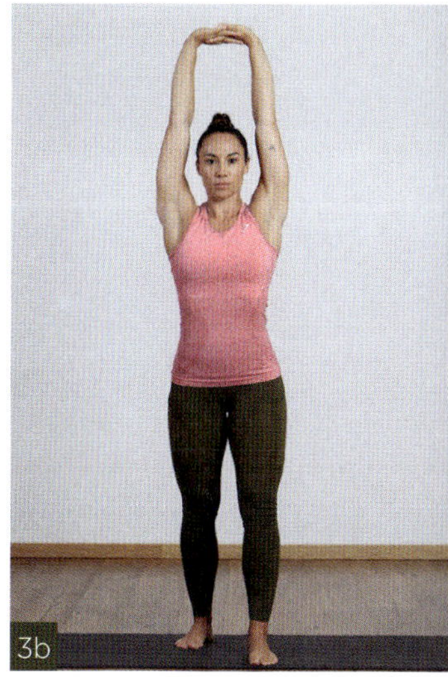
3b

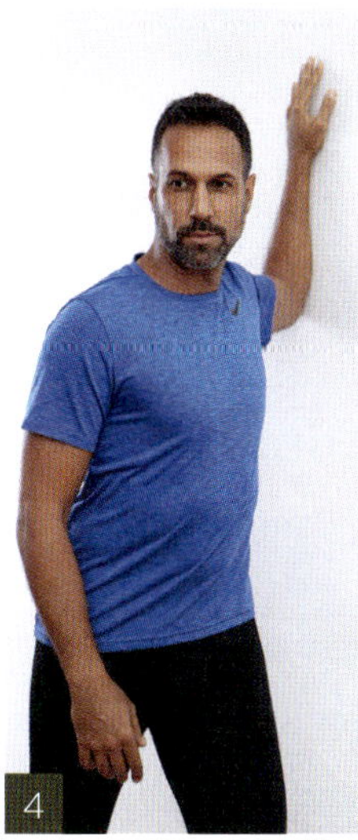
4

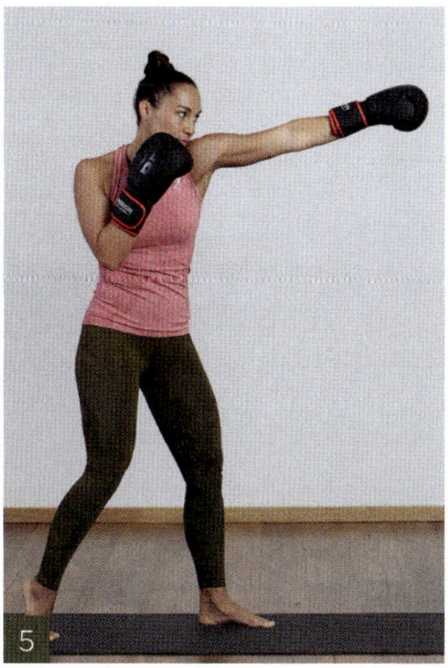
5

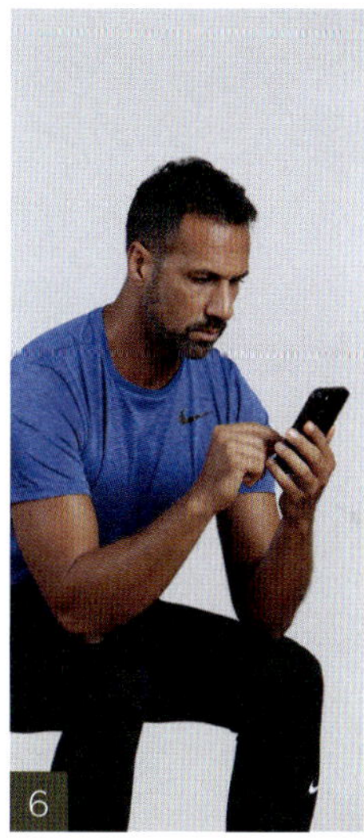
6

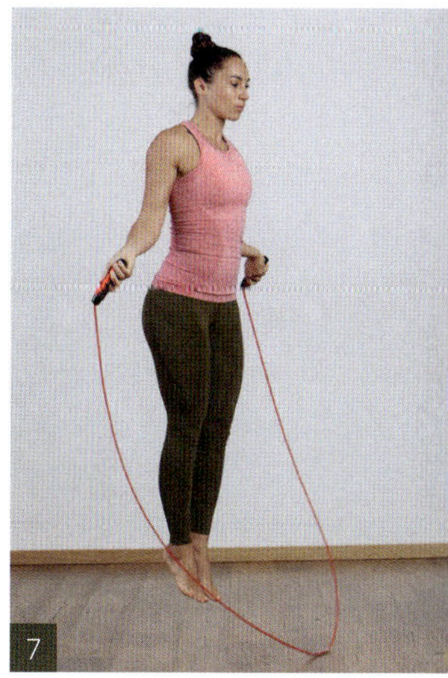
7

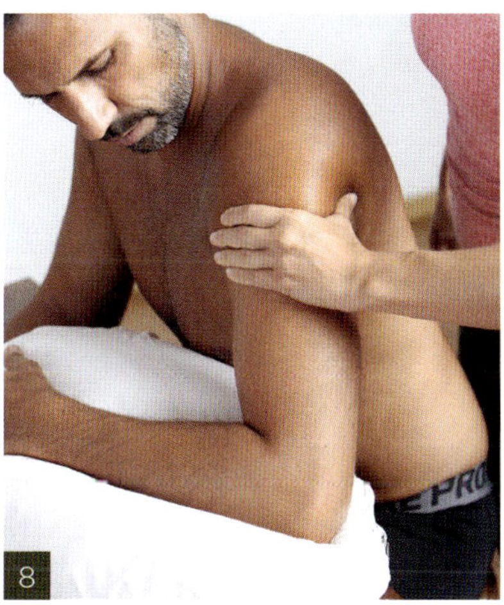
8

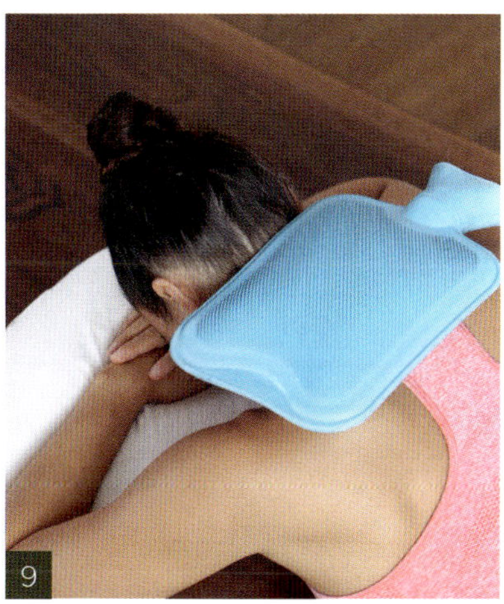
9

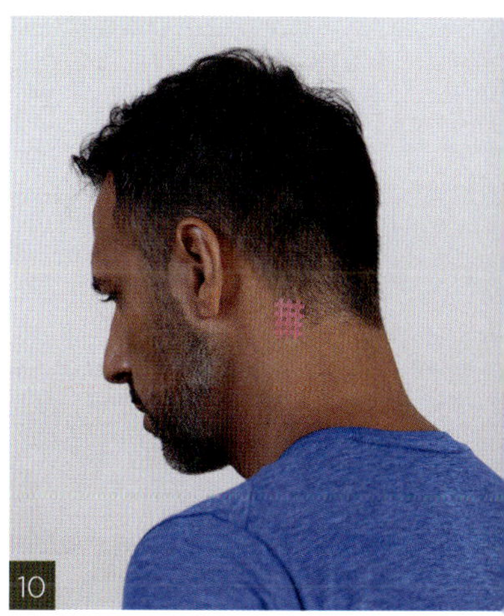
10

TAG 23

Tagesthema: Den Nacken stärken!

Kennen Sie den Satz einer Fitnesskette: »Ein starker Rücken kennt keine Schmerzen«? So einfach ist das aber nicht. Bei einer tonisch-phasischen Muskeldisbalance (siehe ab Seite 12) treten sehr häufig Schmerzen auf. Daher würde ich sagen: Ein falsch trainierter und starker Nacken kennt sehr wohl Schmerzen! Bleiben Sie daher bitte weiter in der richtigen Spur mit meinem 30-Tage-Programm.

1 2 3 4 5 6 7 8 9 10
Ganz furchtbar **Schmerzempfinden** Fast keins

1 2 3 4 5 6 7 8 9 10
Versteift **Bewegungsgefühl** Völlig frei

1 2 3 4 5 6 7 8 9 10
Das schaffe ich nie **Bauchgefühl** Ich habe alles im Griff

Tagesprogramm

	Übung/Maßnahme	Wiederholung/Dauer	Seite
1	Gähnen	So oft wie möglich am Tag	142
2	Richtig überkopf greifen	So oft wie möglich am Tag	127
3	Arnikasalbe einreiben	1-mal	138
4	Obere Lymphbahnen entlasten	3–5 Minuten	144
5	Entlastungssitz	10 Minuten	136
6	Bank	6 Wiederholungen/3-mal	190
7	WUV	6 Wiederholungen/3-mal	191
8	Wanddrücken	6 Wiederholungen/3-mal	190
9	Großer Armschwung	3-mal	192
10	Schattenboxen	4 Minuten	195

TUT'S NOCH WEH?

Nehmen Sie bei der Schmerzpressur noch eine Empfindlichkeit wie zu Beginn des Programms wahr? Ich hoffe, Sie spüren fast nichts mehr!

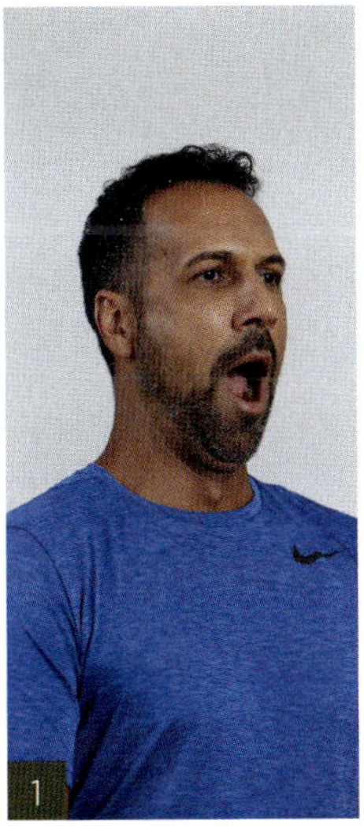
1

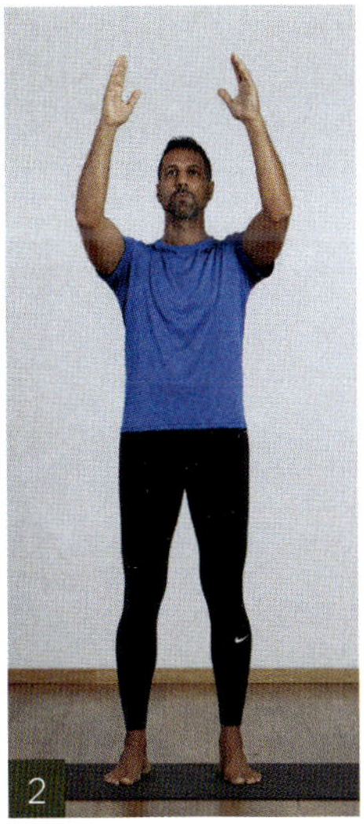
2

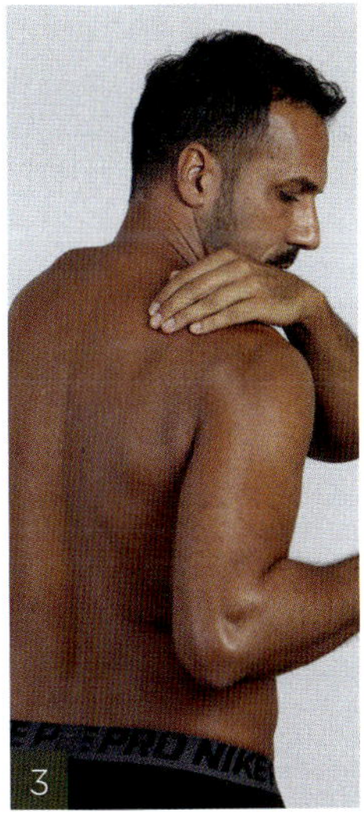
3

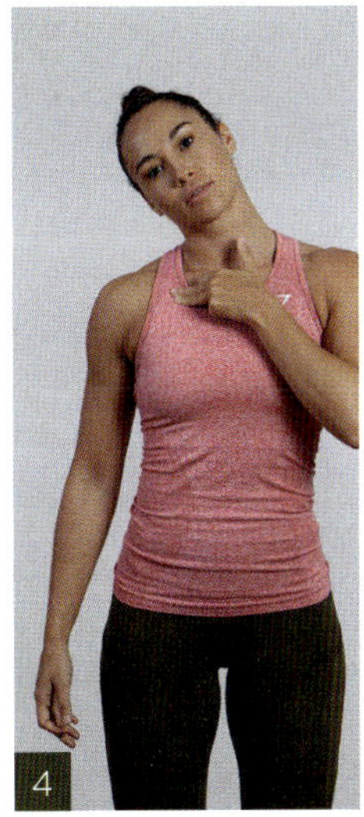
4

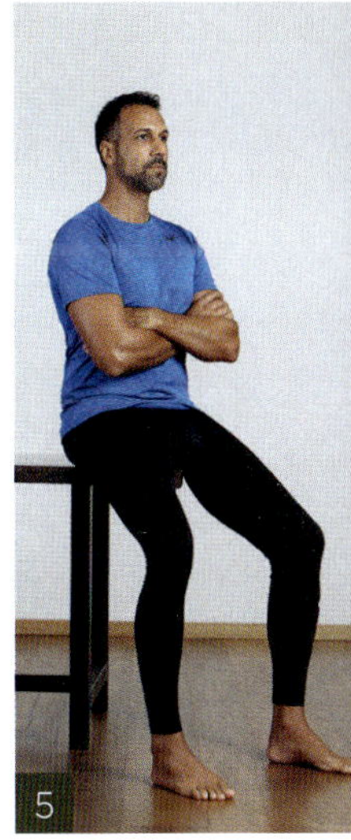
5

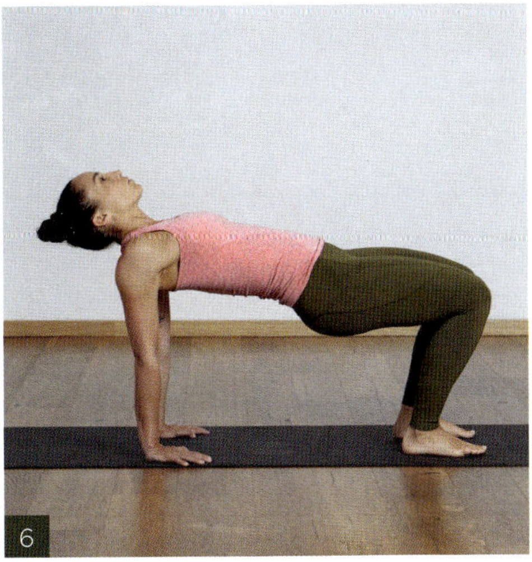
6

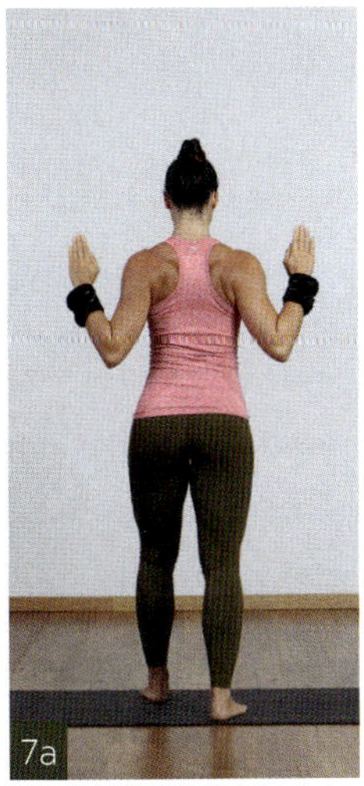
7a

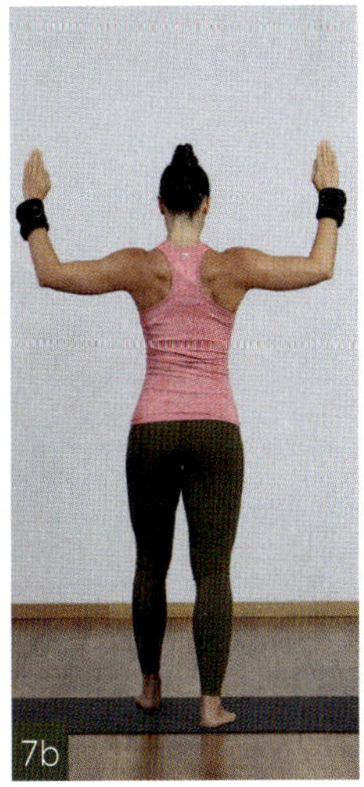
7b

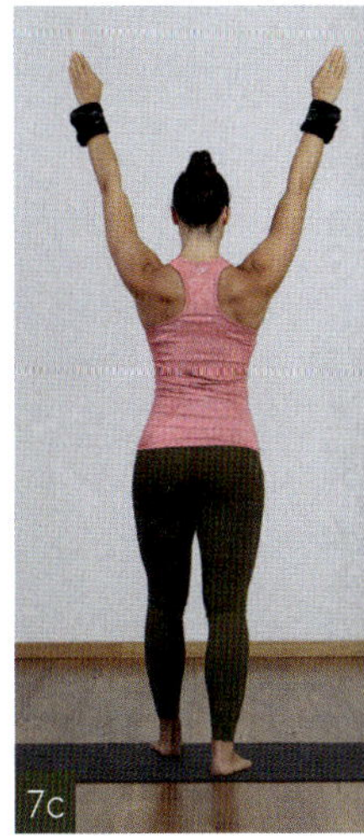
7c

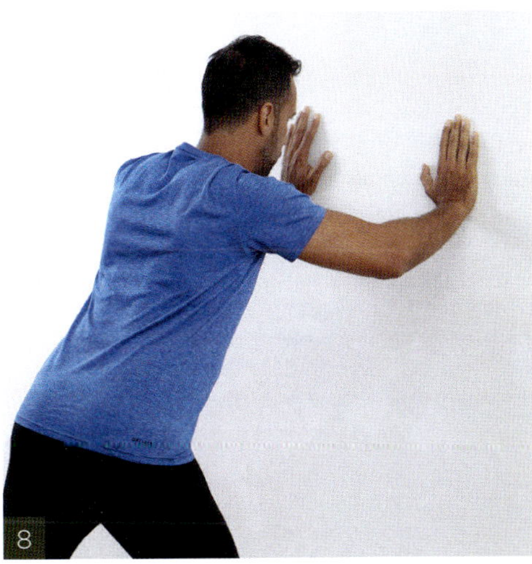
8

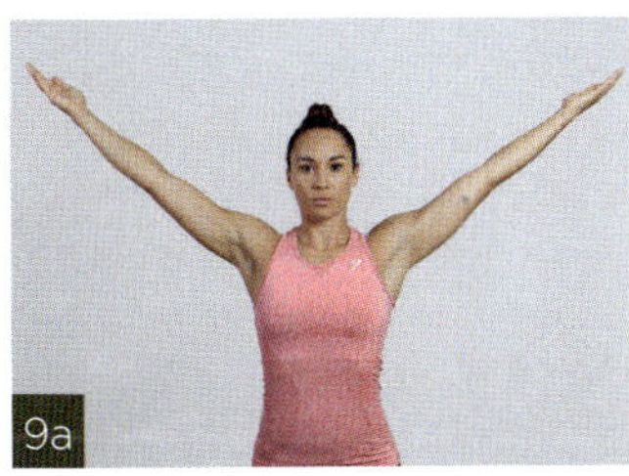
9a

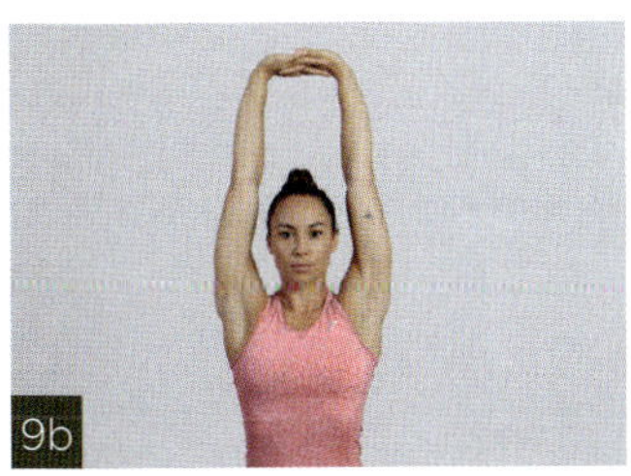
9b

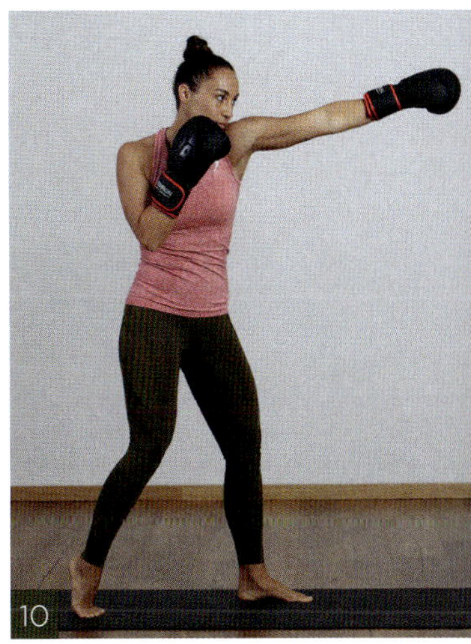
10

TAG 24

Tagesthema: Wow!

Fragen Sie Ihre Angehörigen noch einmal, wie sie Sie erleben. Gibt es schon sichtbare Veränderungen im Vergleich zum ersten Übungstag? Ist vielleicht die Kopfkontrolle verbessert? Bewegen Sie sich anders? Sind Sie fröhlicher und zuversichtlicher? Natürlich können Sie sich diese Fragen auch selbst stellen. Bleiben Sie dran!

1 2 3 4 5 6 7 8 9 10
Ganz furchtbar **Schmerzempfinden** Fast keins

1 2 3 4 5 6 7 8 9 10
Versteift **Bewegungsgefühl** Völlig frei

1 2 3 4 5 6 7 8 9 10
Das schaffe ich nie **Bauchgefühl** Ich habe alles im Griff

Tagesprogramm

	Übung/Maßnahme	Wiederholung/Dauer	Seite
1	Kiste heben	10-mal	128
2	Gehen verstehen	10-mal	124
3	Brustwirbelsäule strecken	6 Wiederholungen/3-mal	174
4	Mobilisation des Schultergürtels	10-mal	177
5	Mobilisation der ersten Rippe	5 Atemzüge	172
6	Horizontalmobilisation der Hals-/ Brustwirbelsäule	10-mal	165
7	Stabilisation der Kopfgelenke	5-mal für 30 Sekunden	179
8	Gewichtheben	5 Wiederholungen/3-mal	196
9	Hacken	6 Wiederholungen/3-mal	193
10	Ballonkreisen	10-mal	199

SPIELEN SIE DOCH MAL

Hängen Sie sich einen Ballon von der Decke aus in den Raum. Immer wenn Sie dort vorbeigehen, spielen Sie Kopfball mit ihm. Das macht den Nacken und Sie selbst locker.

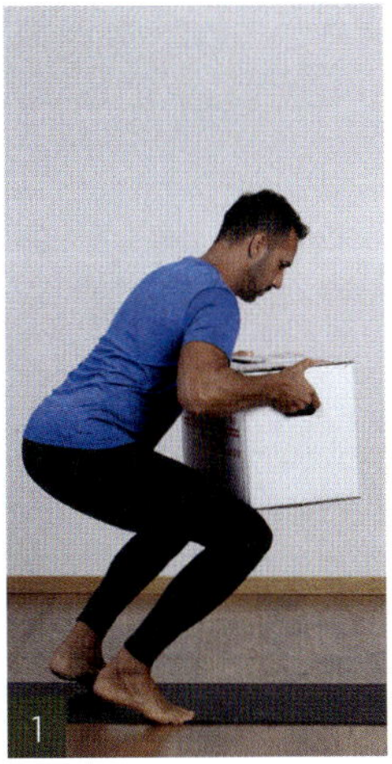
1

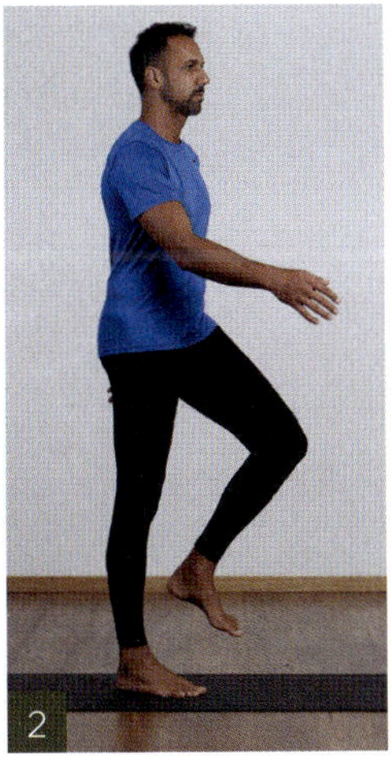
2

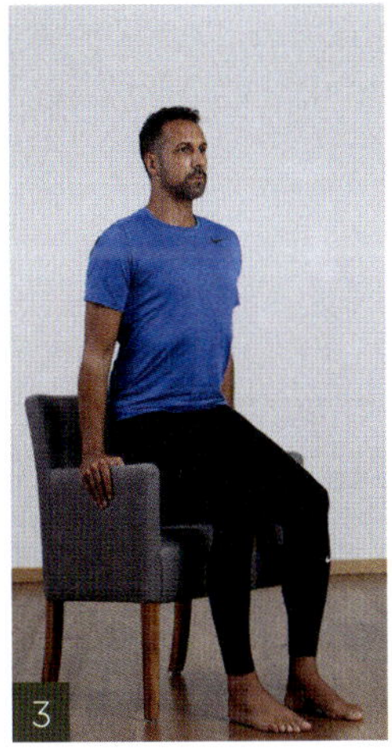
3

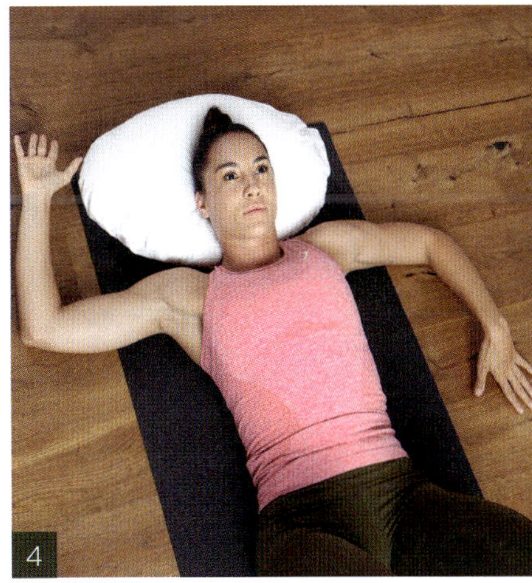
4

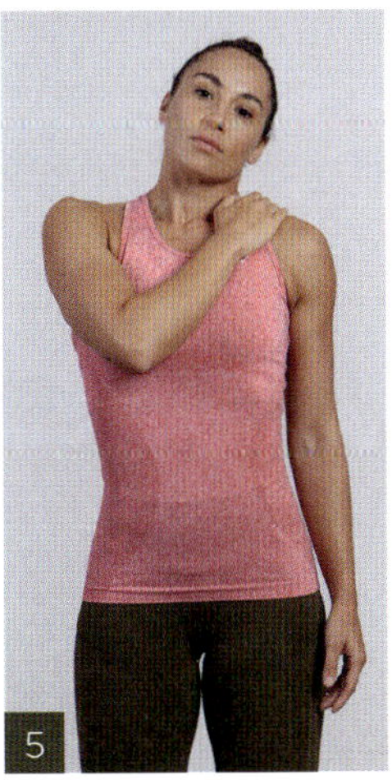
5

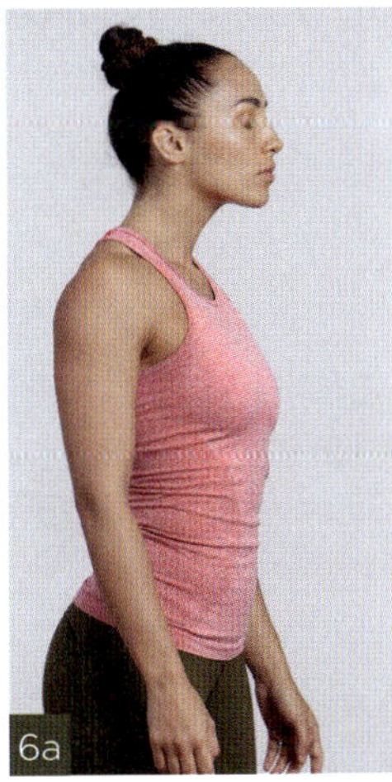
6a

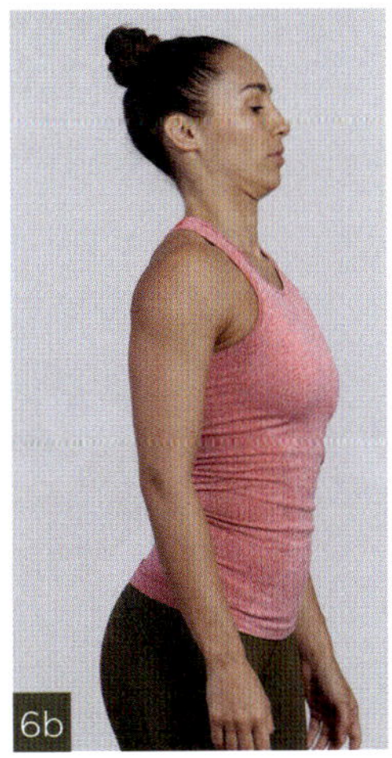
6b

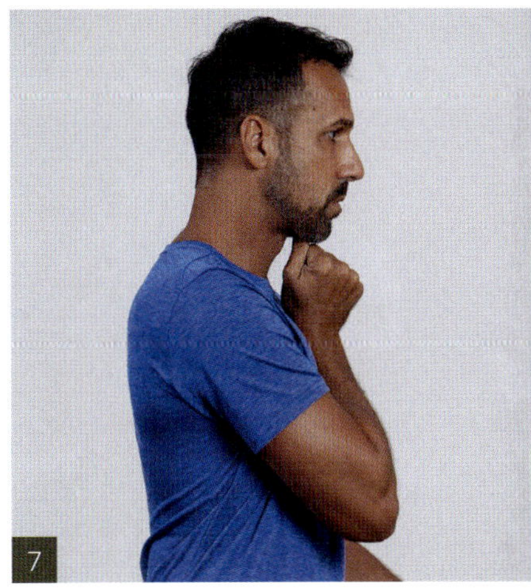
7

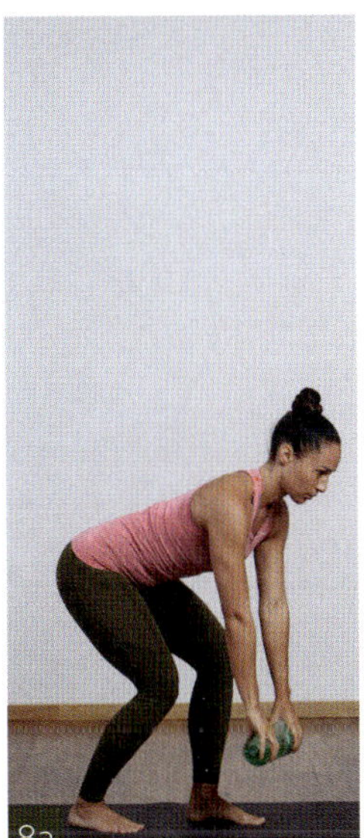
8a

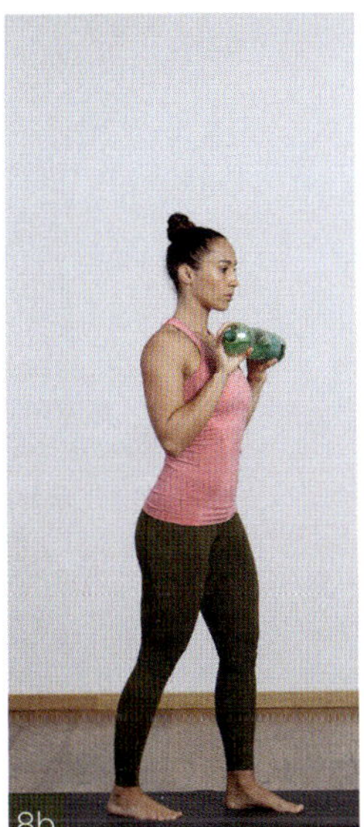
8b

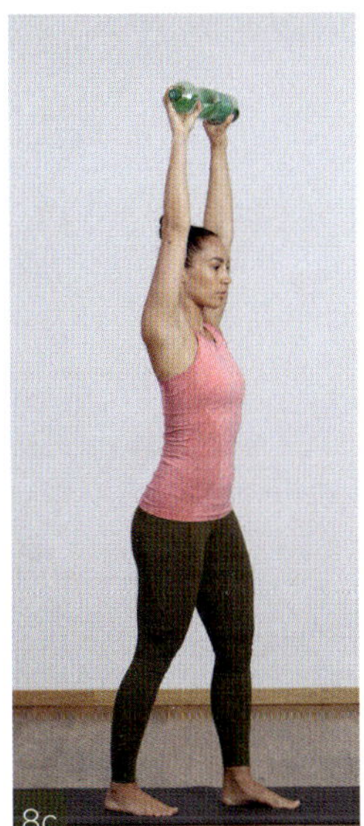
8c

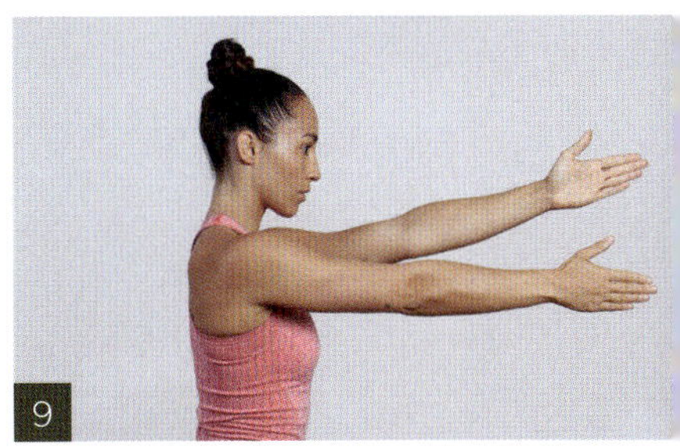
9

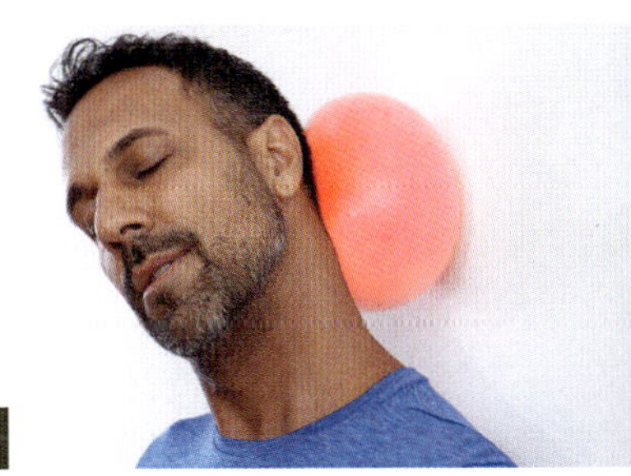
10

TAG 25

Tagesthema: Zeit für Reflexion!

Nun haben Sie schon mehr als zwei Drittel Ihres 30-Tage-Programms bewältigt. Das ist toll! Ich möchte Sie heute noch einmal an die Anfänge und Ihre Alltagsroutinen erinnern. Machen Sie Ihre täglichen Entlastungslagerungen noch? Halten Sie Ihren Kopf beim Bücken, Heben und Tragen gut? Wie gehen Sie mit Ihrem Handy um?

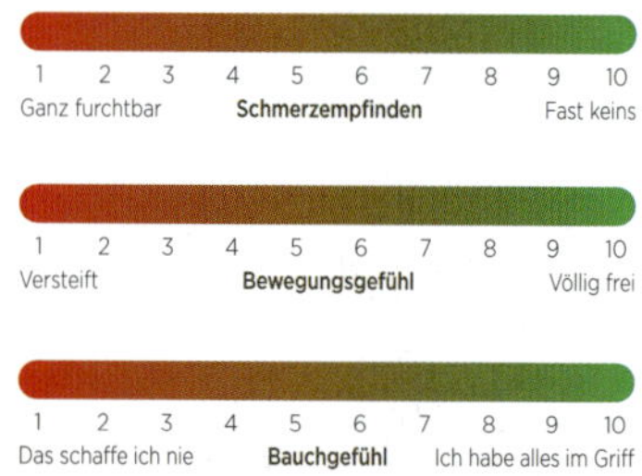

Tagesprogramm

	Übung/Maßnahme	Wiederholung/Dauer	Seite
1	Handy im Kutschersitz halten	Jedes Mal, wenn Sie das Handy benutzen	126
2	Stabilisation der Kopfgelenke	5-mal für 30 Sekunden	179
3	Rückseitige Entlastungshaltung	3-mal	136
4	Schattenboxen	3 Minuten	195
5	Seilspringen	4 Minuten	189
6	Leichtes Gewichtheben	6 Wiederholungen/3-mal	194
7	WUV	6 Wiederholungen/3-mal	191
8	Handstütz	6 Wiederholungen/3-mal	197
9	Buch balancieren	3-5 Minuten	198
10	Gesamtkräftigung des Nackens	6 Wiederholungen/3-mal	188

PFLICHT UND KÜR

Erst die Pflicht, aber dann folgen die Kürübungen für einen fitten Nacken. So geht's in die nächsten Tage.

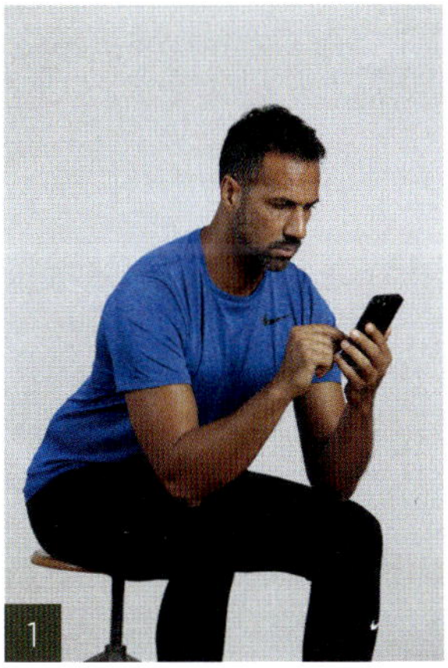
1

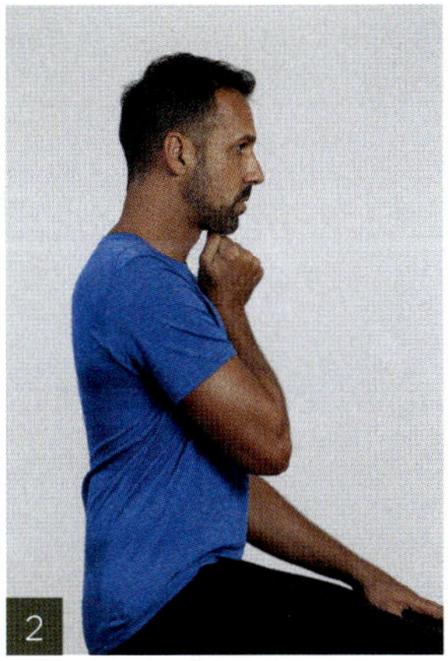
2

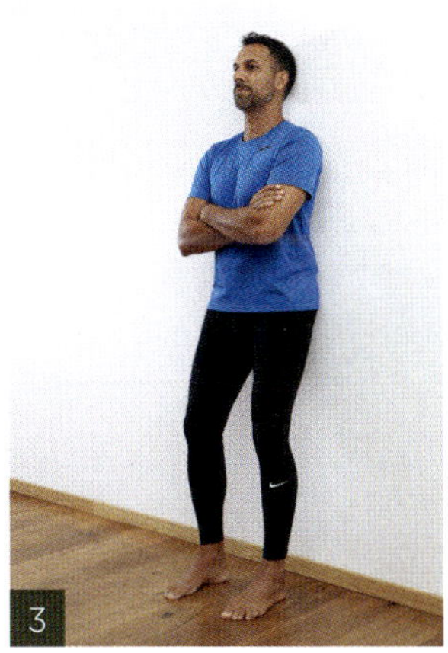
3

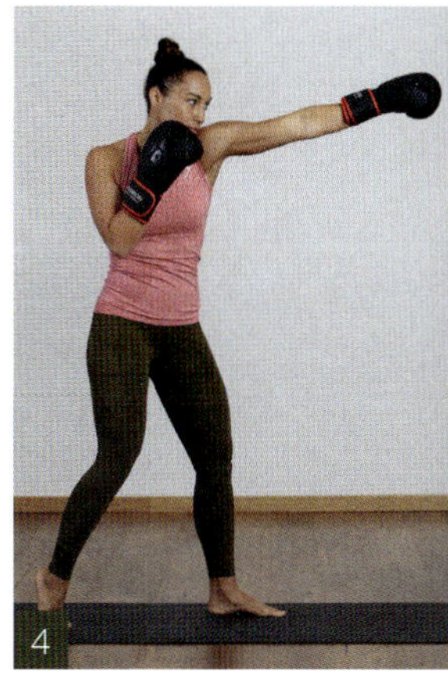
4

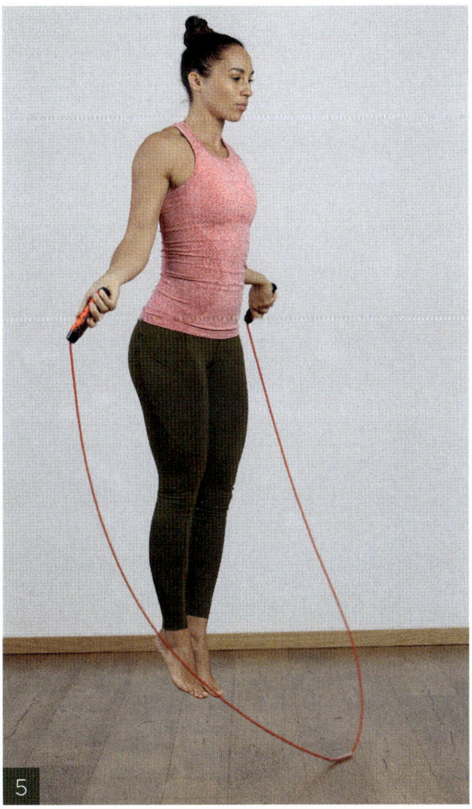
5

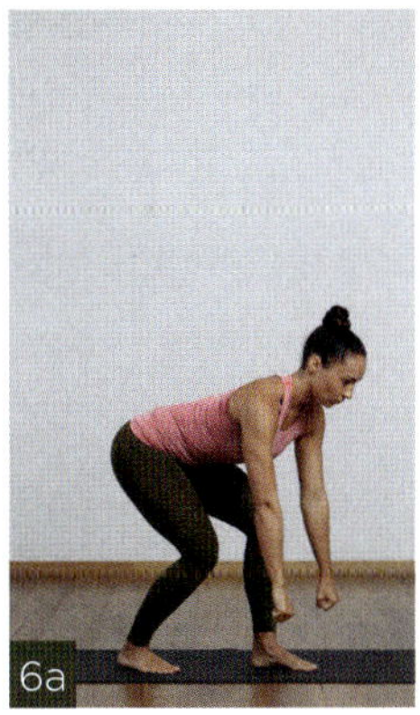
6a

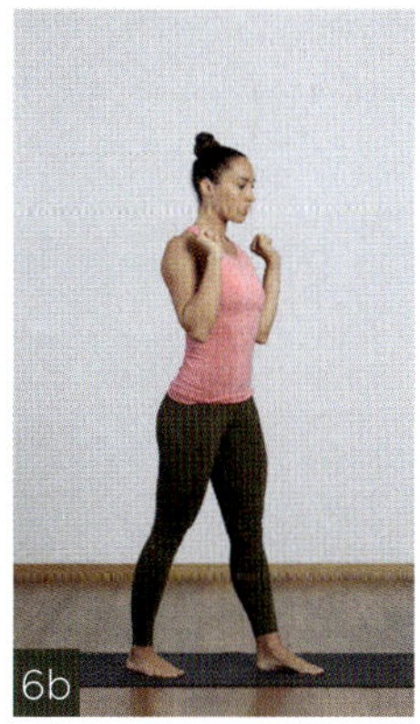
6b

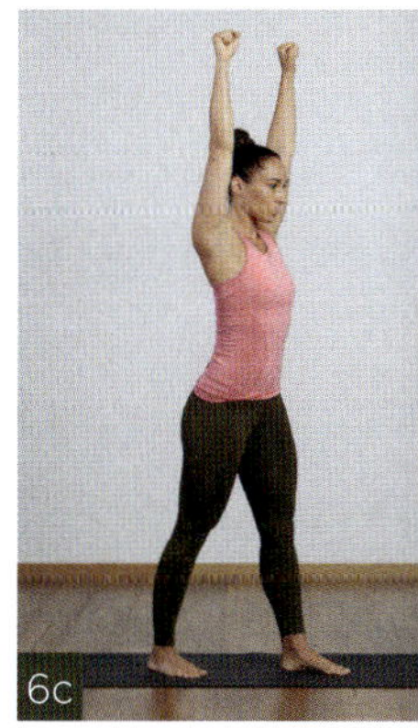
6c

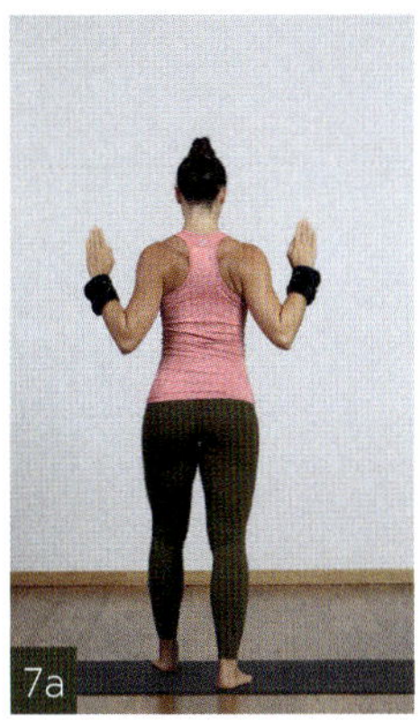
7a

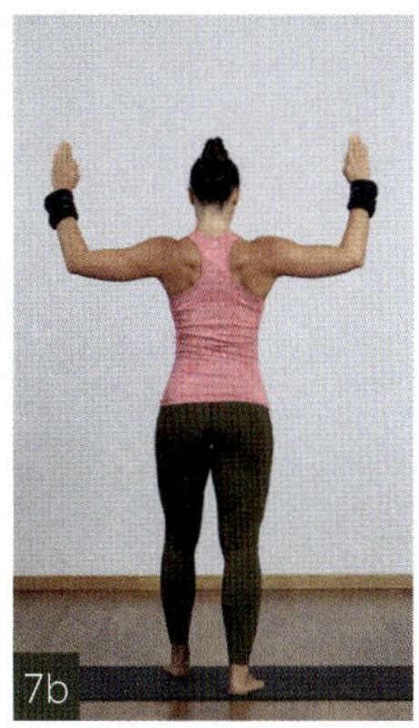
7b

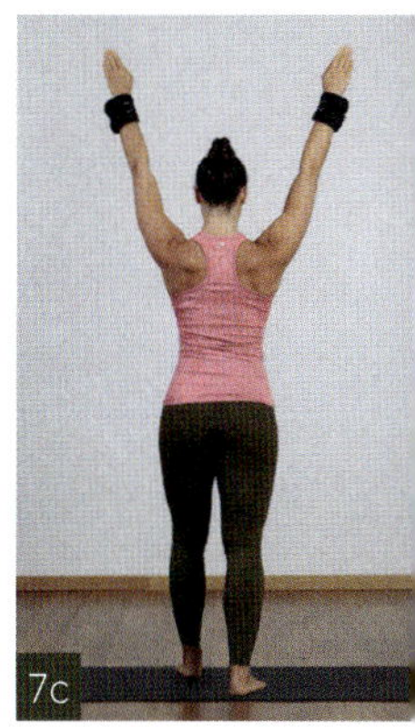
7c

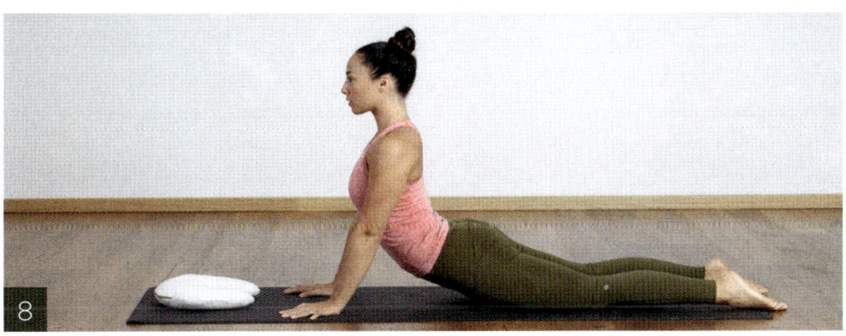
8

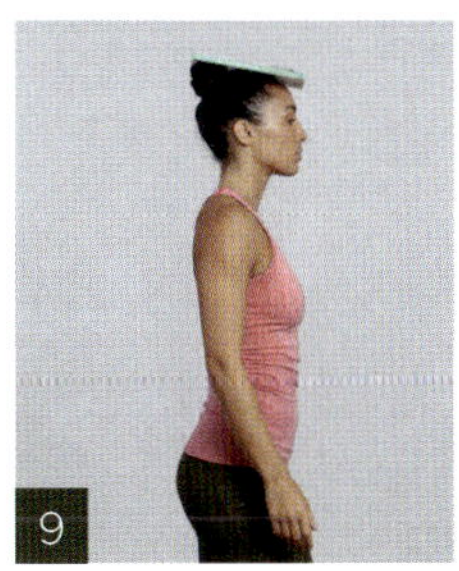
9

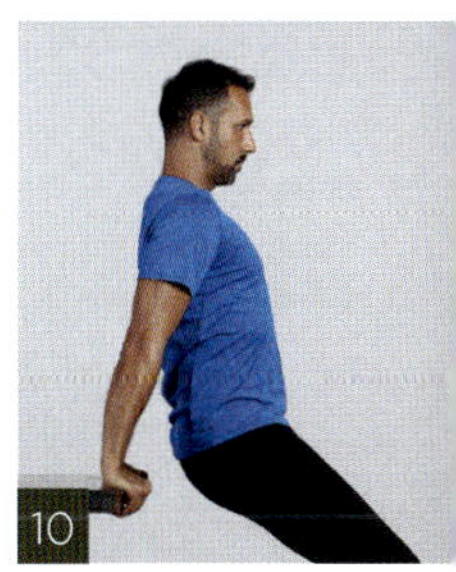
10

TAG 26

Tagesthema: Start ins Fitnesstraining

Was haben Sie bisher allein trainiert? Probieren Sie einige Ihrer bekannten Übungen aus. Parallel zu meinem medizinischen Training sind sicher auch Ihre Übungsideen ratsam. Nur Mut! Sie spüren selbst am besten, was Ihnen guttut; und Sie haben das Wissen dieses Buches hilfreich an Ihrer Seite.

1 2 3 4 5 6 7 8 9 10
Ganz furchtbar **Schmerzempfinden** Fast keins

1 2 3 4 5 6 7 8 9 10
Versteift **Bewegungsgefühl** Völlig frei

1 2 3 4 5 6 7 8 9 10
Das schaffe ich nie **Bauchgefühl** Ich habe alles im Griff

Tagesprogramm

	Übung/Maßnahme	Wiederholung/Dauer	Seite
1	Schultergürtel lockern	3-mal	169
2	Nacken lockern	3-mal	168
3	Schulterblatt lockern im Stand	3-mal	171
4	Brustwirbelsäule lockern	3-mal	173
5	Brustwirbelsäule strecken	6 Wiederholungen/3-mal	174
6	Goldmedaille zeigen	So oft wie möglich am Tag	176
7	Gesamtkräftigung des Nackens	6 Wiederholungen/3-mal	188
8	Bank	6 Wiederholungen/3-mal	190
9	Gewichtheben	6 Wiederholungen/3-mal	196
10	Großer Armschwung	3-mal	192

DIE MISCHUNG MACHT'S

Verfeinern Sie Ihr Übungsprogramm nach Ihren Maßstäben. Zukünftig können Sie Ihr eigener Fitnesstrainer mit meinen und Ihren Übungen sein.

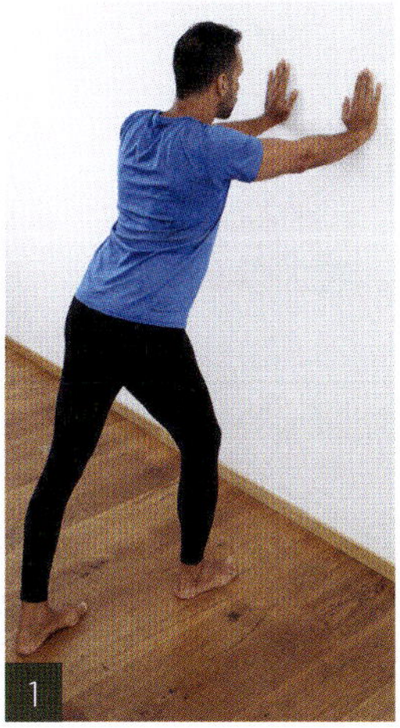
1

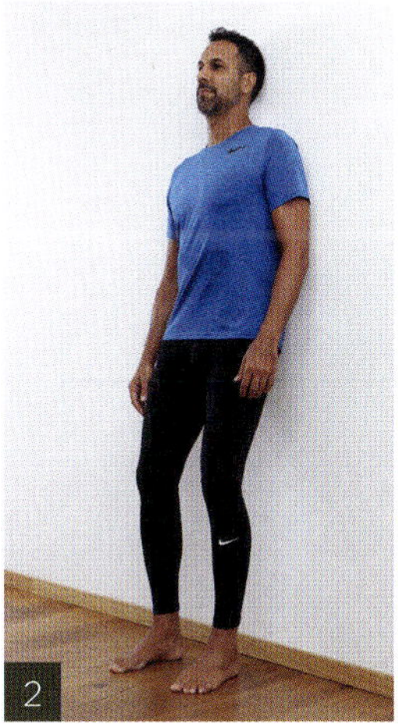
2

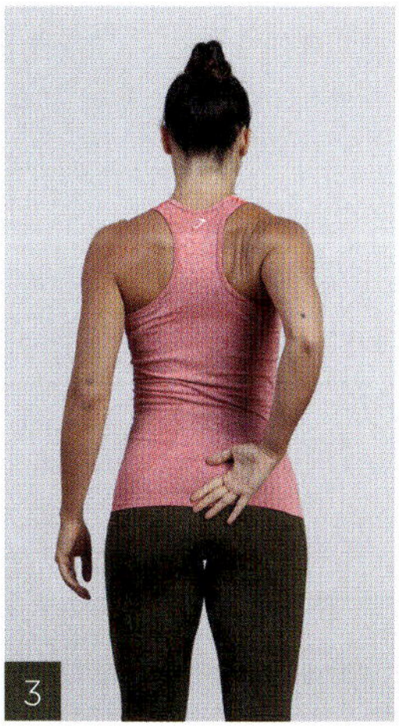
3

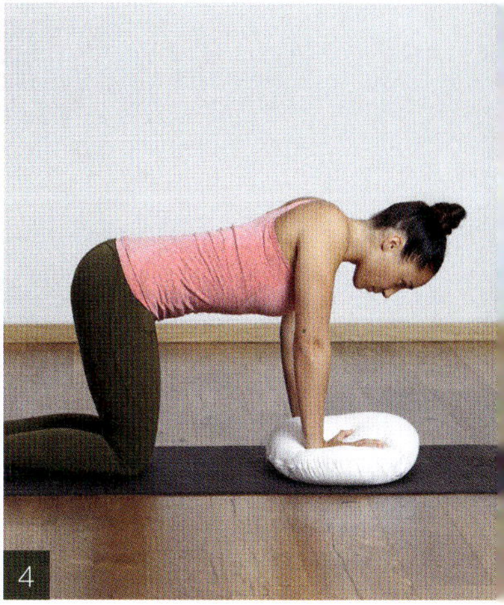
4

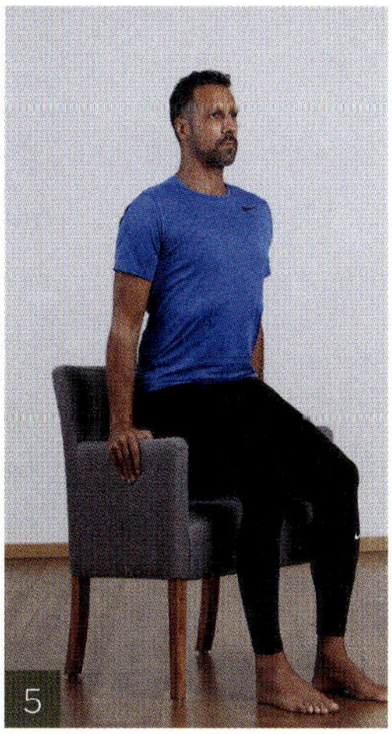
5

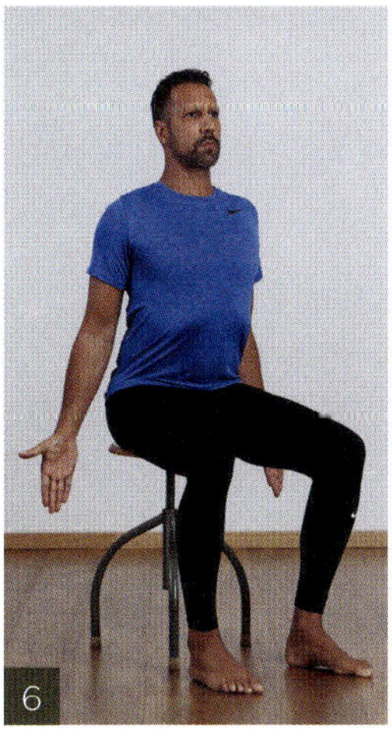
6

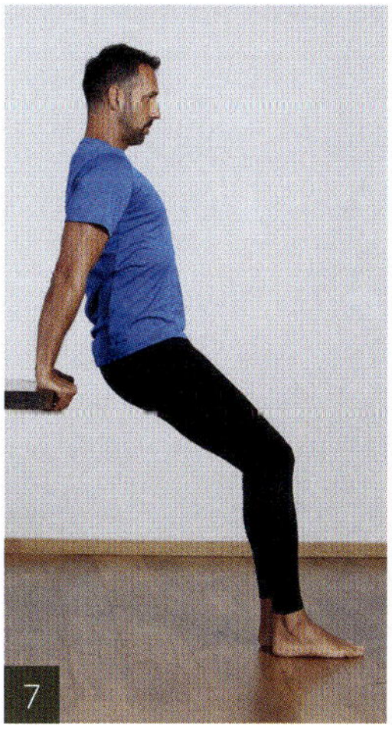
7

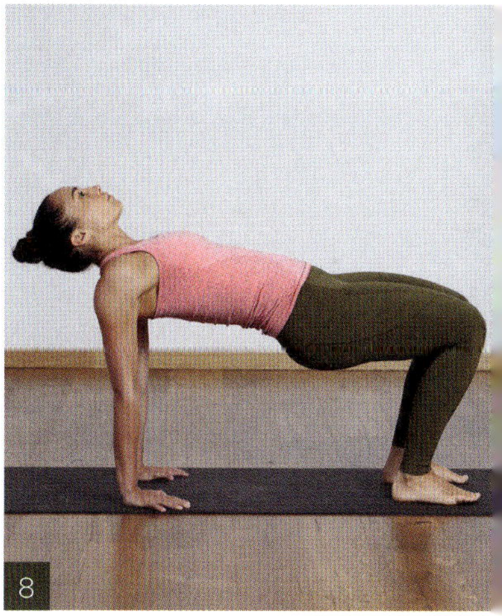
8

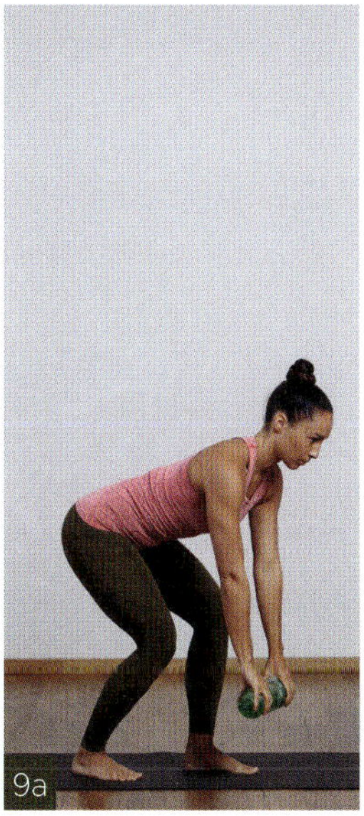
9a

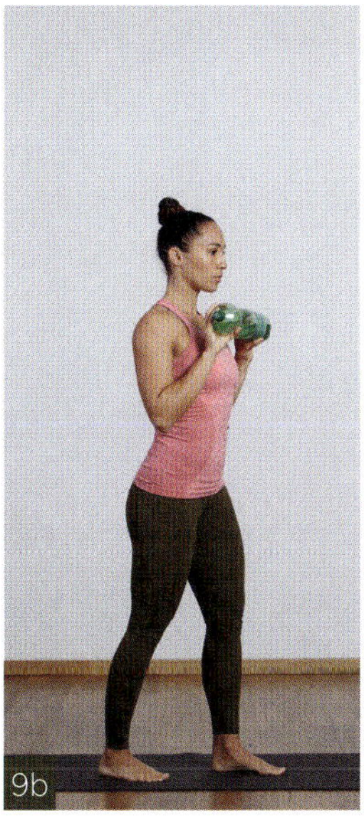
9b

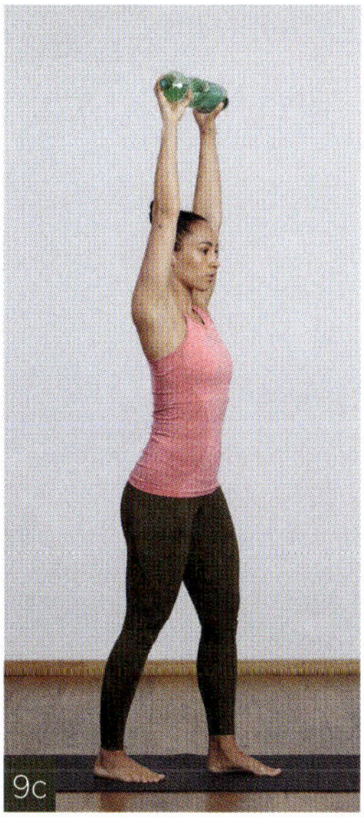
9c

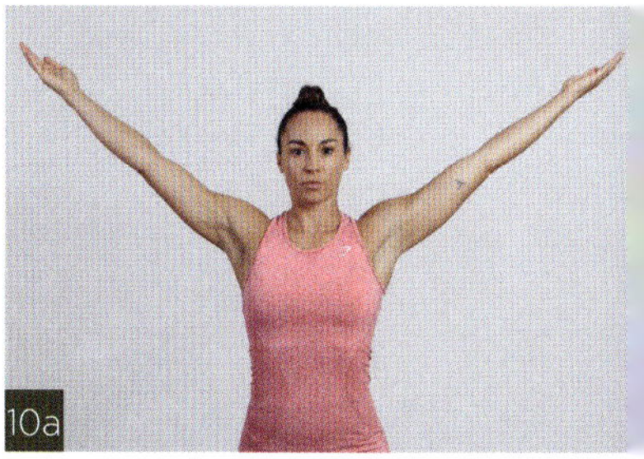
10a

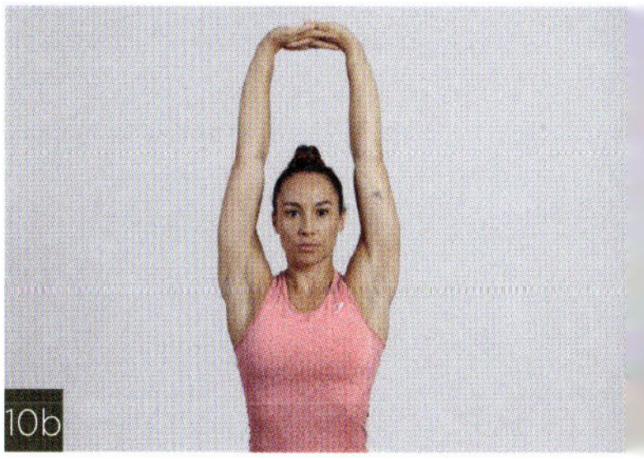
10b

TAG 27

Tagesthema: Nicht zu stürmisch!

Allzu oft stürmen wir im Leben gestresst voran. Das gilt vor allem in der Power-Fitness-Szene, aber auch im Schreibtischberuf, wenn noch unbedingt etwas fertig werden soll. Halten Sie immer wieder mal inne und pushen Sie sich nicht unnötig selbst.

1 2 3 4 5 6 7 8 9 10
Ganz furchtbar **Schmerzempfinden** Fast keins

1 2 3 4 5 6 7 8 9 10
Versteift **Bewegungsgefühl** Völlig frei

1 2 3 4 5 6 7 8 9 10
Das schaffe ich nie **Bauchgefühl** Ich habe alles im Griff

Tagesprogramm

	Übung/Maßnahme	Wiederholung/Dauer	Seite
1	Seilspringen	4 Minuten	189
2	Entlastungssitz	10 Minuten	136
3	Leichtes Gewichtheben	7 Wiederholungen/3-mal	194
4	Hacken	7 Wiederholungen/3-mal	193
5	Handstütz	7 Wiederholungen/3-mal	197
6	WUV	7 Wiederholungen/3-mal	191
7	Großer Armschwung	3-mal	192
8	Arnikasalbe einreiben	1-mal	138
9	Partnernackenmassage	10 Minuten	145
10	Wärmflasche	10 Minuten	143

ZEIT FÜR ENTSPANNUNG

Auch die Regeneration spielt in der medizinischen Trainingstherapie eine große Rolle. Daher nehmen Sie sich bitte ruhig auch immer wieder Zeit für Ihre Arnikasalbe und die Wärmflasche. Ihr myofasziales System wird sich freuen und der »Faszienkater« hat keine Chance.

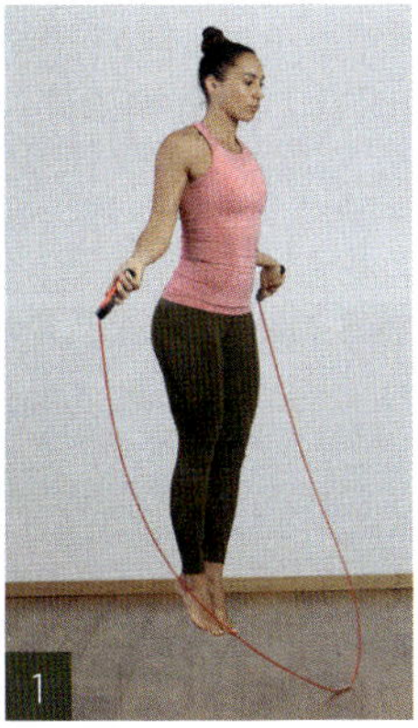
1

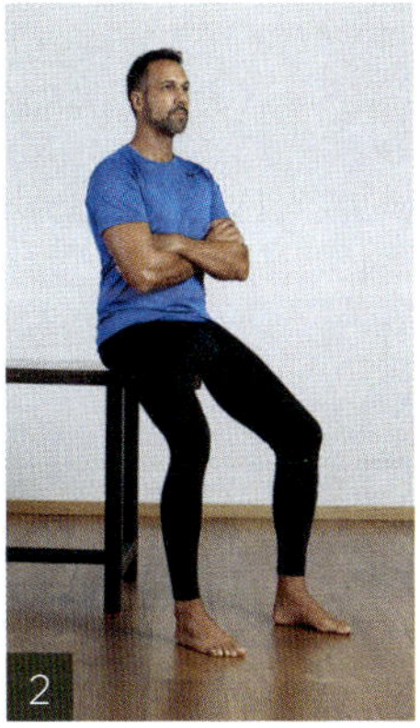
2

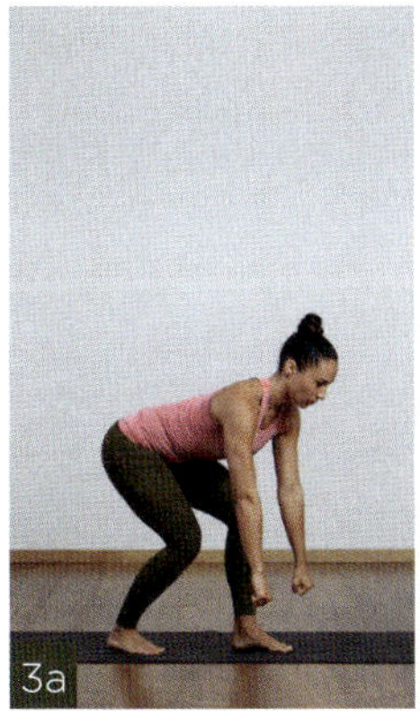
3a

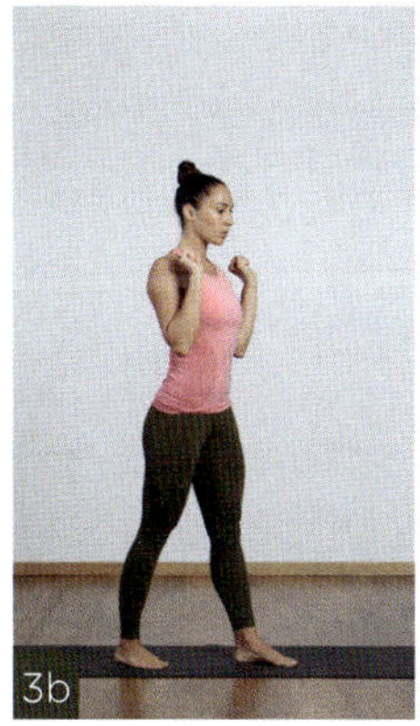
3b

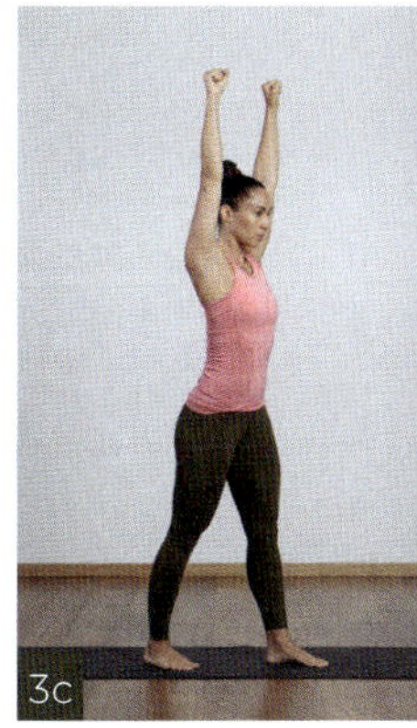
3c

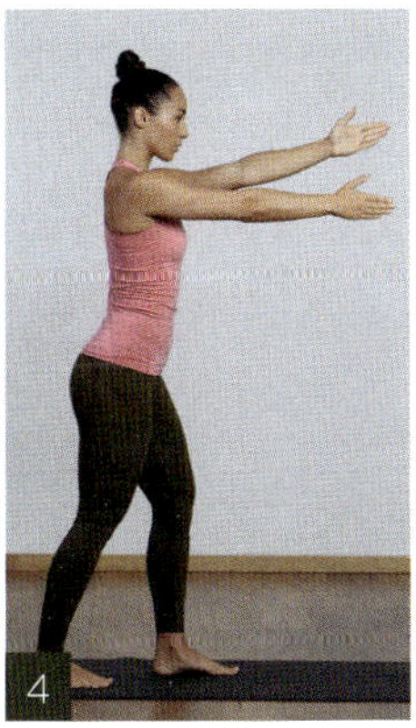
4

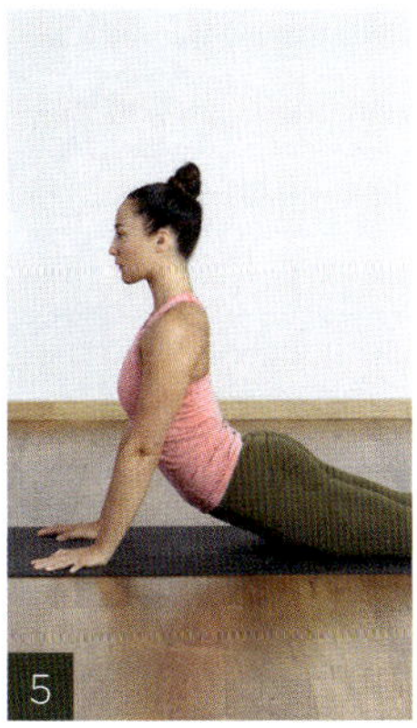
5

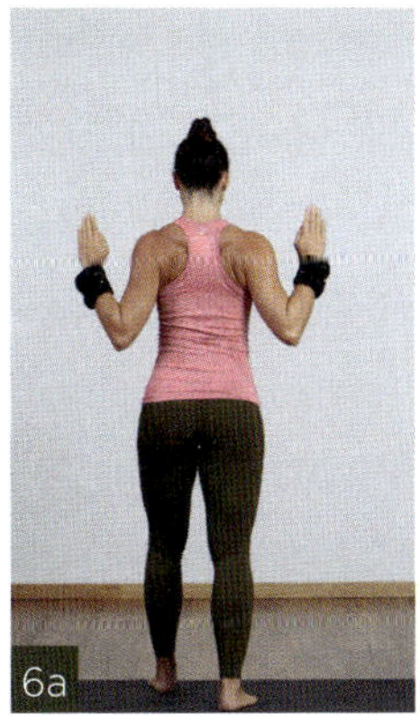
6a

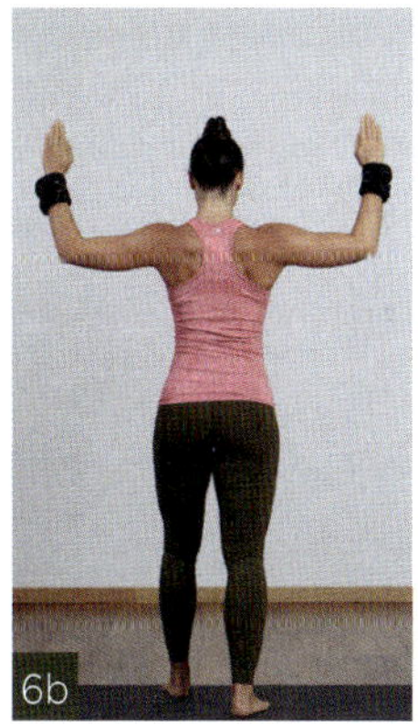
6b

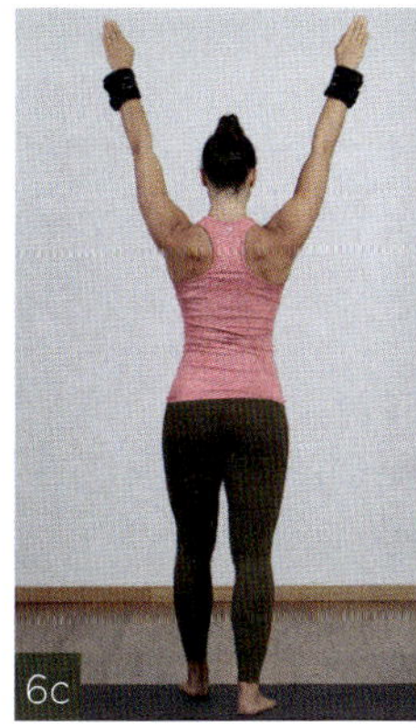
6c

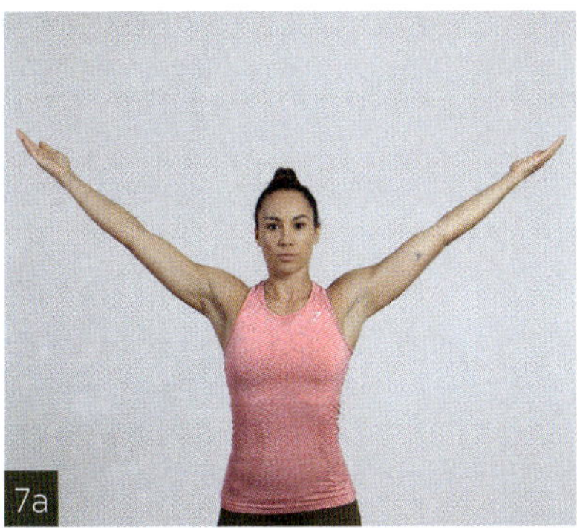
7a

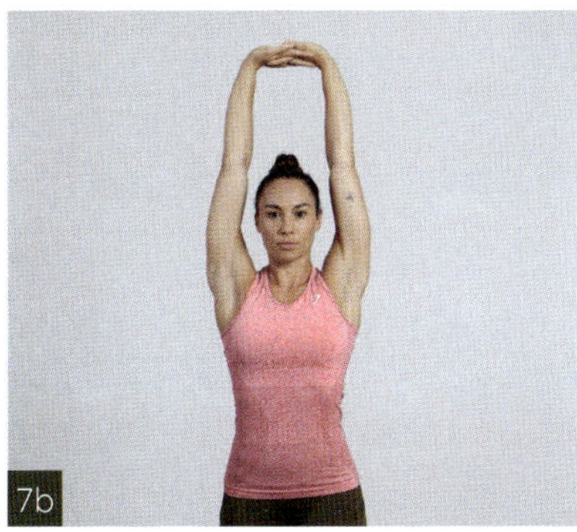
7b

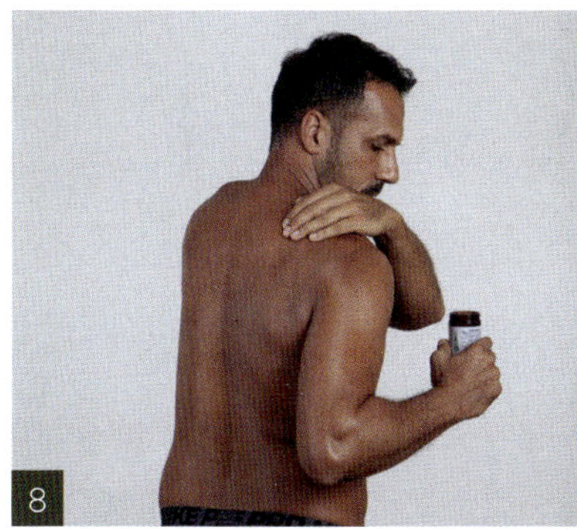
8

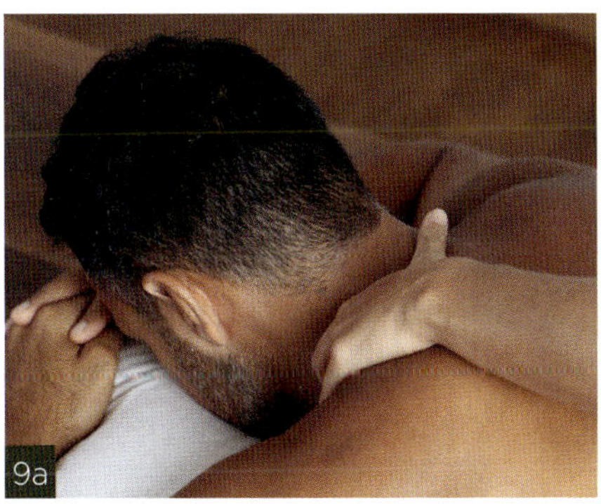
9a

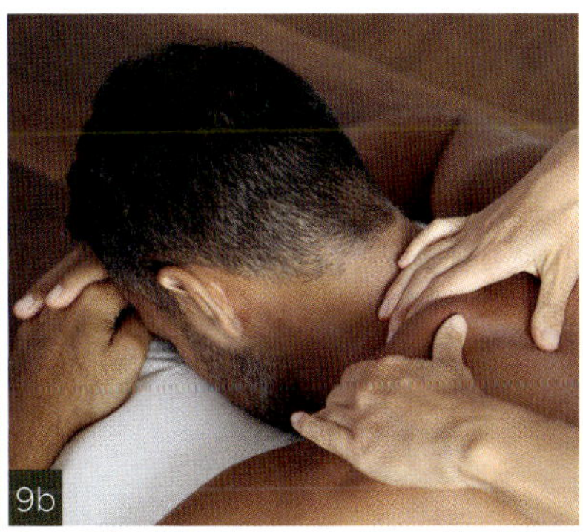
9b

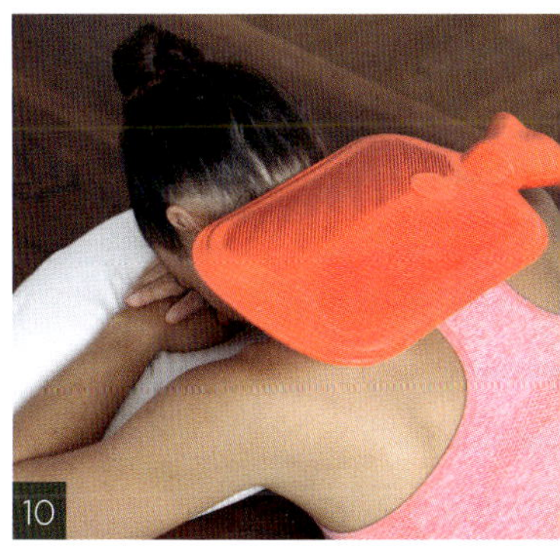
10

TAG 28

Tagesthema: Noch mehr Nackenpower!

Ziehen Sie heute noch einmal das volle Programm durch und freuen Sie sich an der Verbesserung Ihrer Beweglichkeit und Ihrer neuen Nackenstabilität. Gönnen Sie sich danach vielleicht einen Saunabesuch oder ein Vollbad zum Entspannen.

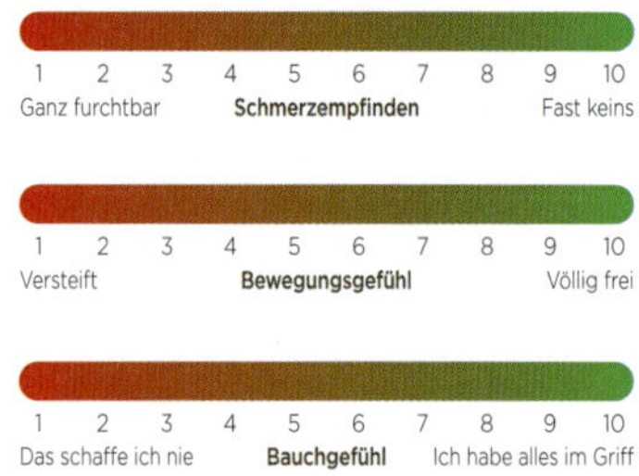

Tagesprogramm

	Übung/Maßnahme	Wiederholung/Dauer	Seite
1	Kräftigung der vorderen Halsmuskulatur	6 Wiederholungen/3-mal	185
2	Stabilisation der Kopfgelenke	5-mal für 30 Sekunden	179
3	Wanddrücken	7 Wiederholungen/3-mal	190
4	Brustwirbelsäule strecken	7 Wiederholungen/3-mal	174
5	Seilspringen	5 Minuten	189
6	Bank	7 Wiederholungen/3-mal	190
7	Hacken	7 Wiederholungen/3-mal	193
8	Gewichtheben	7 Wiederholungen/3-mal	196
9	Schattenboxen	3 Minuten	195
10	Buch balancieren	3–5 Minuten	198

DAS PFLICHTPROGRAMM IST GESCHAFFT

Herzlichen Glückwunsch, Sie haben den Pflichtteil des 30-Tage -Programms geschafft. Wenn Sie mögen, folgen Sie mir noch in das Kürprogramm der nächsten zwei Tage.

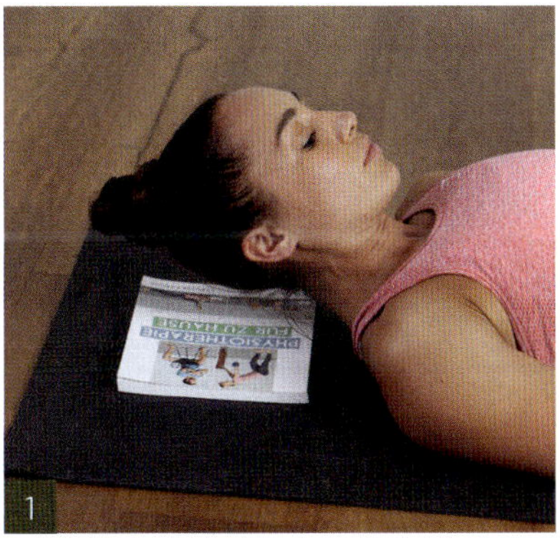

1

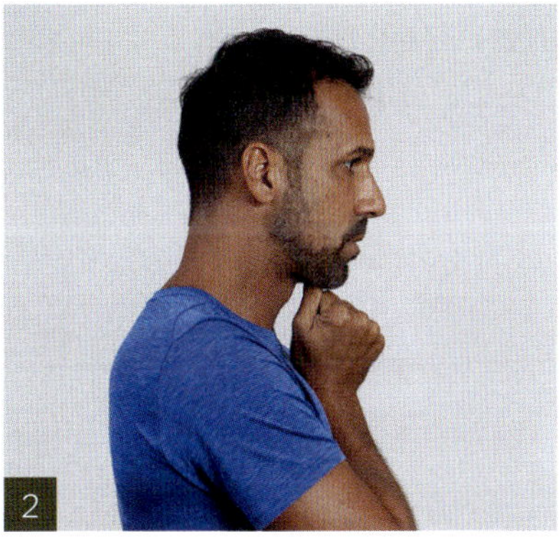

2

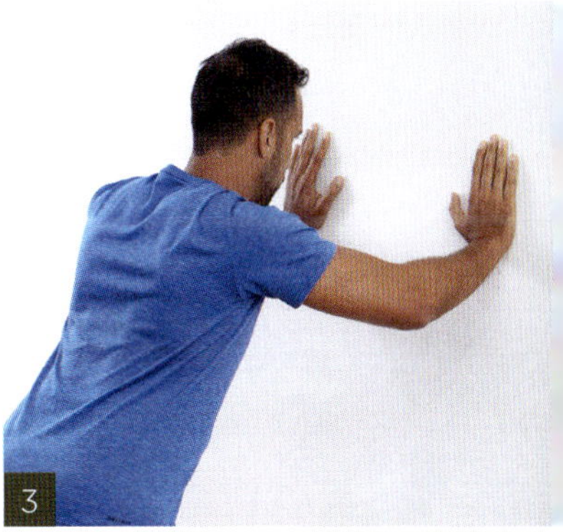

3

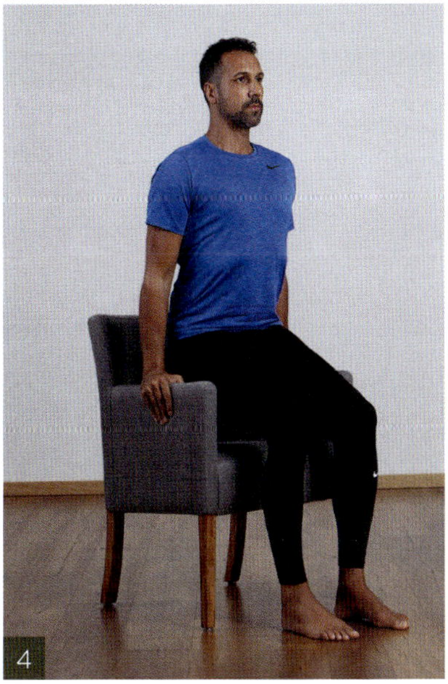

4

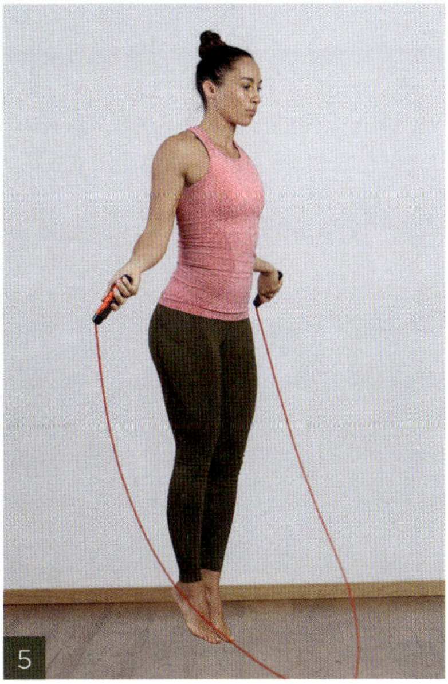

5

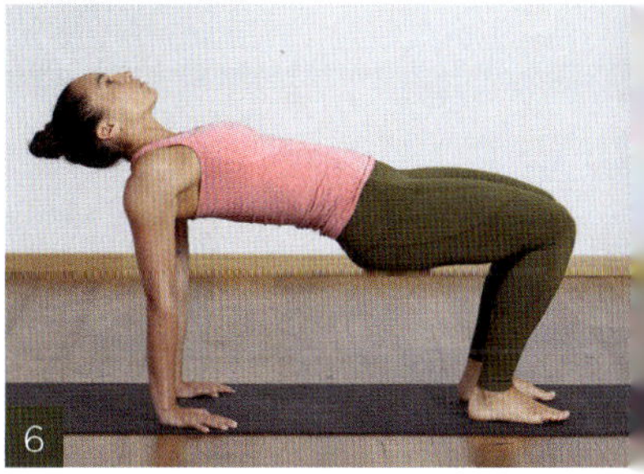

6

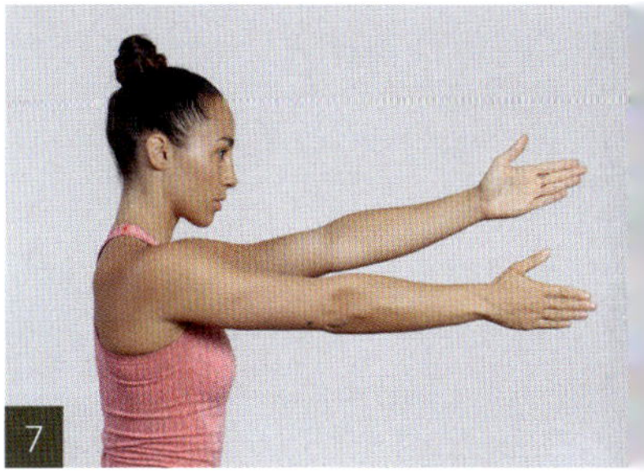

7

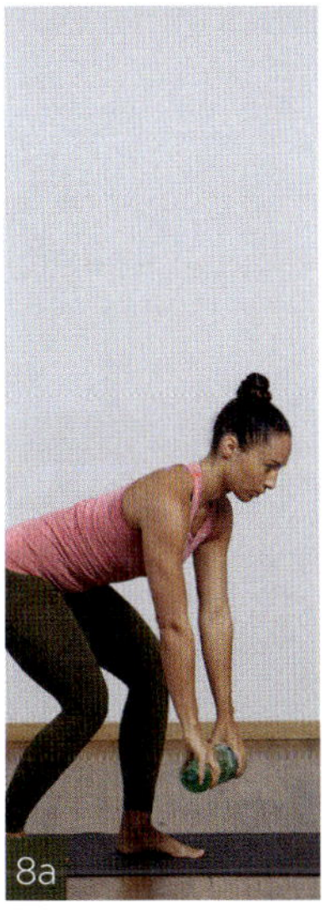

8a

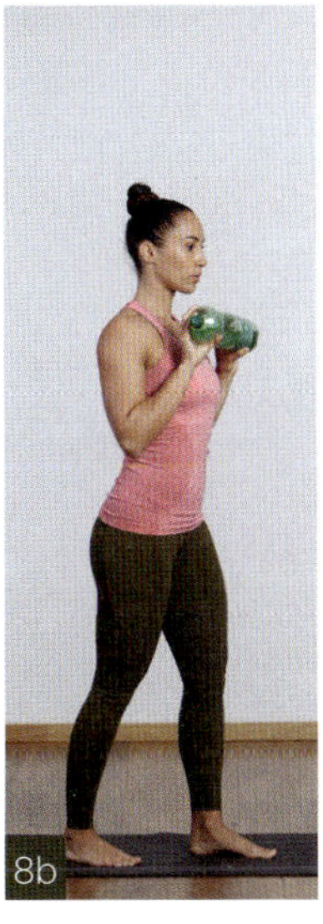

8b

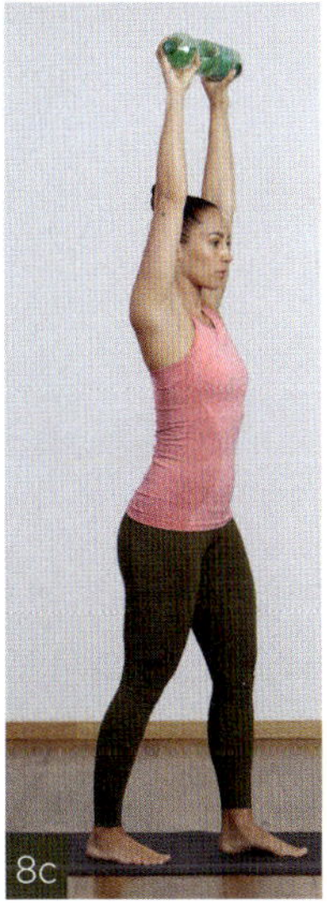

8c

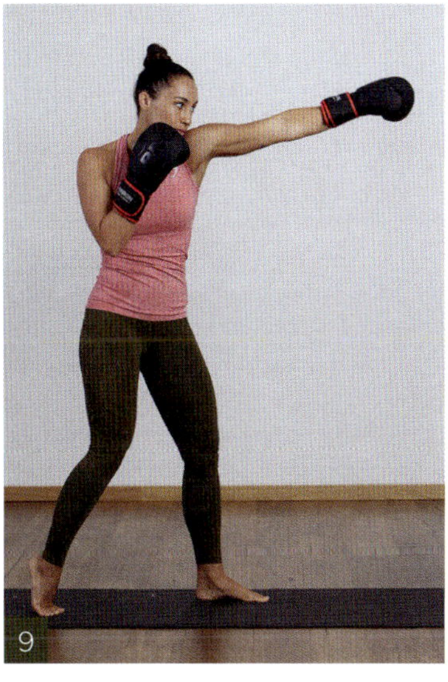

9

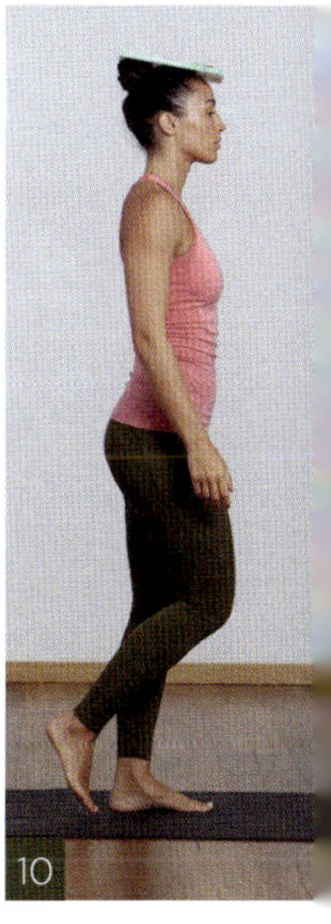

10

DIE ZWEI BONUSTAGE

Hier finden Sie Übungsideen, die Sie bei vollständiger Nackengesundheit (wieder) ausführen können. Genießen Sie Ihre kraftvolle Beweglichkeit!

TAG 29

Tagesthema: Mir geht es sehr gut!

Rekeln und strecken Sie sich! Boxen Sie die Widerstände des Alltags einfach weg!

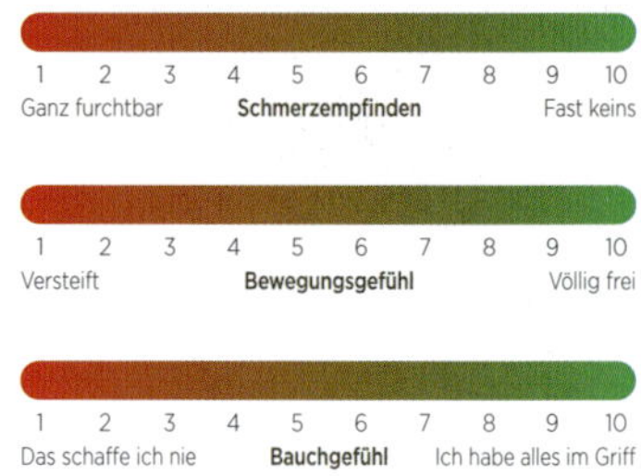

Tagesprogramm			
	Übung/Maßnahme	**Wiederholung/Dauer**	**Seite**
1	Jab und Cross boxen	10 Minuten	203
2	Kopfballon	3–4 Minuten	202

WÄHLEN SIE SELBST

Heute können Sie sich acht Übungen aus dem Gesamtprogramm aussuchen und zusätzlich kommen diese zwei Kürübungen dazu.

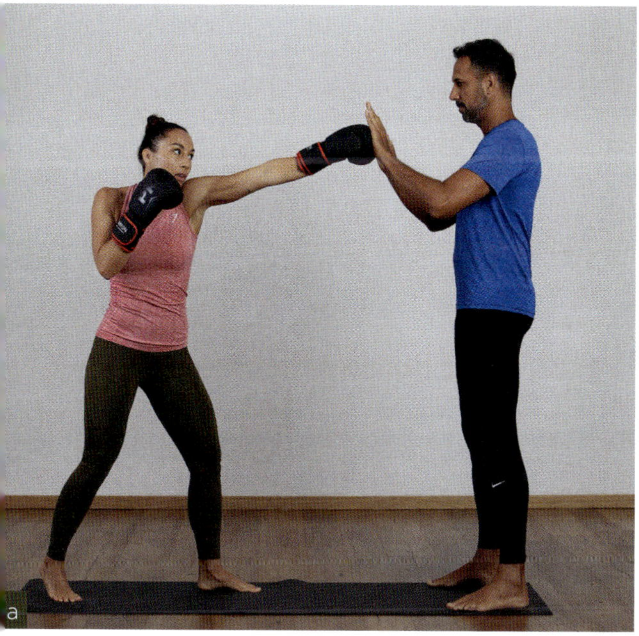
a

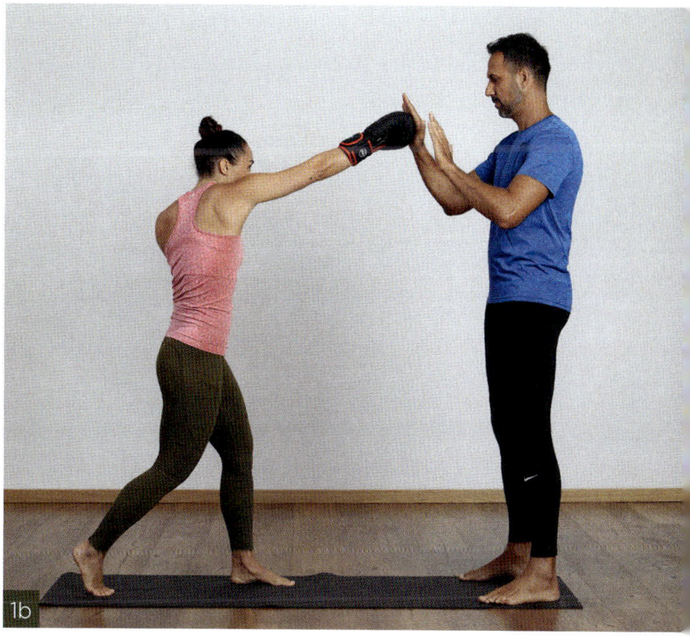
1b

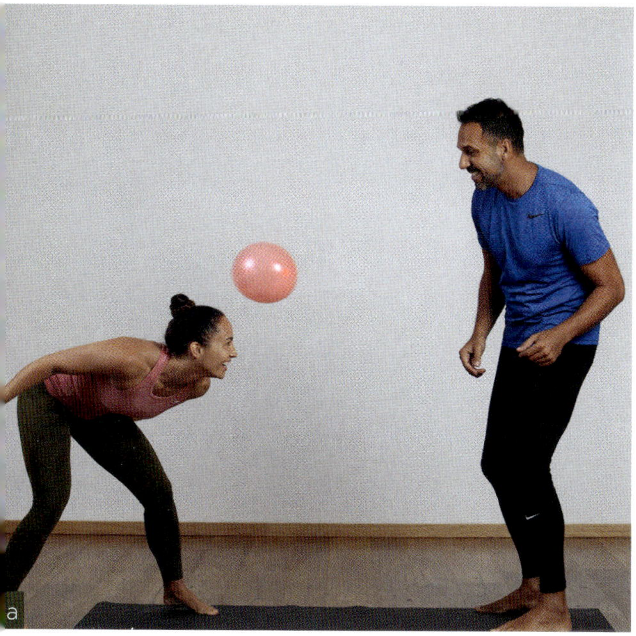
a

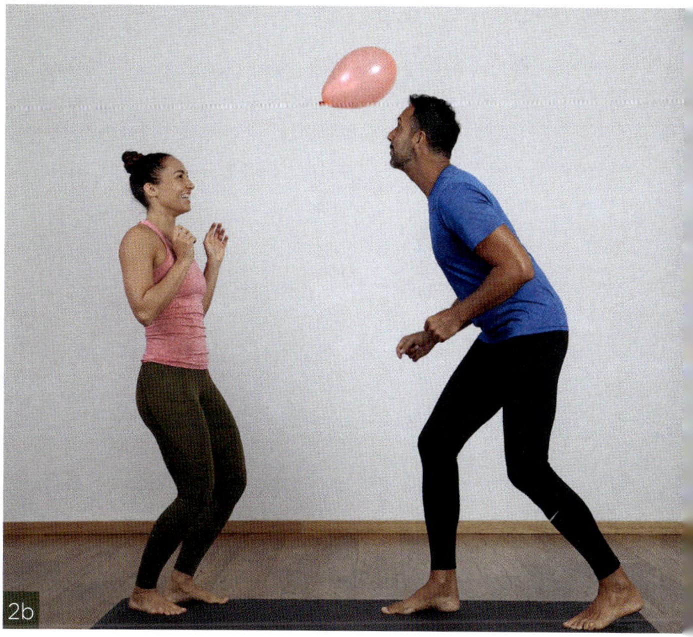
2b

TAG 30

Tagesthema: Stehen Sie Kopf vor Vergnügen!

Ist Ihnen der gestrige Tag gut bekommen? Ab jetzt sollten Sie sich wirklich stabil und gut fühlen. Haben Sie Vertrauen in Ihre Nackengesundheit. Was sagt Ihr Erfolgsdiagramm? Vielleicht möchten Sie es zu Ihrer Selbstkontrolle noch ein Weilchen weiterführen? Mit einem gesunden Nacken können Sie getrost auch diese beiden Übungen machen.

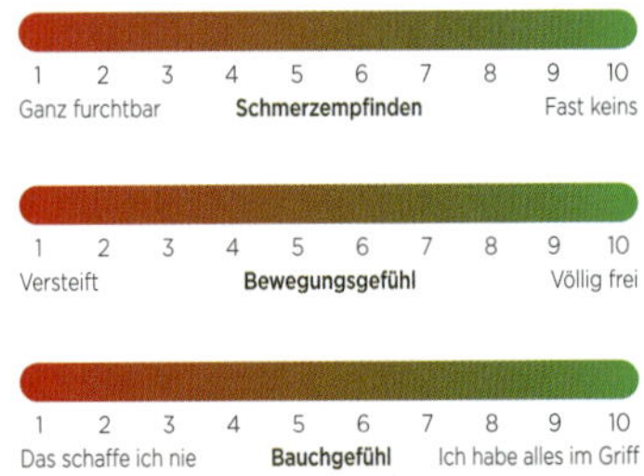

Tagesprogramm

	Übung/Maßnahme	Wiederholung/Dauer	Seite
1	Kopfstand	1–3 Minuten	201
2	Standwaage	1–3 Minuten	200

WÄHLEN SIE SELBST

Heute können Sie sich acht Übungen aus dem Gesamtprogramm aussuchen und zusätzlich kommen diese zwei Kürübungen dazu. Damit haben Sie das Ziel erreicht: Alles Gute für Sie und Ihren Nacken!

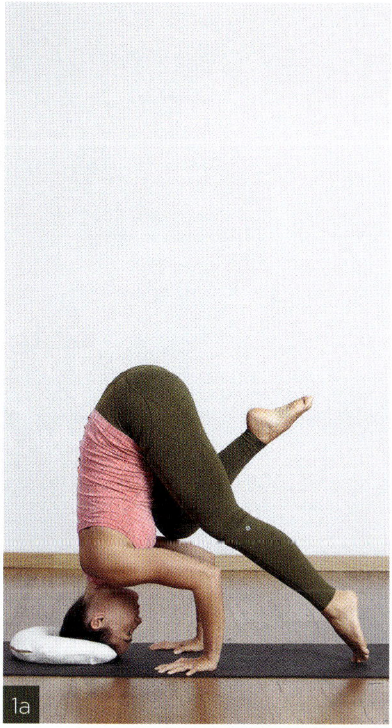

1a

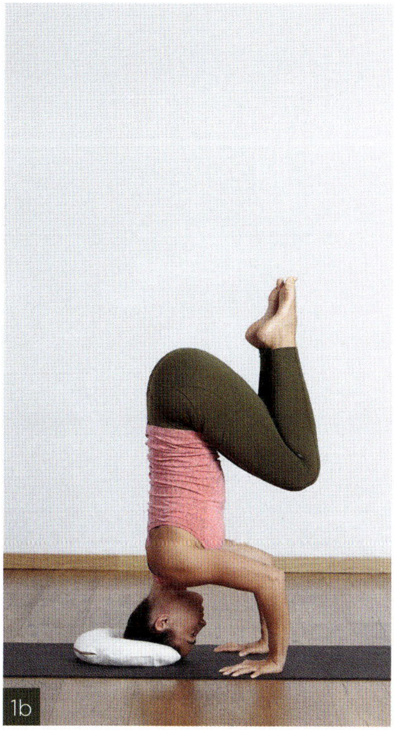

1b

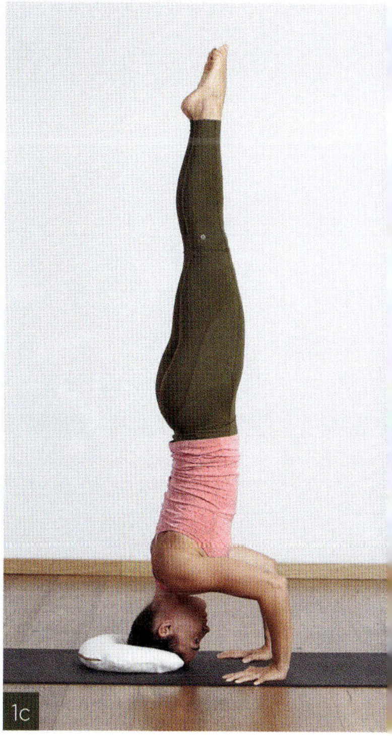

1c

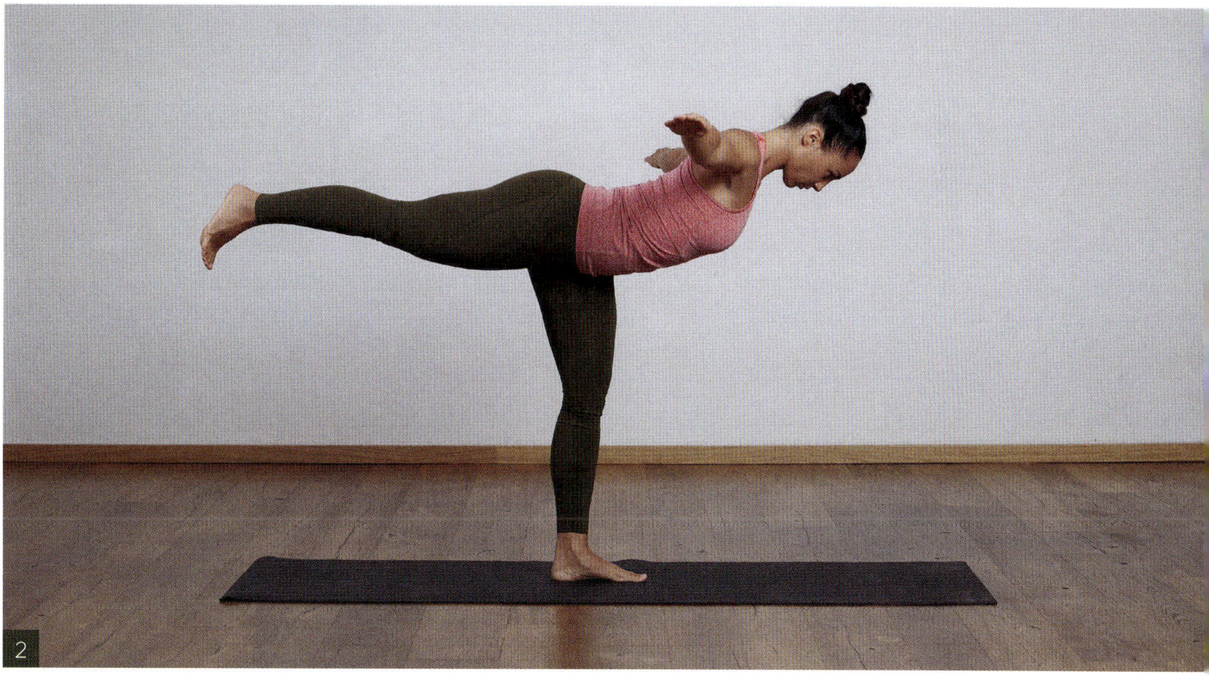

2

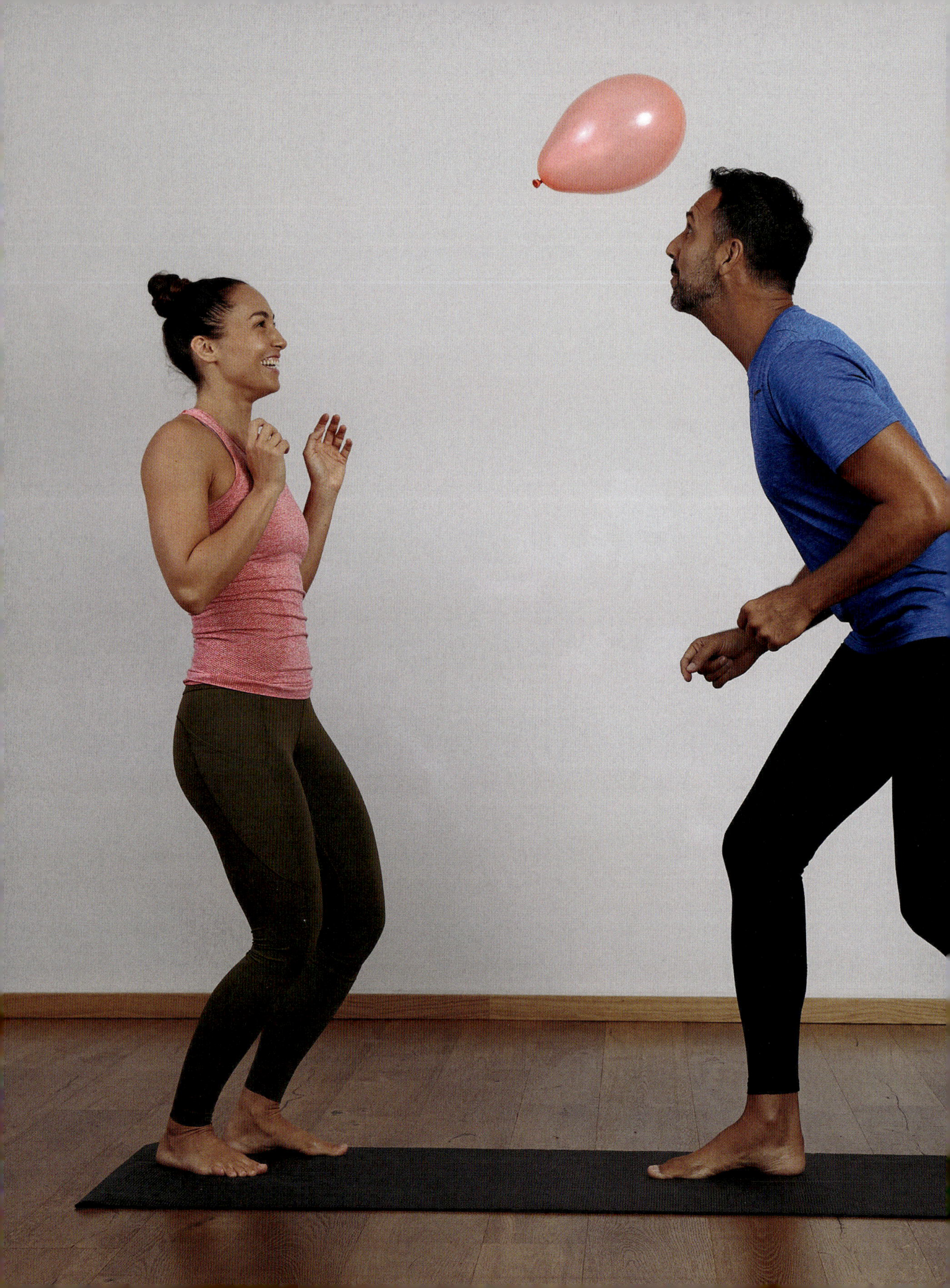

4

DIE ÜBUNGEN

FÜR SCHMERZLINDERUNG, AUFBAU UND PROPHYLAXE

Alle Übungen sind bebildert und die Anleitungen so verständlich aufgebaut, dass Sie diese präzise umsetzen können. Wichtig ist die Rubrik »Aufgepasst«; sie bewahrt Sie vor Fehlern und gewissen Stolpersteinen. In der Rubrik »Warum« erfahren Sie die genaue Wirkweise der Übung und auch, bei welchen Beschwerden sie besonders anzuraten ist. Die Übungsreihenfolge reicht von Maßnahmen bei hochakuten Nackenschmerzen bis hin zum Training bei völliger Beschwerdefreiheit. Alle Anleitungen beschreiben jeweils die Ausführung für eine Körperseite. Führen Sie die Übung primär auf Ihrer betroffenen Körperseite durch. Selbstverständlich ist es auch möglich und oft sinnvoll, sie beidseitig auszuführen.

PHYSIOTHERAPIE IM ALLTAG

Wie viele Jahre haben Sie schon hinter sich? Wie oft haben Sie in Unkenntnis um Ihre Nackengesundheit oder in Eile mal eben »hopplahopp« nackenbelastende Tätigkeiten verrichtet, ohne dass Ihr Nacken beleidigt war? Viele Alltagsbewegungen können nackenfreundlich und auch nackenschonend ausgeführt werden. Unter dem Strich liefern sie eine ganz wertvolle Hilfe gegen Ihre Nackenschmerzen. Dieses regelmäßige »Drandenken« und ein nackengerechter Alltag können wirksamer sein als ein aufwendiges Fitnessprogramm.

SITZEN VERSTEHEN

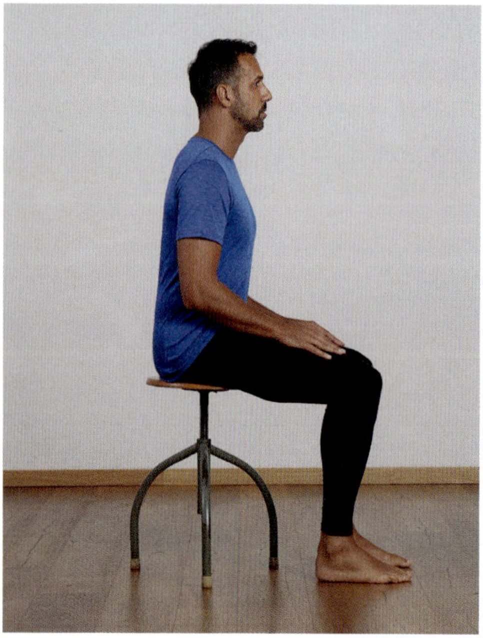

Sie brauchen: Hocker

Setzen Sie sich aufrecht hin und stellen Sie beide Füße auf den Boden. Richten Sie Ihren Blick nach vorn und lassen Sie Ihre Schultern entspannt nach hinten unten hängen.

Aufgepasst: Richten Sie Ihr Brustbein etwas auf, ohne ein Hohlkreuz zu machen.

Warum: Der aufrechte Sitz hilft, Nackenschmerzen zu vermeiden, die aus ungünstigen Sitzpositionen entstehen können.

STEHEN VERSTEHEN

Sie brauchen: kein Equipment

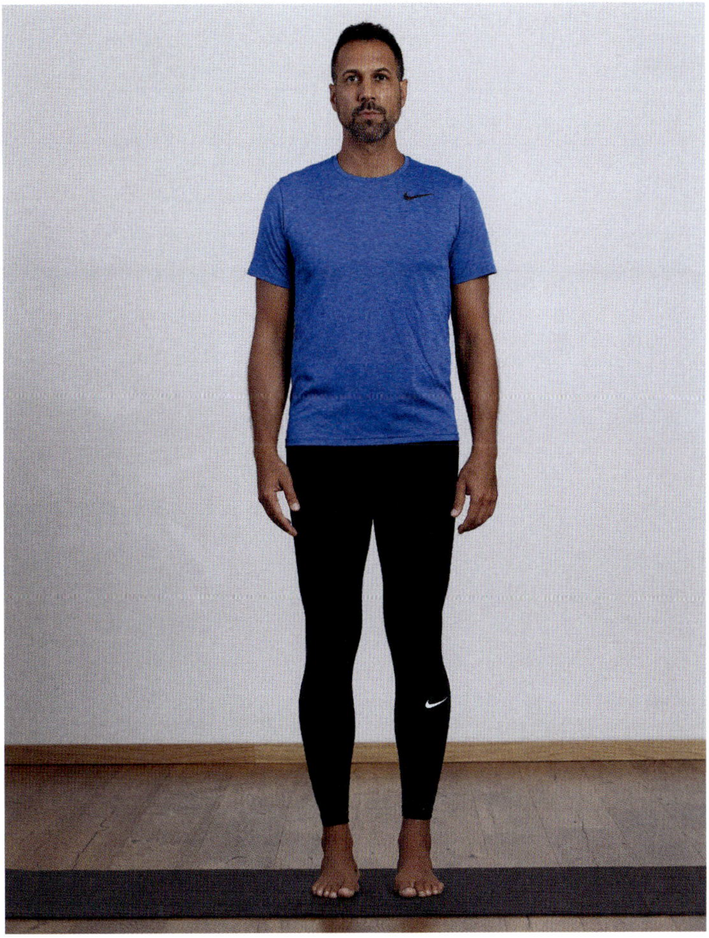

Stellen Sie sich mit locker gestreckten Knien aufrecht hin. Setzen Sie Ihre Füße fußbreit auseinander. Richten Sie Ihren gesamten Körper auf und richten Sie Ihre Kopfhaltung deckenwärts aus. Ihr Blick ist nach vorn gerichtet und Ihre Schultern hängen entspannt nach hinten unten aus.

Aufgepasst: Spüren Sie im Stand Ihr Körpergewicht am meisten auf Ihren Fersen. Das hilft Ihrem Nacken, sich aufzurichten.

Warum: Der aufrechte Stand entlastet den Nacken.

GEHEN VERSTEHEN

Sie brauchen: kein Equipment

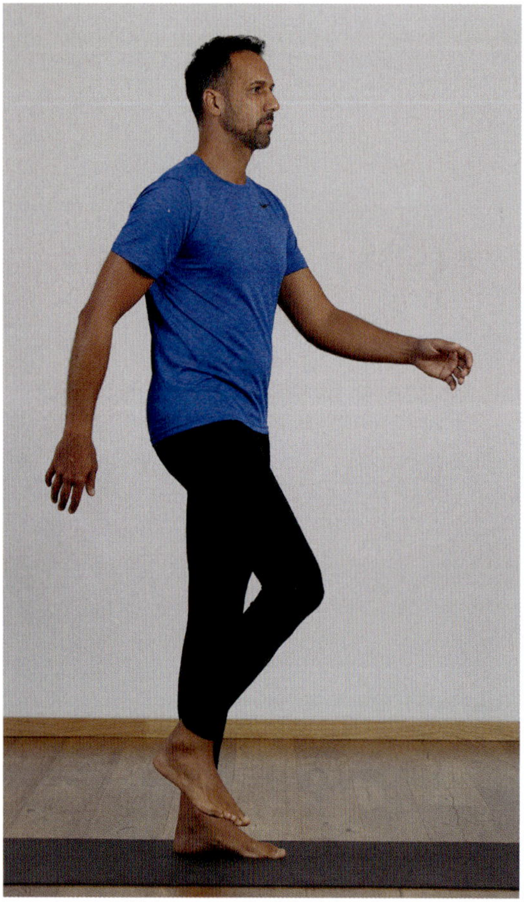

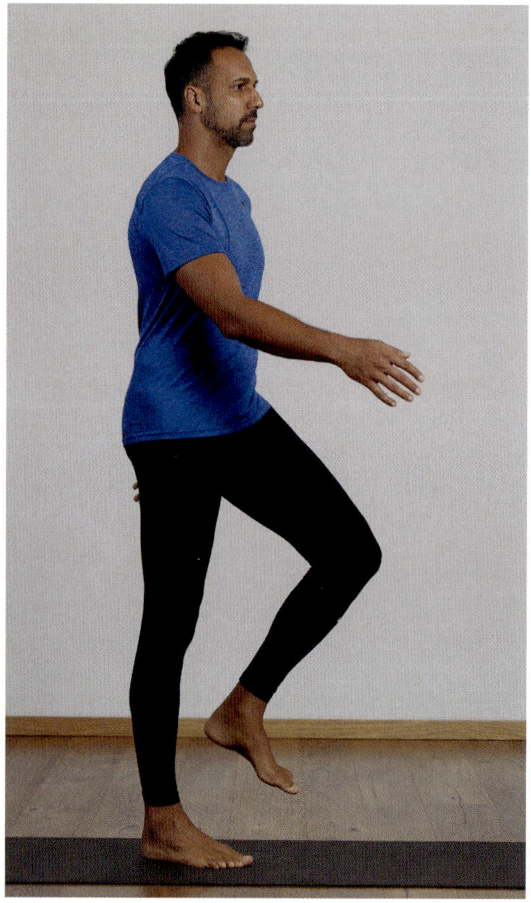

1 Nehmen Sie beim Gehen reziprok (der linke Arm und das rechte Bein sind vorn) den Armschwung zu Hilfe.

2 Nehmen Sie beim Gehen reziprok (der rechte Arm und das linke Bein sind vorn) den Armschwung zu Hilfe.

Aufgepasst: Ihr Blick ist geradeaus gerichtet und die Schultern schwingen locker mit.

Warum: Der reziproke Armschwung entlastet den Nacken- und Schultergürtel.

LIEGEN AUF DEM RÜCKEN VERSTEHEN

Sie brauchen: Matte, ovales Kissen

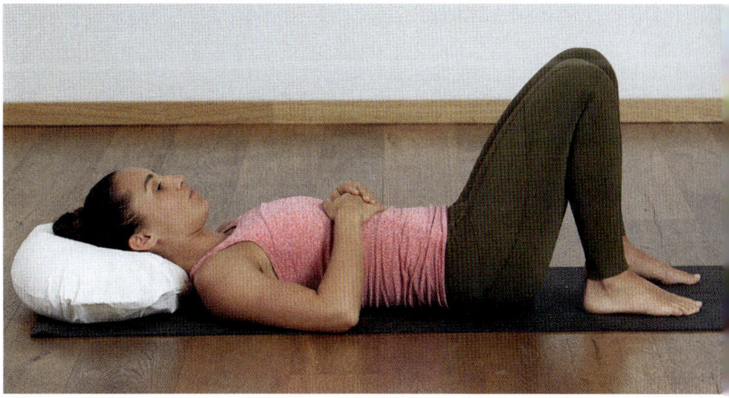

Legen Sie sich mittig auf das ovale Kissen und spüren Sie Ihren Kopf in der Kissenmulde und die wohltuende, leichte Unterstützung ihres Nackens.

Aufgepasst: Legen Sie sich das Kissen mittig unter den Kopf und nicht in den Nacken gedrückt.

Warum: Diese Lagerung entlastet Ihren Kopf- und Nackenbereich physiologisch.

LIEGEN AUF DER SEITE VERSTEHEN

Sie brauchen: Matte, ovales Kissen

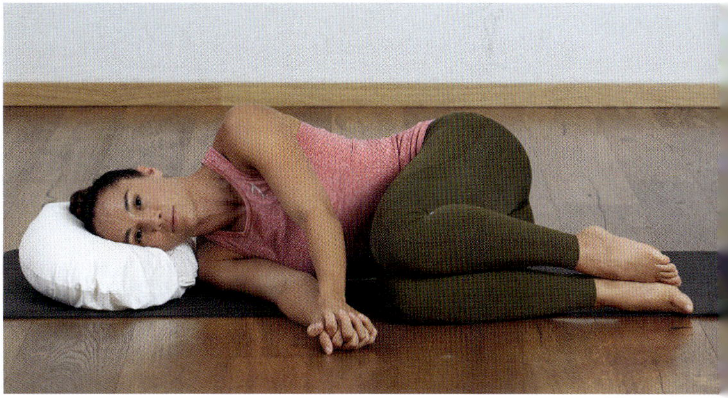

Legen Sie sich mit gebeugten Beinen auf die Seite und strecken Sie beide Arme locker nach vorn aus. Ihr Kopf ruht angenehm unterlagert auf dem ovalen Kissen.

Aufgepasst: Achten Sie auf die optimale Unterstützung Ihres Kopfs auf dem Kissen. Er sollte nicht zu hoch unterstützt, aber auch nicht zu niedrig liegen.

Warum: Diese Lagerung entlastet Ihren Kopf-, Schultergürtel- und Nackenbereich physiologisch.

HANDY IM KUTSCHERSITZ HALTEN

Sie brauchen: Hocker, Handy

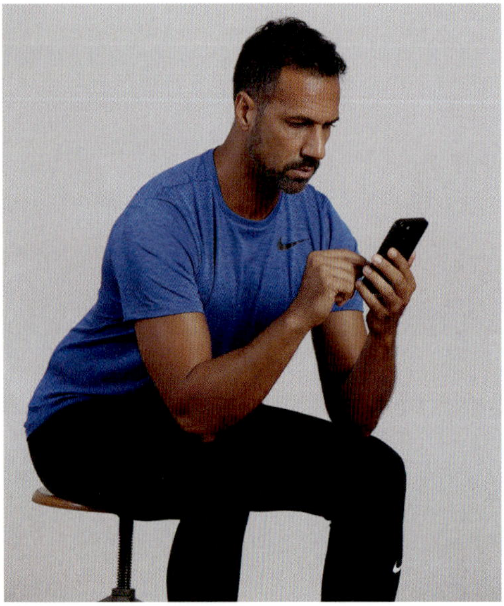

Setzen Sie sich mit Ihrem Handy im Kutschersitz, also breitbeinig und mit vorgebeugtem Oberköper, auf einen Stuhl. Der Abstand zwischen Ihrem Gesicht und dem Handy sollte mindestens 20 Zentimeter betragen.

Aufgepasst: Halten Sie das Handy nicht zu hoch, da Sie sonst den Nacken unnötig belasten.

Warum: Die Benutzung des Handys erfolgt in dieser Position für den Nacken optimal.

HANDY IN AUGENHÖHE HALTEN

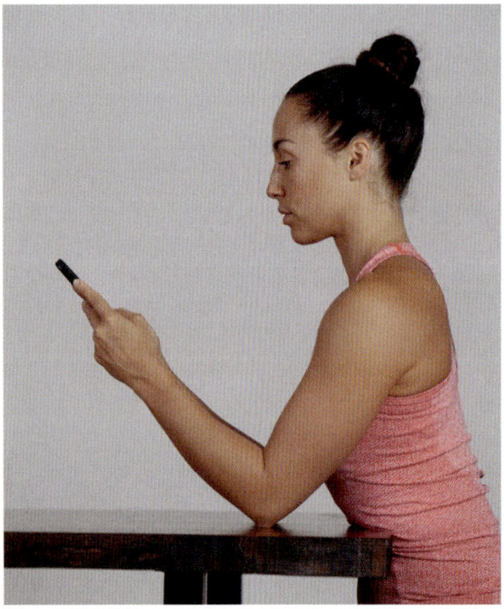

Sie brauchen: Stuhl, Tisch, Handy

Setzen Sie sich mit Ihrem Handy nahe an einen Tisch. Stützen Sie Ihre Ellenbogen auf dem Tisch ab und halten Sie das Handy in Augenhöhe mit mindestens 30 Zentimeter Abstand von Ihrem Gesicht.

Aufgepasst: Halten Sie das Handy nicht zu hoch, da Sie sonst den Nacken unnötig belasten.

Warum: Die Benutzung des Handys erfolgt in dieser Position für den Nacken optimal.

RICHTIG ÜBERKOPF GREIFEN

Sie brauchen: kein Equipment

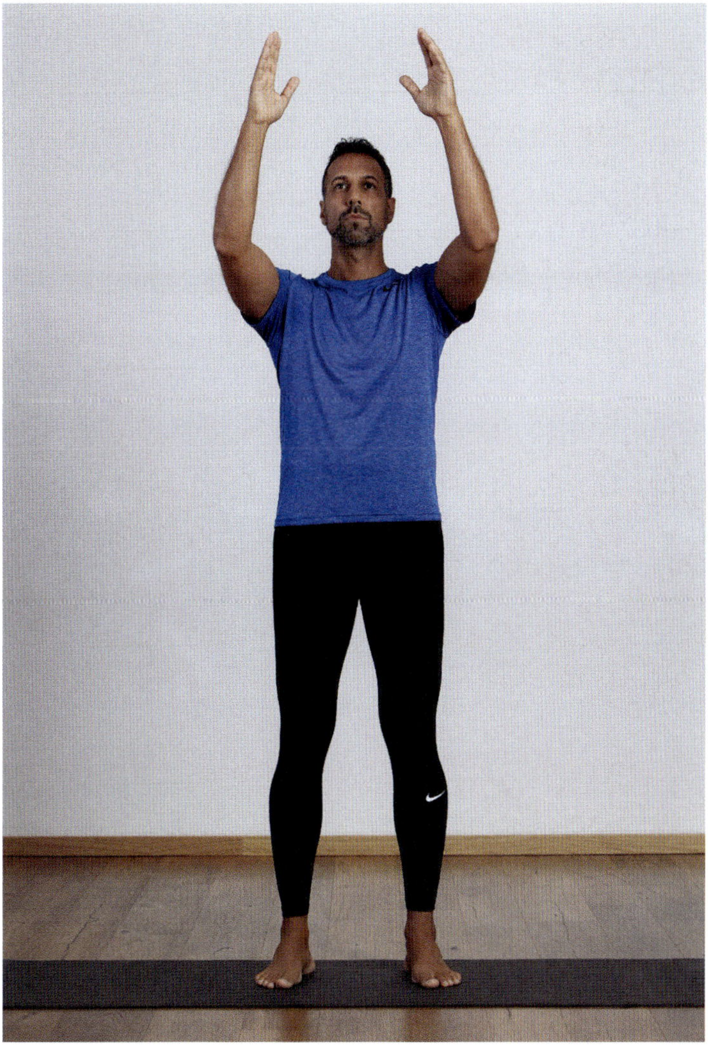

Heben Sie Ihre Hände über den Kopf. Lassen Sie Ihren Schultergürtel herunterhängen.

Aufgepasst: Achten Sie bei hochgestreckten Händen immer auf eine lockere, entspannte Schulterhaltung.

Warum: Bei Überkopfhaltung der Hände werden oft reflektorisch die Schultern hochgezogen. Das belastet unnötig den Nacken.

KISTE HEBEN

Sie brauchen: Kiste

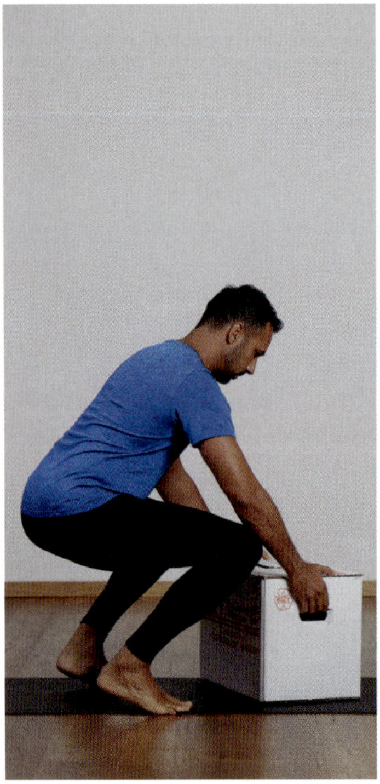
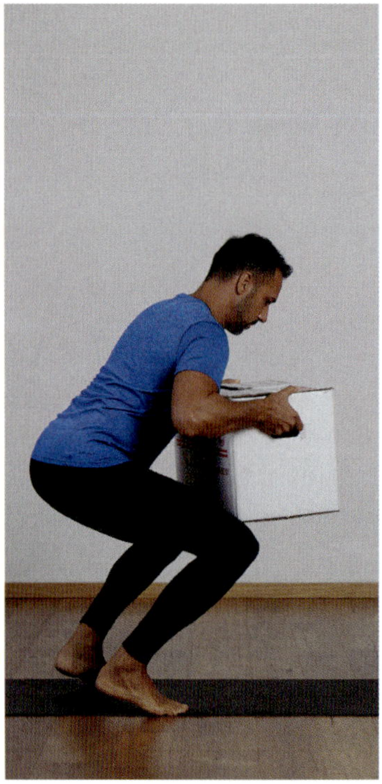
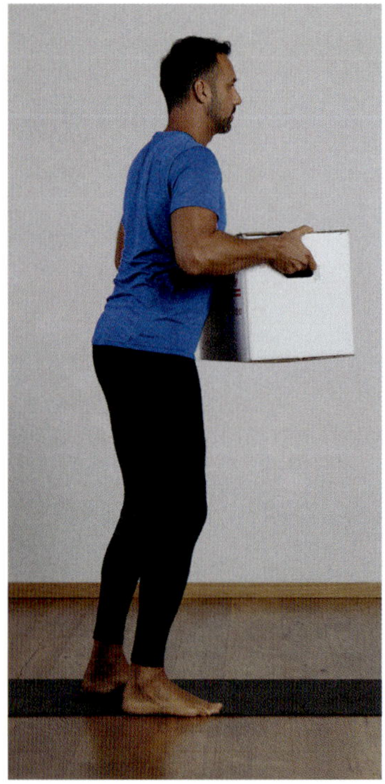

1 Gehen Sie mit gebeugten Knien und geradem Rücken in die Hocke. Nehmen Sie die Kiste mit beiden Händen auf. Ihr Blick ist bodenwärts gerichtet.

2 Ziehen Sie die Kiste eng an den Körper und richten Sie sich langsam auf.

3 Im Aufrichten folgen Sie mit dem Blick der Bewegung. Im Stand blicken Sie geradeaus.

Aufgepasst: Achten Sie auch bei schwereren Lasten auf die richtige Kopf- und Augenhaltung. Legen Sie den Kopf nicht in den Nacken.

Warum: Das Heben schwerer Lasten stellt eine starke Ganzkörperbelastung dar. Schonen Sie mit dieser Haltung Ihren Nacken.

RICHTIG SCHIEBEN

Sie brauchen: Tisch

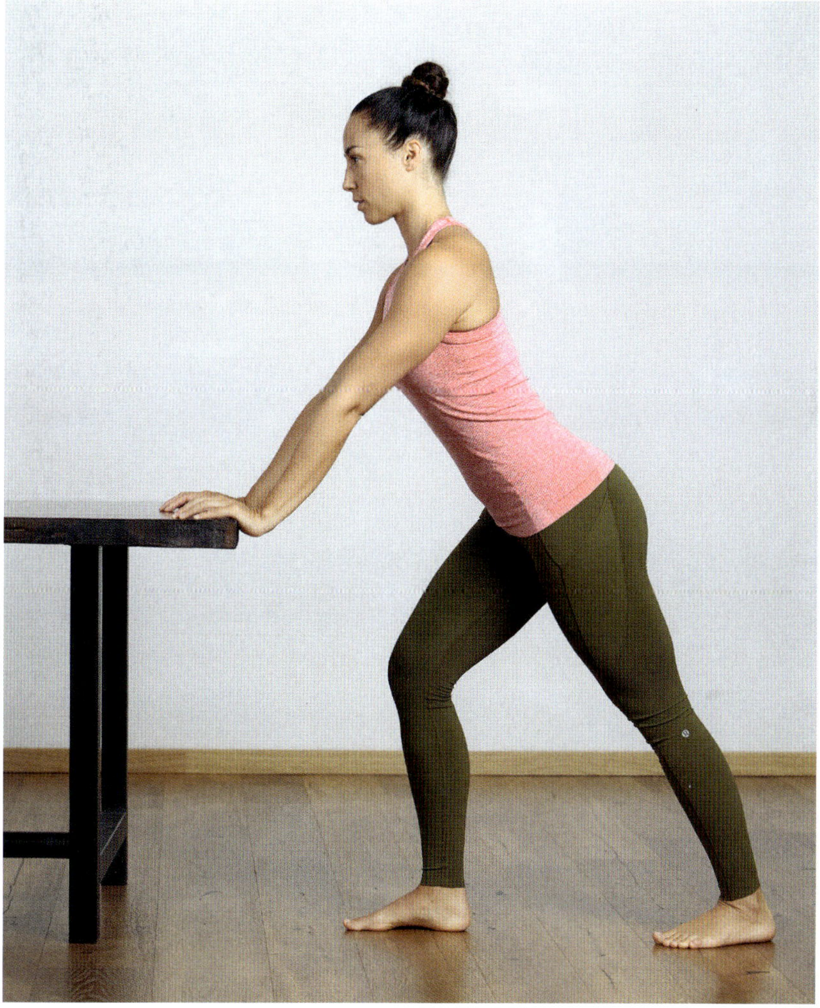

Stellen Sie sich dicht und in Schrittstellung vor den Tisch. Beugen Sie Ihr rechtes Knie etwas an und strecken Sie Ihr linkes Bein, um einen optimalen Stand zu haben. Schieben Sie den Tisch mit gestreckten Ellenbogen weg.

Aufgepasst: Ihr Blick ist geradeaus gerichtet.

Warum: Das Schieben schwerer Lasten stellt eine starke Ganzkörperbelastung dar. Schonen Sie mit dieser Haltung Ihren Nacken.

RICHTIG TRINKEN

Sie brauchen: Trinkglas

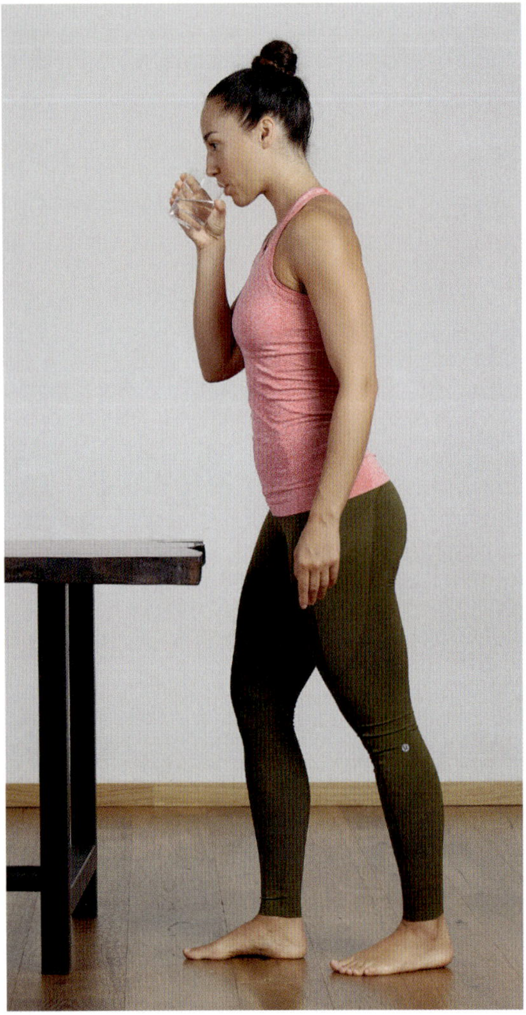

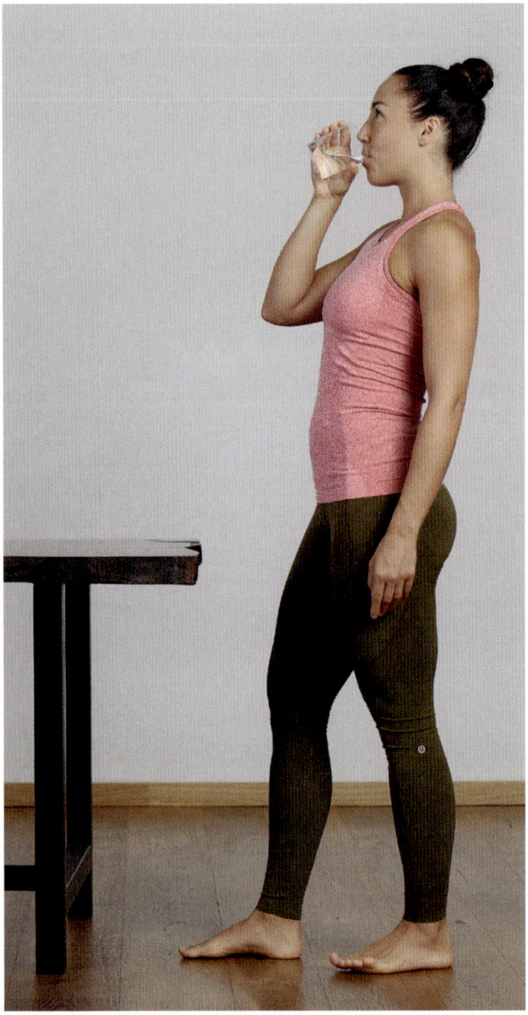

1 Stellen Sie sich aufrecht in Schrittstellung hin. Führen Sie das Glas zum Mund.

2 Verlagern Sie Ihr Körpergewicht zum Trinken auf das hintere Bein.

Aufgepasst: Der Blick geht beim Trinken geradeaus und nicht zur Decke.

Warum: Schonen Sie mit diesem Trinkablauf Ihren Nacken. Das Gleiche geht auch im Sitzen durch leichtes Zurücklehnen, der Blick ist geradeaus gerichtet.

RICHTIG BÜCKEN

Sie brauchen: kein Equipment

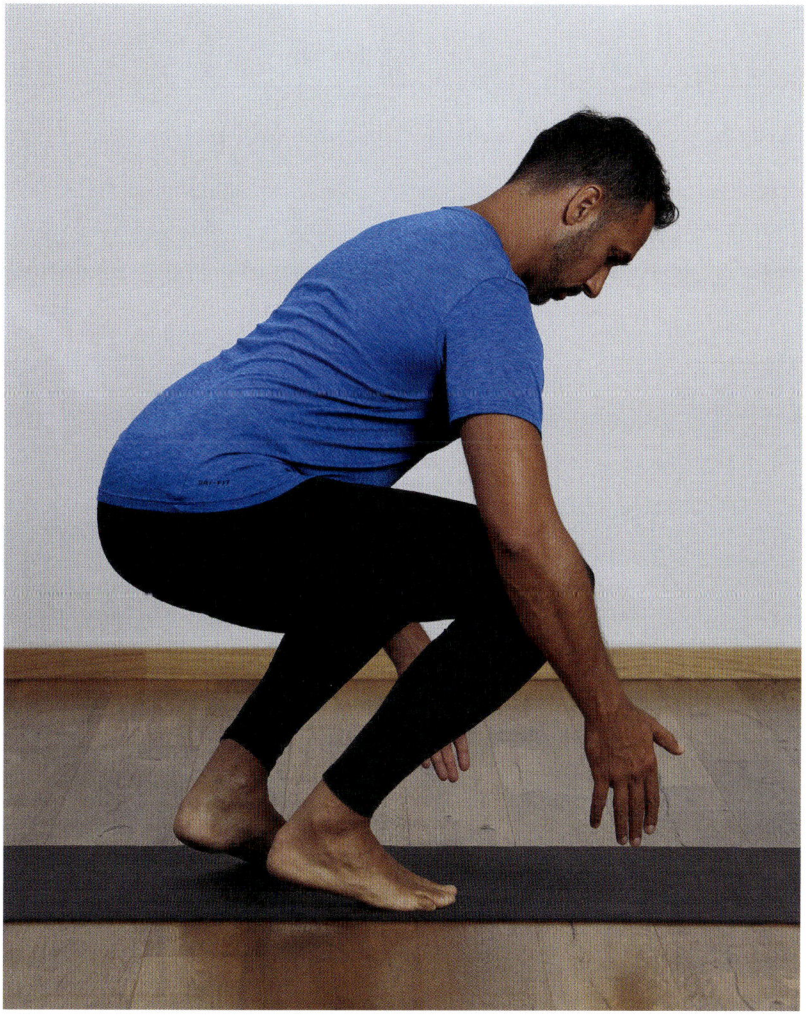

Gehen Sie beim Bücken in die Kniebeuge und bewegen Sie sich mit geradem Rücken in Richtung Boden.

Aufgepasst: Der Blick folgt der Bewegung. In der Bückhaltung ist er bodenwärts gerichtet.

Warum: Schonen Sie auch beim Bücken Ihren Nacken durch den beschriebenen Bewegungsablauf.

ERSTE-HILFE-MASSNAHMEN – WOHLTATEN FÜR DEN NACKEN

Um Ihre Nackenschmerzen zu lindern, habe ich für Sie eine Physiotherapie-Hausapotheke zusammengestellt. Suchen Sie sich das für Sie Beste heraus.

KOPFENTLASTUNG IN RÜCKENLAGE

Sie brauchen: Matte, ovales Kissen

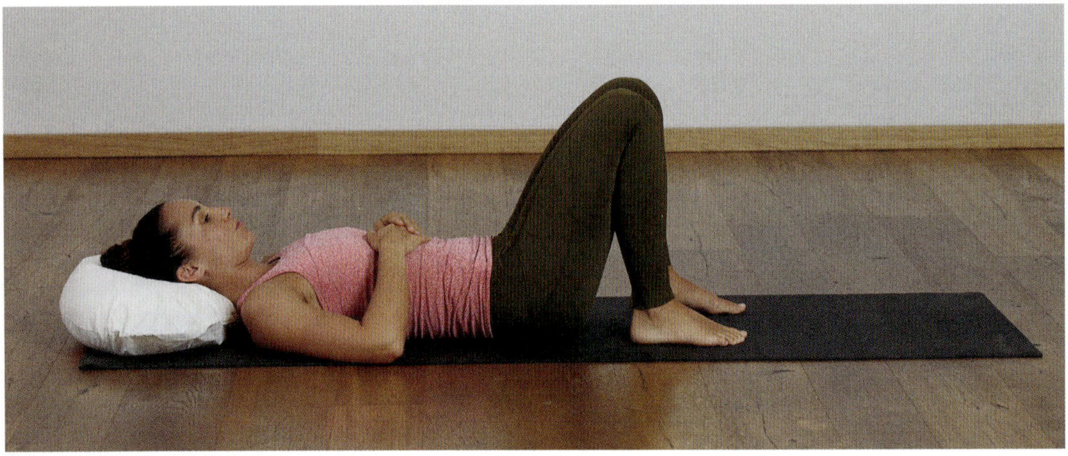

Legen Sie sich in die Rückenlage, stellen Sie Ihre Beine auf und platzieren Sie Ihren Hinterkopf 10 bis 15 Minuten lang auf dem Kissen.

Aufgepasst: Ihre Schultern ruhen auf der Unterlage und nicht auf dem Kissen.

Warum: Auf dem ovalen Kissen bleibt das Volumen des Kopfkissens erhalten, da nichts in die vier Ecken entweichen kann. Das ist eine Entlastung und Wohltat für Kopf und Halswirbelsäule. Wirkt gut bei Kopf- und Nackenschmerzen.

KOPFENTLASTUNG IN BAUCHLAGE

Sie brauchen: Matte, Nackenhörnchen

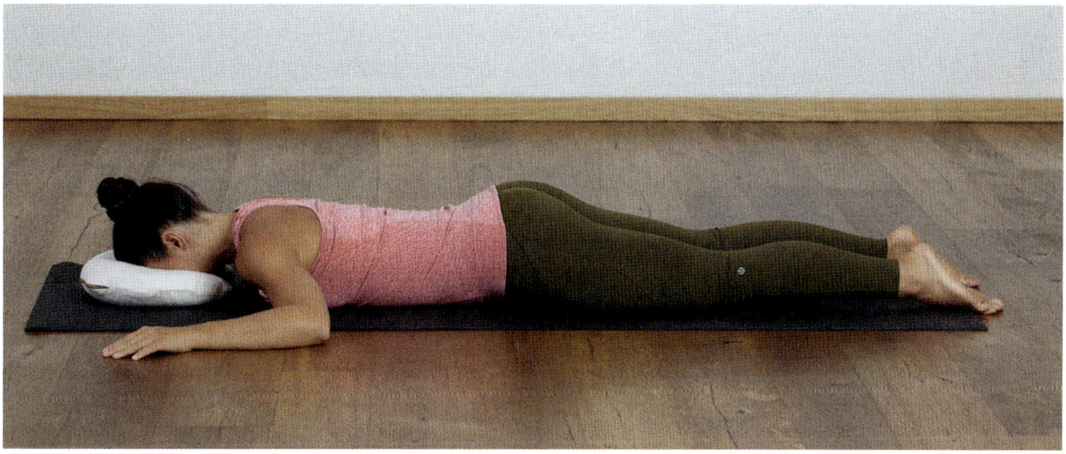

Legen Sie sich entspannt auf den Bauch, die Arme neben Ihren Körper und das Gesicht in das Nackenhörnchen. Atmen Sie ruhig und entspannt.

Aufgepasst: Ihre Stirn liegt mit dem Gewicht auf dem oberen Rand des Nackenhörnchens.

Warum: In der Bauchlage ist die Kopfposition geradeaus gerichtet. Das seitliche Verdrehen des Kopfs wäre ungünstig und würde die Nackenstrukturen unnötig belasten. In der beschriebenen Position entlasten Sie Ihren Kopf und den Nacken optimal.

HALSWIRBELSÄULENENTLASTUNG IN SEITENLAGE

Sie brauchen: Matte, ovales Kissen

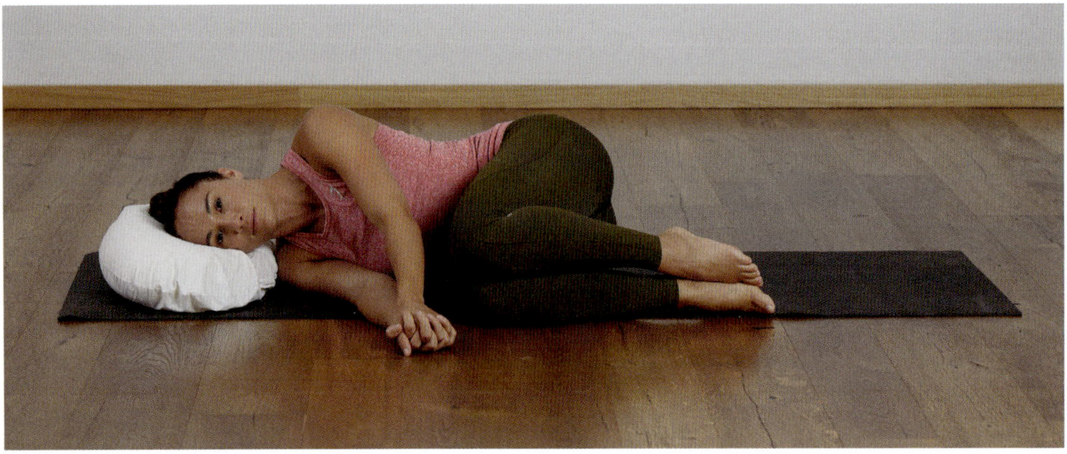

Legen Sie sich wie ein Embryo auf Ihre rechte Körperseite und strecken Sie Ihre Arme locker nach vorn. Die rechte Kopfhälfte ruht 10 bis 15 Minuten lang auf dem ovalen Kissen.

Aufgepasst: Ihre seitliche Halswirbelsäule und Ihr Schultergürtel bleiben optimal gelagert.

Warum: Auf dem ovalen Kissen bleibt das Volumen des Kopfkissens erhalten, da nichts in die vier Ecken entweichen kann. Die Entlastungshaltung zieht Ihre Halswirbelsäule sanft auseinander; das verschafft den Bandscheiben etwas Platz und sie füllen sich wieder mit Flüssigkeit auf. Das ist eine Entlastung und Wohltat für Kopf und Halswirbelsäule. Wirkt gut bei Kopf- und Nackenschmerzen.

KOPF ABLEGEN

Sie brauchen: Tisch, Hocker, ovales Kissen

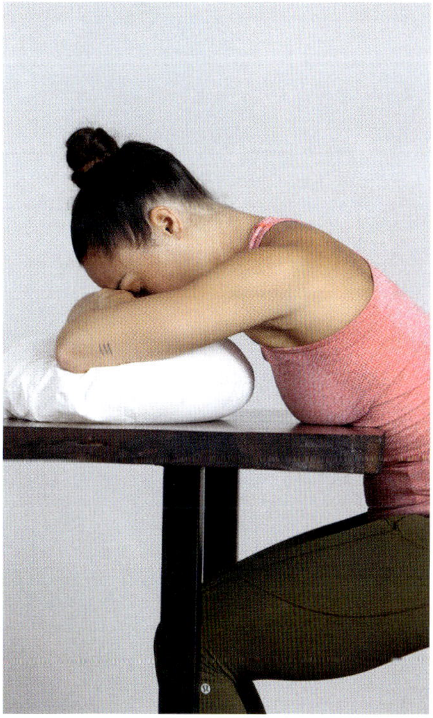

Setzen Sie sich auf die Vorderkante Ihres Hockers. Legen Sie Ihre Arme verschränkt auf den Tisch und dann Ihre Stirn auf die Unterarme. Schließen Sie Ihre Augen und bleiben Sie zumindest 2 bis 4 Minuten in dieser Position.

Aufgepasst: Legen Sie die ganze Schwere Ihres Kopfs auf die Arme, damit sich der Nacken entspannen kann.

Warum: Diese Entlastungshaltung zieht Ihre Halswirbelsäule sanft auseinander; das verschafft den Bandscheiben etwas Platz und sie füllen sich wieder mit Flüssigkeit auf. Das ist eine Wohltat für Kopf und Halswirbelsäule. Wirkt gut gegen Kopf- und Nackenschmerzen.

FRONTALE ENTLASTUNGSHALTUNG

Sie brauchen: Wand

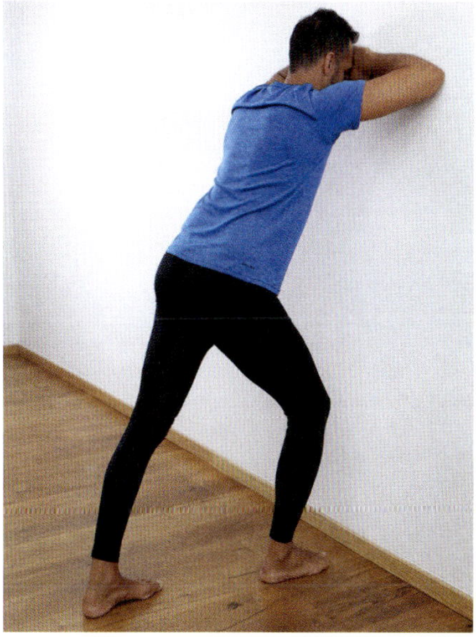

Stellen Sie sich in Schrittstellung vor eine Wand. Legen Sie Ihre Unterarme übereinander in Kopfhöhe an die Wand. Verlagern Sie Ihr Körpergewicht nach vorn und legen Sie Ihre Stirn auf die Unterarme. Bleiben Sie 2 Minuten in dieser Position und atmen Sie gut ein und aus.

Aufgepasst: Ihr Nacken bleibt gerade und gestreckt.

Warum: In dieser Haltung zieht sich Ihre obere Brust- und Halswirbelsäule sanft auseinander, die Schmerzen lassen nach.

RÜCKSEITIGE ENTLASTUNGSHALTUNG

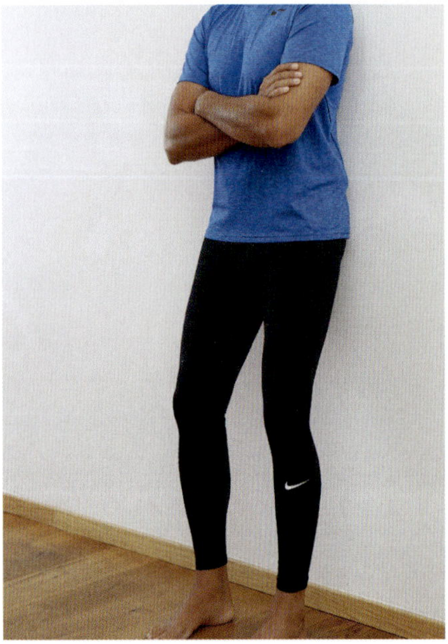

Sie brauchen: Wand

Stellen Sie sich rückwärts an eine Wand, legen Sie Ihren Hinterkopf sanft gegen die Wand und verschränken Sie Ihre Arme vor der Brust. Atmen Sie gut ein und aus und bleiben Sie 2 bis 4 Minuten so stehen.

Aufgepasst: Halten Sie konstant den Kontakt mit Ihrem Kopf zur Wand.

Warum: In dieser Haltung zieht sich Ihre obere Brust- und die Halswirbelsäule sanft auseinander, die Schmerzen lassen nach.

ENTLASTUNGSSITZ

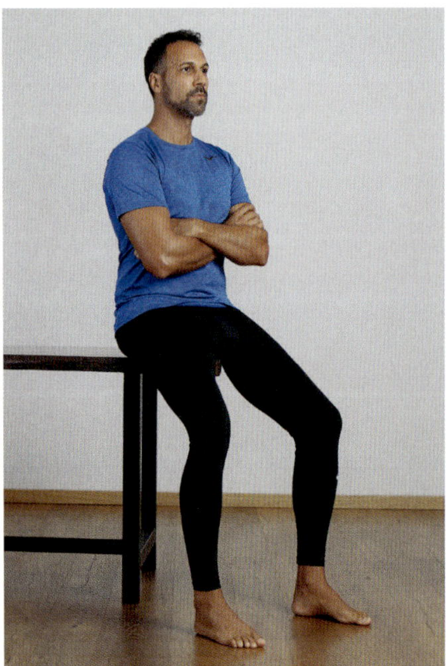

Sie brauchen: Tisch

Setzen Sie sich auf die Ecke eines hohen Tischs. Richten Sie Ihren Rücken und Ihren Nacken auf. Belasten Sie Ihre Füße auf dem Boden. Der Blick ist geradeaus gerichtet.

Aufgepasst: Achten Sie darauf, dass sich Ihre Hüften höher als Ihre Knie befinden. Dadurch richtet sich sowohl der Rücken als auch der Nacken auf.

Warum: In dieser Entlastungshaltung kommt Ihr Oberkörper mit dem Nacken und dem Schultergürtel in eine optimale Aufrichtung. Das entlastet Ihre Bandscheiben.

HALSKRAUSE ZUR SPORADISCHEN ENTLASTUNG

Sie brauchen: Halskrause

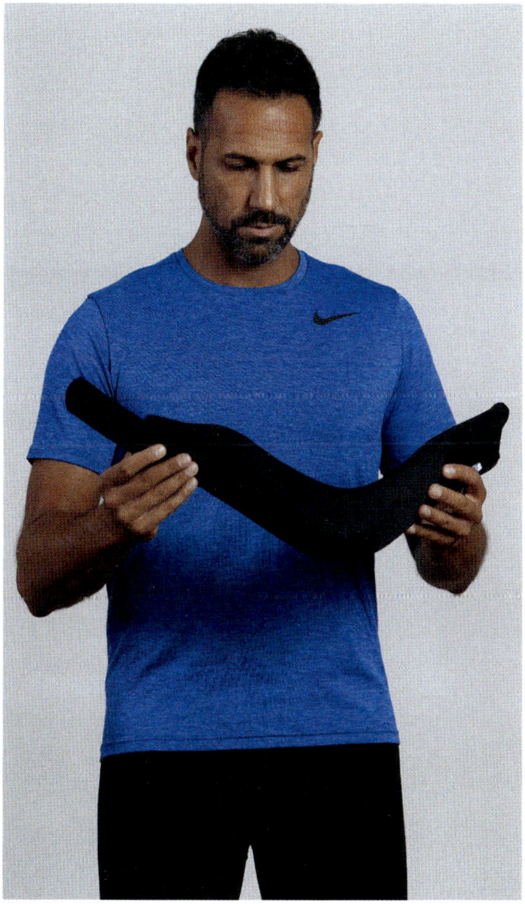

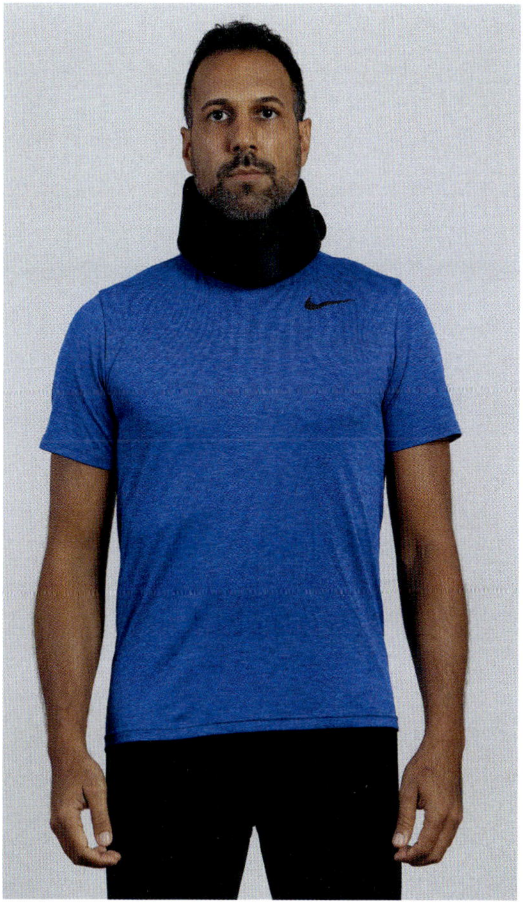

1 Stellen Sie sich aufrecht hin und öffnen Sie die Halskrause.

2 Legen Sie die Halskrause eng an den Hals an. Setzen Sie sie nach Bedarf immer wieder mal im akuten Zustand der ersten beiden Übungswochen ein.

Aufgepasst: Die Halskrause ist eine Unterstützung im Ausnahmefall. Sie sollten sie nicht permanent anwenden.

Warum: Bei Nackeninstabilitäten und/oder Insuffizienz der autochthonen Nackenmuskeln hilft die Halskrause Ihnen dabei, den Nacken vor unbedachten oder zu anstrengenden Belastungen zu schützen.

ARNIKASALBE EINREIBEN

Sie brauchen: Arnikasalbe, Leinentuch

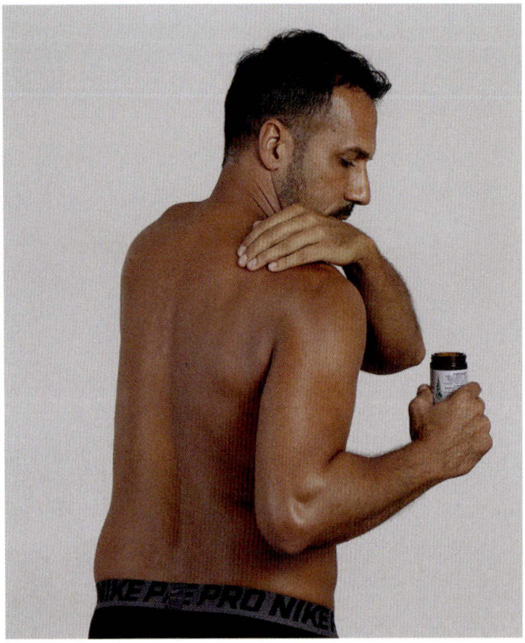

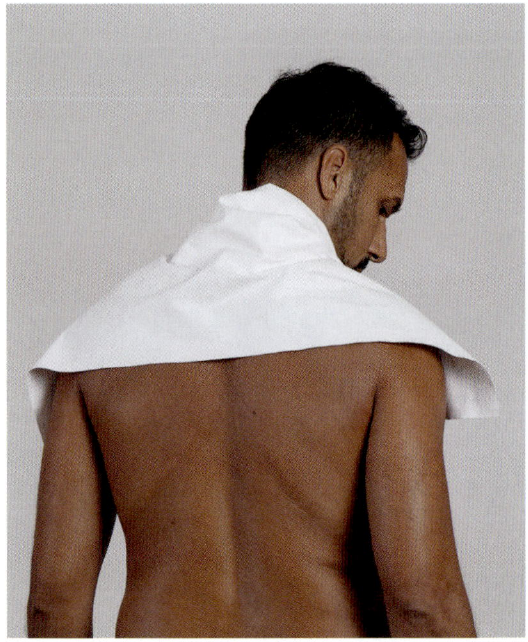

1 Tragen Sie die Arnikasalbe 2- bis 3-mal täglich auf Ihren Nacken auf. Massieren Sie das Produkt danach gründlich und immer mit der gegenüberliegenden Hand auf Ihren Nacken ein.

2 Wickeln Sie ein Leinentuch darum und nehmen Sie bei Bedarf die gelenkspezifische Kopfentlastung in Rückenlage (siehe Seite 132) für etwa 20 bis 30 Minuten ein. Die empfohlene Anwendungsdauer der Salbeneinreibung beträgt nach Prellungen, Zerrungen und Verstauchungen zumindest eine Woche lang.

Aufgepasst: Massieren Sie die Salbe nur ganz sanft in das betroffene Gewebe ein. Vermeiden Sie den versehentlichen Kontakt mit Schleimhäuten, Augen und offenen Hautstellen.

Warum: Arnikasalbe hilft bei stumpfen Verletzungen wie Verstauchung, Prellung, Schwellung oder Bluterguss. Sie wirkt entzündungshemmend, schmerzlindernd und abschwellend.

KÖRPERWARMER SALZWICKEL

Sie brauchen: Schüssel, Wasser, Salz, Leinentuch, Tisch, Hocker, ovales Kissen

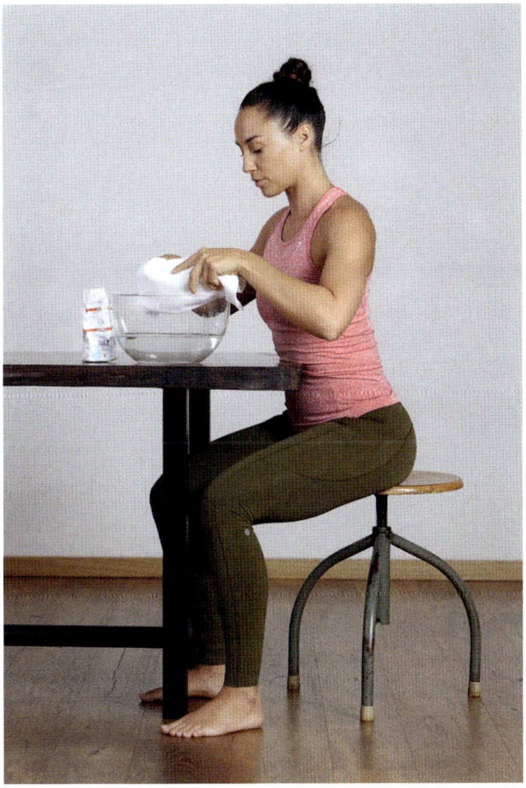

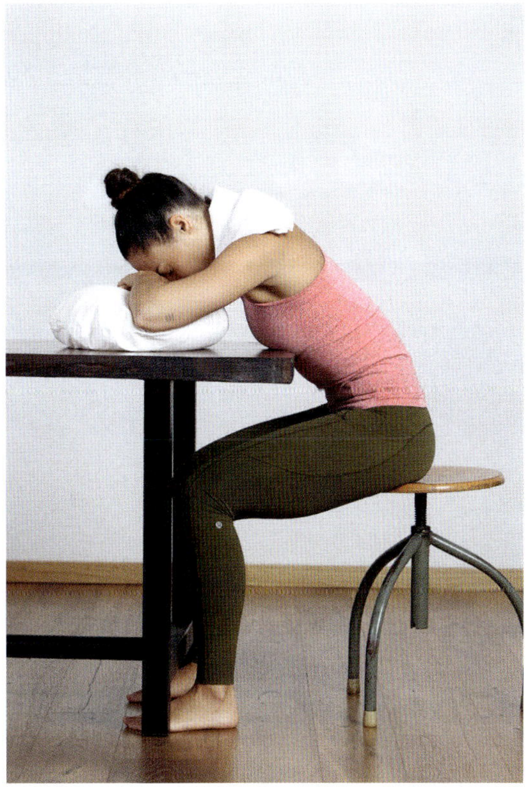

1 Tauchen Sie ein Leinentuch in eine 3- bis 4-prozentige körperwarme Salzlösung (entspricht 30 bis 40 Gramm Haushaltssalz pro Liter körperwarmem Wasser).

2 Legen Sie es ausgewrungen um Ihren Nacken und bringen Sie sich etwa 20 Minuten lang in die Entlastungsposition für Ihren Nacken.

Aufgepasst: Sie sollten den Wickel abnehmen, wenn Sie ein Kältegefühl im Nacken empfinden. Wenden Sie ihn nicht bei offenen Wunden oder Hautverletzungen an.

Warum: Der körperwarme Salzumschlag ist häufig bei vielen Gelenkerkrankungen das Mittel der Wahl, da hierbei kein thermischer Reiz, wie Wärme oder Kälte, gesetzt wird. Diese Anwendung hilft bei Reizzuständen, Entzündungen und Schwellungen.

GUT ATMEN

Sie brauchen: Matte, Buch

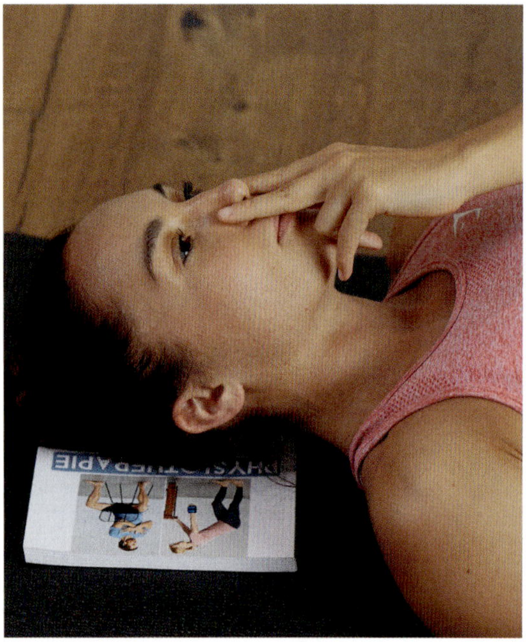

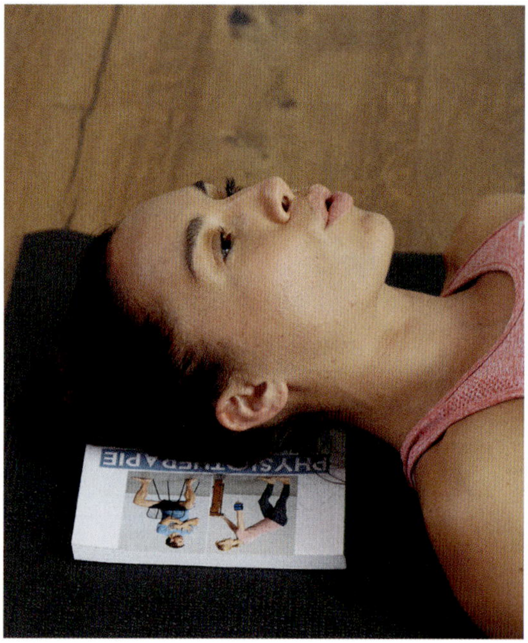

1 Legen Sie sich entspannt auf die Matte und unterlagern Sie Ihren Kopf mit einem Buch. Stellen Sie Ihre Beine so auf, dass Ihre Knie zur Decke zeigen. Die Arme liegen neben dem Körper auf dem Boden. Machen Sie mit Zeige- und Mittelfinger eine schmale Nase und drücken Sie die Nasenflügel zusammen. Holen Sie durch Ihre Nase Luft.

2 Lassen Sie die Luft geräuschvoll pustend durch den Mund wieder ausströmen. Wiederholen Sie diesen Atemvorgang 10-mal. Versuchen Sie, den Ausatmungsvorgang länger zu halten als den darauffolgenden Einatmungsvorgang.

Aufgepasst: Atmen Sie ruhig und gleichmäßig.

Warum: Mit dieser Atemübung verbessern Sie Ihre Atemtiefe. Die Luft strömt durch die Nase gleichmäßig, gereinigt und vorgewärmt in Ihren Körper. Die Ausatmung kann kontrolliert und geräuschvoll durch den Mund entweichen. Die Ausatmung ist länger als die Einatmung. Das ist wirksam bei Nackenschmerzen, Zwerchfellverspannungen und bei Stress.

BRUSTKORB UND NACKEN BEFREIEN

Sie brauchen: Matte, ovales Kissen

1 Legen Sie sich entspannt auf die Matte und unterlagern Sie Ihren Kopf mit einem Kissen. Stellen Sie Ihre Beine so auf, dass Ihre Knie zur Decke zeigen. Die Arme liegen neben dem Körper auf dem Boden. Holen Sie durch Ihre Nase Luft.

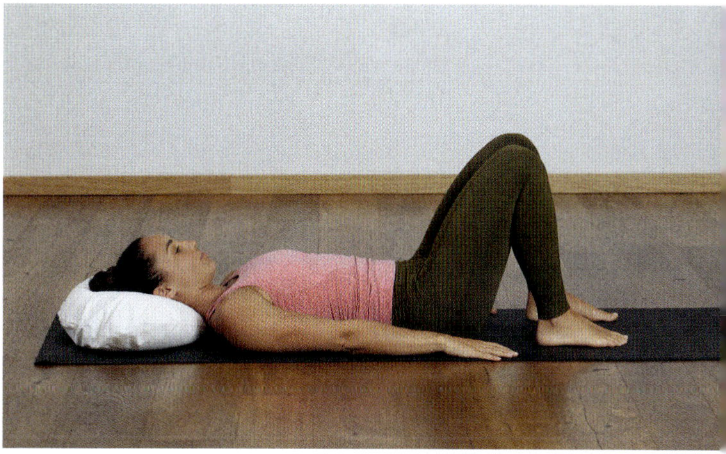

2 Heben Sie dabei Ihre Arme hoch. Belassen Sie Ihre Arme hinter Ihrem Kopf über 10 Atemzüge lang. Mit der nächsten Ausatmung legen Sie Ihre Arme wieder neben Ihrem Körper ab.

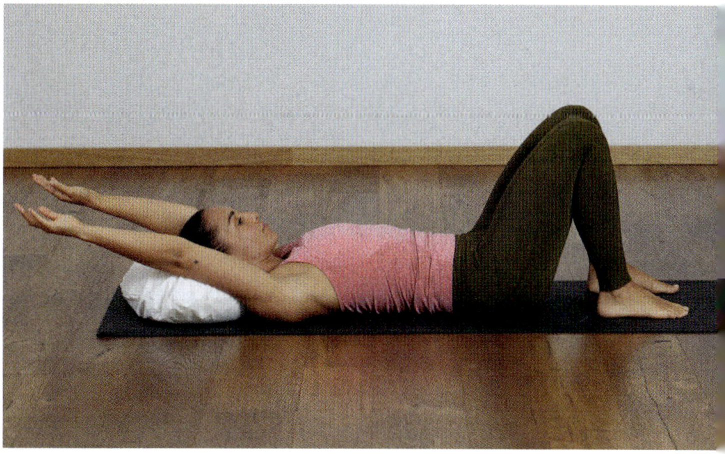

Aufgepasst: Atmen Sie in der Dehnposition ruhig und gleichmäßig weiter.

Warum: Mit dieser Atemübung dehnen Sie Ihren Nacken und öffnen Ihren Brustkorb. Ihre Ausatmung vertieft sich durch den Reiz der Dehnposition der Einatmungshaltung. Das ist wirksam bei Nackenverkürzungen, Zwerchfellverspannungen und Stress.

GÄHNEN

Sie brauchen: kein Equipment

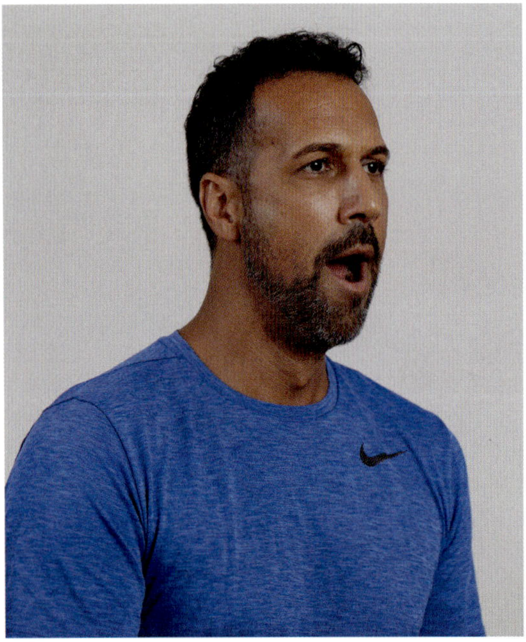

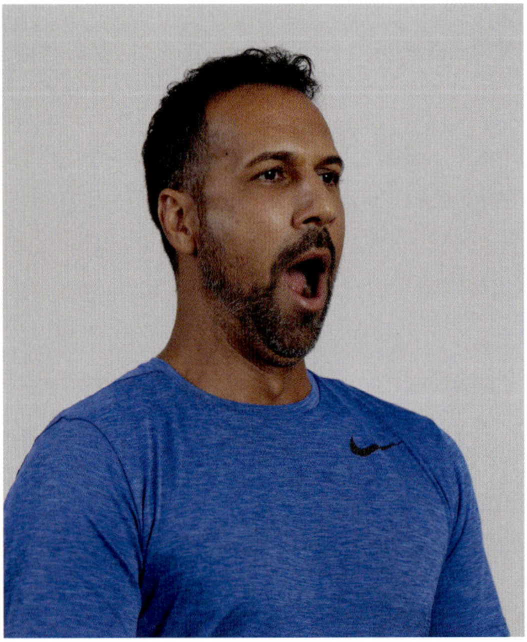

1 Atmen Sie durch den geöffneten Mund ein und stellen Sie sich dabei vor, dass sich Ihr Gaumensegel bis unter Ihr Schädeldach hochzieht.

2 Öffnen Sie Ihren Mund weit. Hören Sie bei der Ausatmung das typische Gähngeräusch, wie einen Hauch. Spüren Sie, wie sich Augen und Mund befeuchten.

Aufgepasst: Das Gähnen will geübt sein. Oft hilft die Vorstellung, einem Baby oder einem Löwen beim Gähnen zuzusehen.

Warum: Gähnen ist die tiefste und intensivste Atmungsform. Bei stressbedingten Atemstörungen mit Nackenschmerzen regulieren Sie mit dem Gähnen Ihre Atmung und auch Ihren Stresslevel.

KÜHLFLASCHE

Sie brauchen: Tisch, ovales Kissen, Gummiflasche, bei Bedarf mit Hülle

Kühlen Sie eine Gummiflasche im Eisschrank. Setzen Sie sich an einen Tisch. Legen Sie die Kühlflasche in den Nacken und anschließend Ihre Unterarme entspannt auf dem Tisch ab. Kühlen Sie Ihren Nacken für etwa 10 Minuten damit oder bis Sie das Gefühl haben, dass die Flasche nicht mehr kalt genug ist.

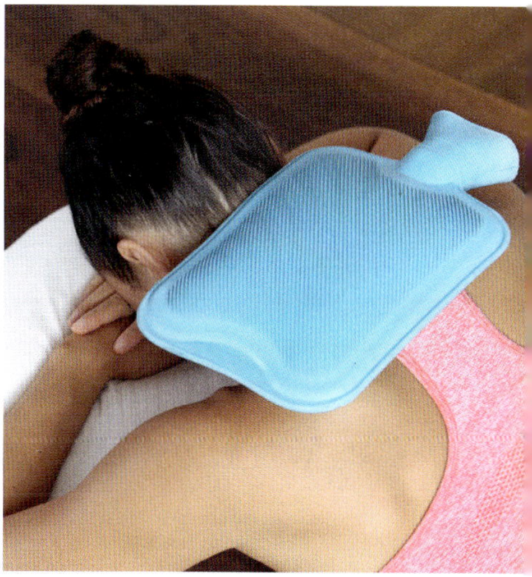

Aufgepasst: Verwenden Sie die Kühlflasche bei Bedarf mit einer Umhüllung wie einem Leinentuch.

Warum: Mit dieser Kühlung Ihres Nackens erreichen Sie eine Schmerzlinderung, Abschwellung und Entzündungsminderung.

WÄRMFLASCHE

Sie brauchen: Tisch, ovales Kissen, Gummiflasche, bei Bedarf mit Hülle

Befüllen Sie eine große Wärmflasche halb voll mit etwa 60 Grad warmem Wasser. Setzen Sie sich an einen Tisch. Legen Sie die Wärmflasche in den Nacken und anschließend Ihre Unterarme entspannt auf dem Tisch ab. Wärmen Sie Ihren Nacken so lange, wie eine angenehme Wärme spürbar ist.

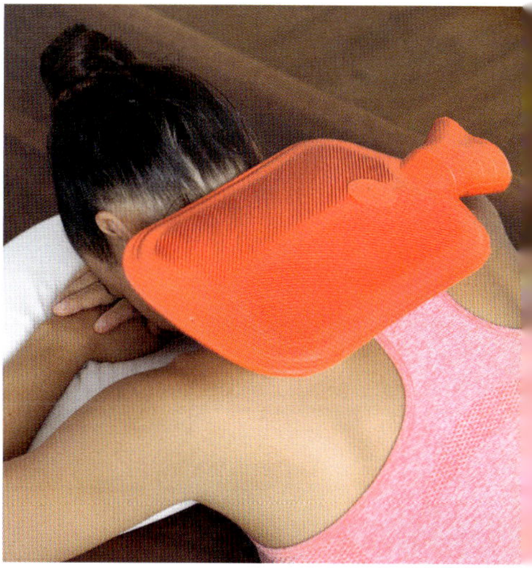

Aufgepasst: Befüllen Sie die Wärmflasche nicht zu heiß und nicht zu prall und umhüllen Sie sie bei Bedarf mit einem Tuch.

Warum: Moderate, trockene Wärme löst Verspannungen im Nackenbereich wirksam auf und hilft durchblutungsfördernd und lindernd bei Schmerzen in diesem Bereich.

OBERE LYMPHBAHNEN ENTLASTEN

Sie brauchen: kein Equipment

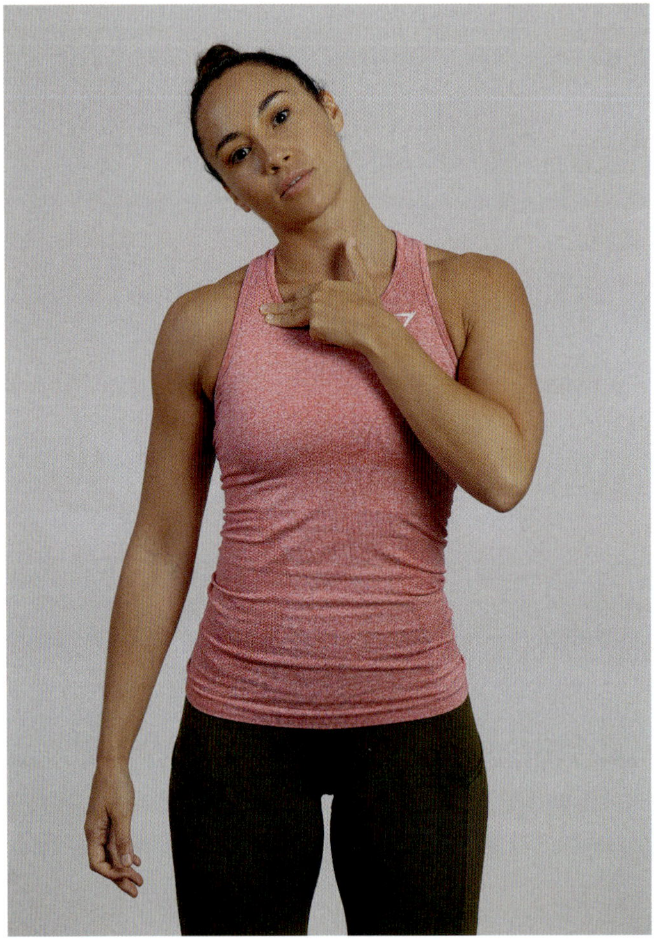

Stellen Sie sich entspannt hin und legen Sie Ihren Kopf leicht zur rechten Seite. Greifen Sie mit den Mittel- und Ringfingerspitzen Ihrer linken Hand in das Grübchen oberhalb Ihres rechten Schlüsselbeins. Führen Sie leichte, kreisende Bewegungen im Gewebe aus. Der sanfte Druck geht dabei immer in Richtung des Halses.

Aufgepasst: Die Finger bewegen sich nur mit sehr leichtem Druck.

Warum: Mit dieser Maßnahme öffnen Sie die oberen Lymphbahnen. Das hilft sehr gut gegen Schmerzen, Stauungen und Schwellungen im Kopf- und Nackenbereich.

PARTNERNACKENMASSAGE

Sie brauchen: Partner, Hocker, Tisch, Kissen

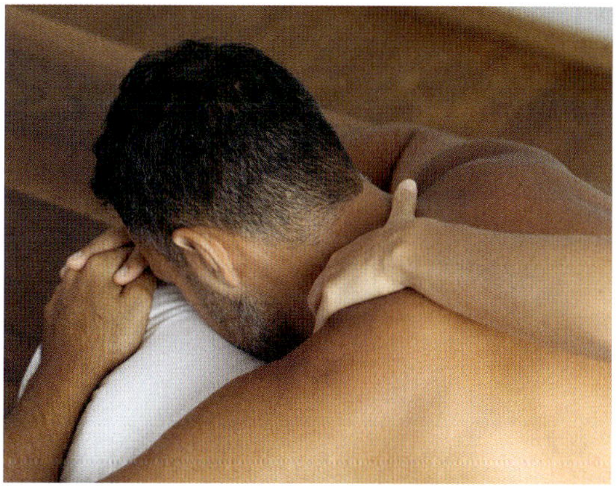

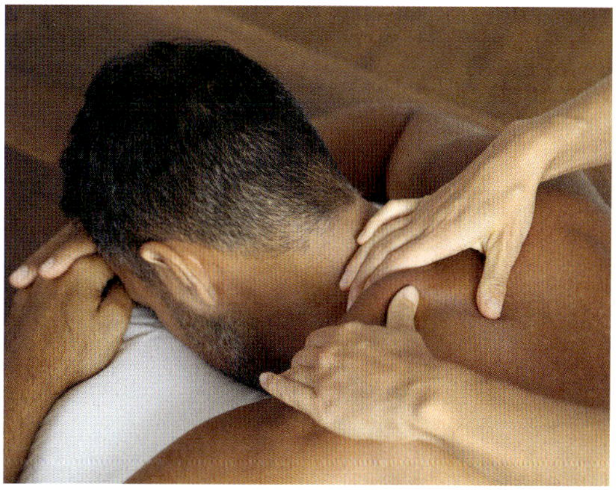

1 Setzen Sie sich auf einen Hocker und neigen Sie Ihren Oberkörper vorwärts zum Tisch. Legen Sie Ihren Kopf auf das Kissen. Ihr Partner steht hinter Ihnen und führt mit geöffneter Hand zu Beginn der Massage 10 Ausstreichungen - immer beginnend am Hinterkopf - über den Nacken bis zu den Schultern durch.

2 Ihr Partner massiert mit beidhändiger Knettechnik Ihren Nacken.

Aufgepasst: Nicht auf der Wirbelsäule oder den Schulterblättern massieren.

Warum: Die Nackenmassage löst tief sitzende Verkrampfungen im Schulter-Nacken-Bereich wieder auf. Das bringt Linderung bei Schulter-, Nacken- und Kopfschmerzen.

PARTNERSCHULTERMASSAGE

Sie brauchen: Partner, Hocker, Tisch, Kissen

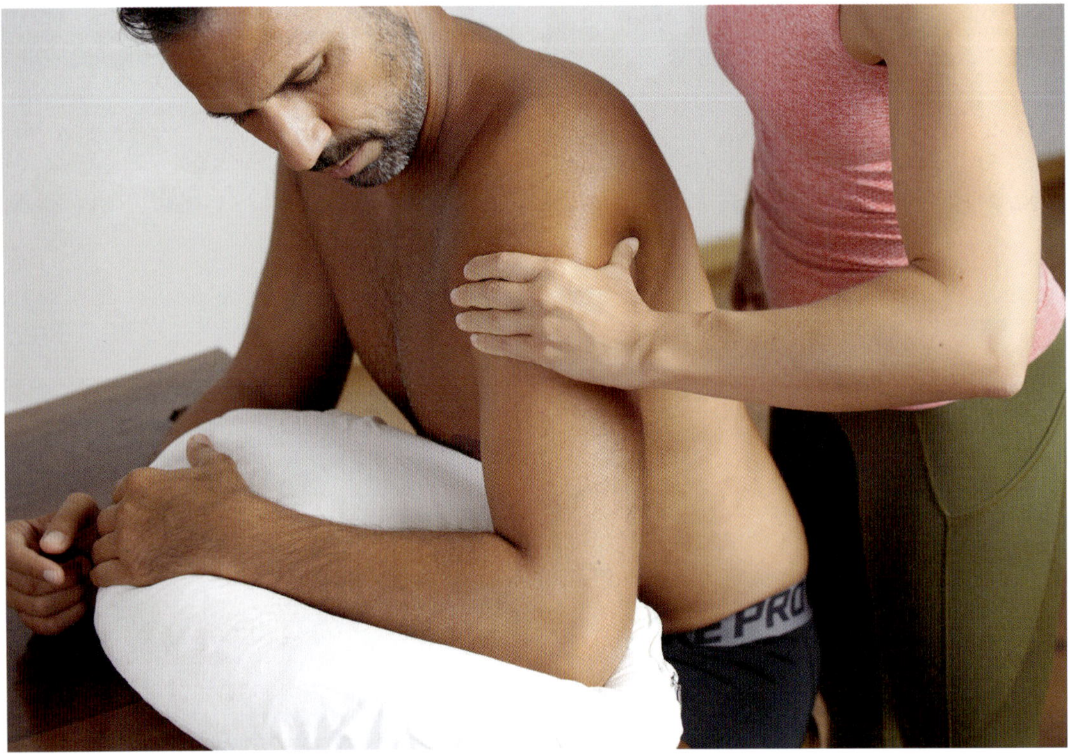

Setzen Sie sich auf einen Hocker an einen Tisch und legen Sie Ihren linken Unterarm entspannt auf das Kissen. Ihr Ellenbogen ist um 90 Grad gebeugt. Ihr Partner steht seitlich hinter Ihnen und massiert mit sanftem Druck von unten nach oben 10-mal den Muskel durch.

Aufgepasst: Ihr Partner massiert Sie sanft und flächig; es soll kein kneifendes Gefühl auftreten.

Warum: Mit dieser Technik lösen Sie Verspannungen im Deltamuskel des Oberarms. Dieser Muskel »startet« alle Schulterbewegungen und sollte gut in Form sein. Das verschafft Linderung bei Nacken- und Schulterschmerzen.

CUPPING, PRESSUR UND TAPING – EIN DYNAMISCHES TRIO

Mit diesen gezielten und faszienlösenden Maßnahmen können Sie schnell und entscheidend selbst aktiv werden.

KIEFERCUPPING

Sie brauchen: 1 kleinen Cup

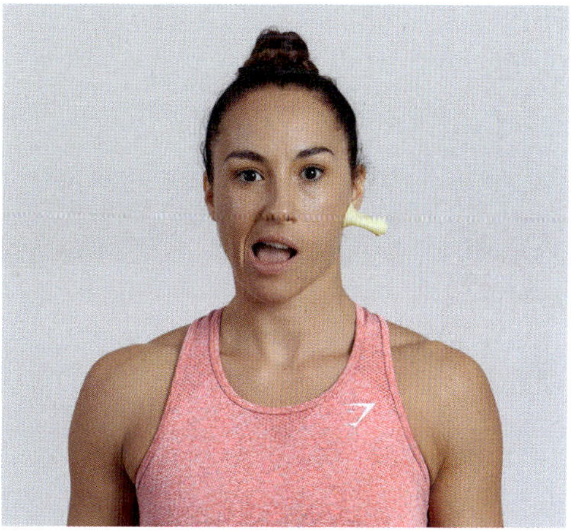

1 Halten Sie Ihren Mund locker geöffnet. Drücken Sie einen weichen Cup am Rand ein und erzeugen Sie einen Unterdruck. Setzen Sie den Cup mit der Öffnung genau auf Ihr linkes Kiefergelenk. Verschieben Sie Ihren Unterkiefer nach rechts.

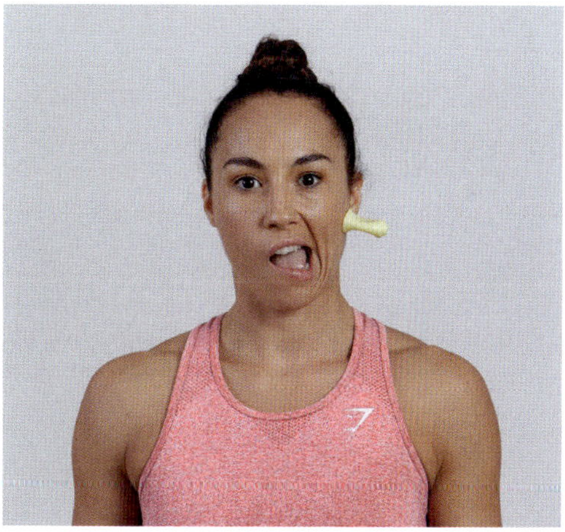

2 Verschieben Sie Ihren Unterkiefer nach links.

Aufgepasst: Der Mund bleibt locker geöffnet.

Warum: Mit dieser Übung lösen Sie das Gewebe an Ihrem linken Kiefergelenk. Anschließend spüren Sie eine leichte Befreiung im Kieferbereich. Diese Übung löst Schmerzen im Gesicht und hilft bei Kau- und Kieferstörungen sowie CMD (craniomandibuläre Dysfunktionen).

HALSCUPPING

Sie brauchen: 1 großen Cup

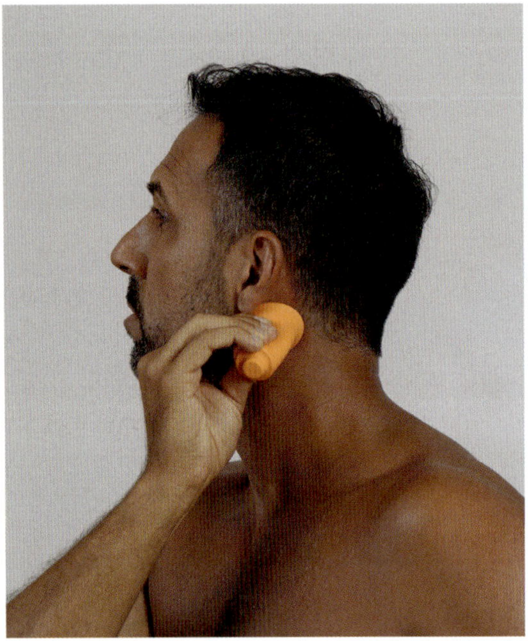

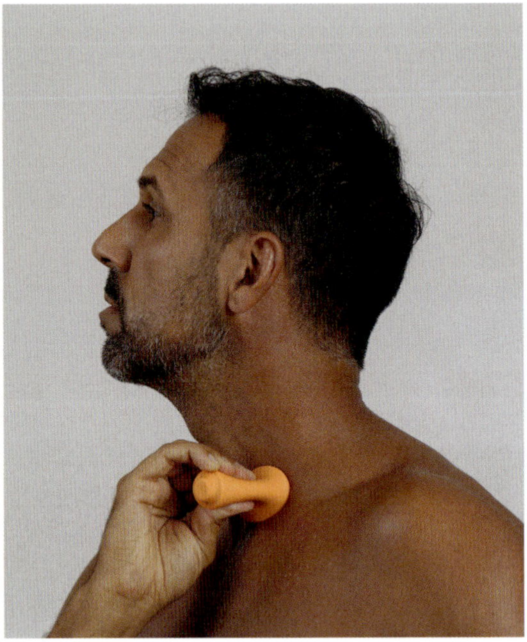

1 Drücken Sie einen weichen Cup am Rand ein und erzeugen Sie einen Unterdruck. Platzieren Sie den Cup unterhalb des Ohrs.

2 Gleiten Sie mit dem Cup bis oberhalb des Schlüsselbeins. Wiederholen Sie das Cuppen 10-mal auf und ab.

Aufgepasst: Cuppen Sie nicht auf dem Schluckknorpel, Ihrem Adamsapfel.

Warum: Im vorderen und seitlichen Bereich Ihres Halses liegt der sogenannte Hautmuskel, das Platysma. Es verbindet den Brustkorb mit dem Kopf. Eine angespannte Mimik, Stress oder ein Erschrecken verspannen den Muskel. Mit dieser Übung lösen Sie entsprechende fasziale Veränderungen. Das ist gut gegen Verspannungen im gesamten Schulter-Nacken-Bereich, für die Mimik und hilft bei Kiefer- und Mundwinkelfehlstellungen.

NACKENCUPPING

Sie brauchen: 1 großen Cup

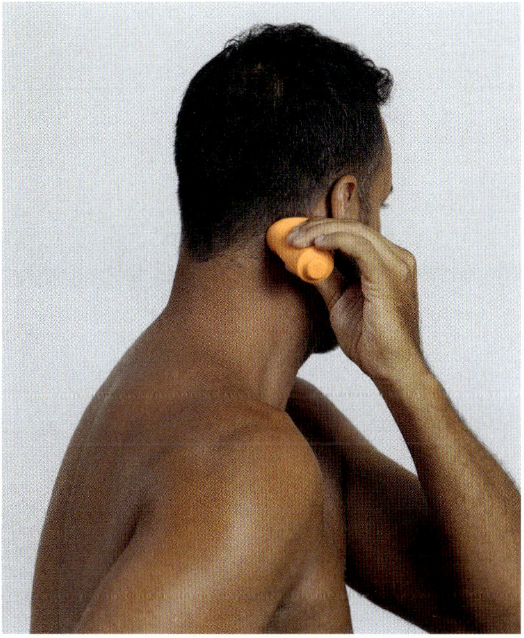

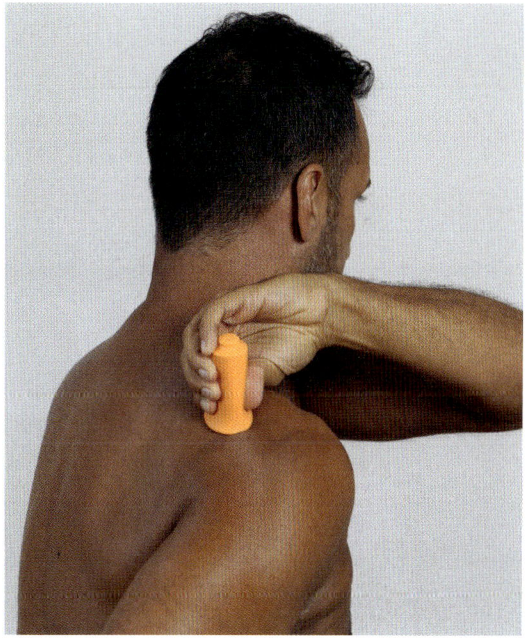

1 Neigen Sie Ihren Kopf leicht nach links. Drücken Sie den Rand eines großen Cups ein und setzen Sie ihn mit der offenen Seite auf Ihren Nackenmuskel rechts unterhalb des Schädelknochens.

2 Gleiten Sie 10-mal mit dem Cup in Richtung Ihrer rechten Schulter und wieder zurück zum Schädelknochen.

Aufgepasst: Ihr Blick bleibt nach vorn gerichtet; die Kopfseitneige bleibt erhalten. Legen Sie Ihren Kopf nicht in den Nacken.

Warum: Die Übung löst sanft und nachhaltig Ihren Nackenbereich. Sie hilft bei Kopf-, Nacken- und Schulterschmerzen.

OBERARMCUPPING

Sie brauchen: 1 großen Cup, Hocker, Tisch

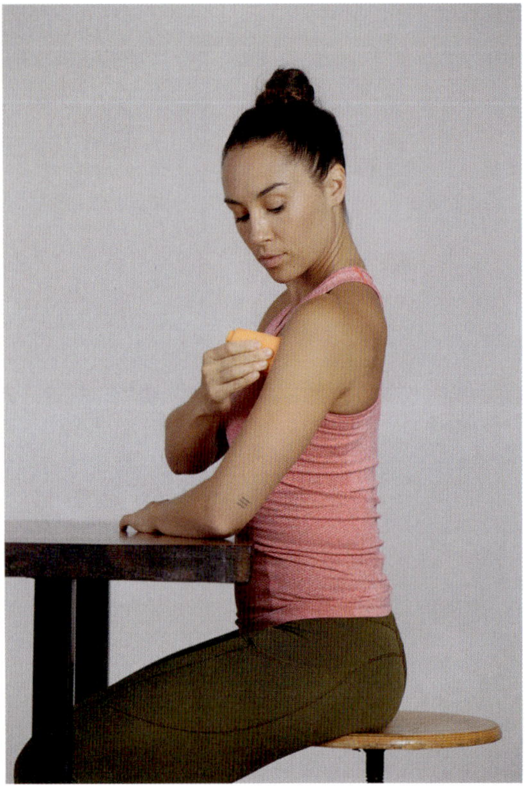

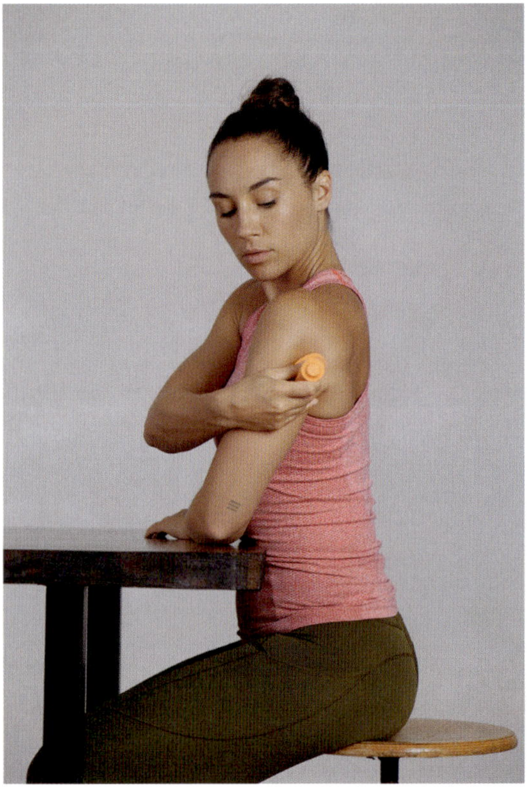

1 Setzen Sie sich auf einen Hocker und legen Sie Ihren linken Unterarm entspannt auf Ihre Oberschenkel oder einen Tisch. Drücken Sie den Rand des großen Cups zusammen und setzen Sie die offene Seite mit Ihrer rechten Hand auf Ihren Deltamuskel mit seinem v-förmigen Rand.

2 Gleiten Sie 10-mal am vorderen und anschließend am hinteren Rand des Muskels auf und ab.

Aufgepasst: Gleiten Sie genau auf dem Muskelrand.

Warum: Diese Übung löst den Deltamuskel und entlastet dadurch Ihr Schultergelenk. Das hilft bei Nackenschmerzen und Schulter-Arm-Beschwerden.

NACKENTRIGGER

Sie brauchen: kein Equipment

Setzen Sie sich aufrecht hin und spüren Sie mit Ihrem linken Mittelfinger den Triggerpunkt auf der rechten Seite des Nackens auf (siehe Abbildung auf Seite 152). Halten Sie diesen Punkt so lange - etwa 1 bis 2 Minuten - gedrückt, bis Sie eine deutliche Schmerzreduktion spüren. Dann erst lassen Sie ihn wieder los.

Aufgepasst: Der Triggerpunkt fühlt sich fest elastisch an und ist verschiebbar.

Warum: Mit dem Nackentrigger lösen Sie Ihren gesamten Nackenbereich. Dies ist wirksam bei einem Schulter-Arm-Syndrom, Nacken- und Kopfschmerzen.

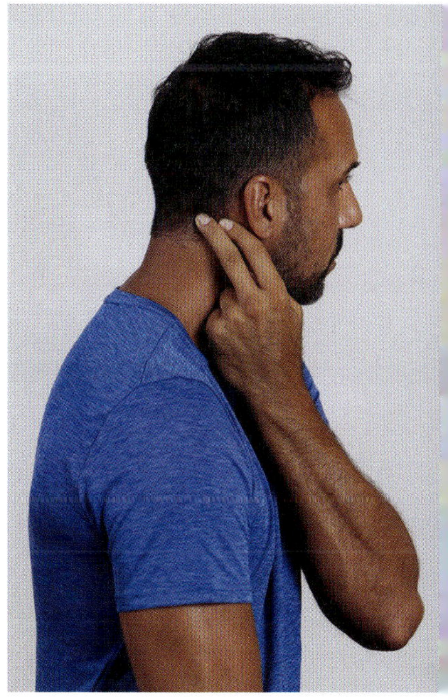

BRUSTTRIGGER

Sie brauchen: kein Equipment

Setzen Sie sich aufrecht hin und spüren Sie mit Ihrem linken Mittelfinger den Triggerpunkt im rechten Brustmuskel auf (siehe Abbildung auf Seite 152). Halten Sie diesen Punkt so lange - etwa 1 bis 2 Minuten - gedrückt, bis Sie eine deutliche Schmerzreduktion spüren. Dann erst lassen Sie ihn wieder los.

Aufgepasst: Der Triggerpunkt fühlt sich fest elastisch an und ist verschiebbar. Drücken Sie nicht auf eine Rippe (diese fühlt sich hart und unbeweglich an).

Warum: Mit dem Brusttrigger lösen Sie Ihren gesamten Nacken- und Schulterbereich nachhaltig. Dies ist wirksam bei einem Schulter-Arm-Syndrom, Nacken- und Kopfschmerzen.

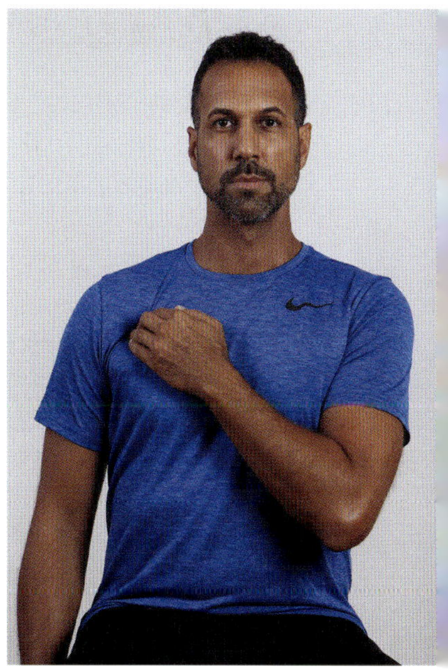

SCHMERZPRESSUR

Sie brauchen: Zirbenstäbchen

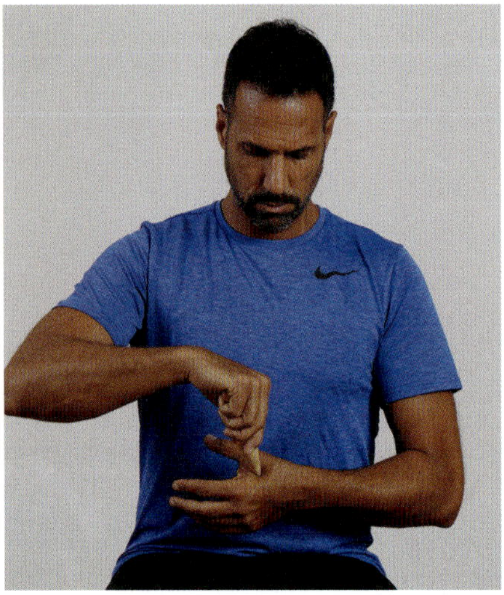

Die Spitze des Zirbenstäbchens wird in Richtung des Akupunkturpunktes Di 4 (siehe Abbildung unten) gehalten. Nehmen Sie das Stäbchen mit der Spitze nach vorn in Ihre rechte Hand und drücken Sie die Spitze zunächst leicht auf den Akupunkturpunkt Di 4 an Ihrem linken Handrücken. Sie spüren einen ganz milden Schmerz, wenn Sie den Punkt genau getroffen haben. Steigern Sie nach Ihrem Empfinden zunehmend den Druck und halten Sie diesen dann 1 bis 2 Minuten lang. Es kann sich ein »elektrisches« Empfinden einstellen. Das ist das in der traditionellen chinesischen Medizin (TCM) beschriebene Qi-Gefühl mit der höchsten Wirksamkeit.

Aufgepasst: Fangen Sie bei der Akupressur zunächst sanft an. Die behandelte Stelle zeigt anschließend maximal eine leichte Rötung, aber nie eine blaue Verfärbung. Wenden Sie Akupressur nicht während der Schwangerschaft an.

Warum: Diese Akupressur wirkt generell schmerzlindernd und entkrampfend. Sie ist speziell gut einsetzbar bei Schulter- und Nackenbeschwerden, da diese Regionen im Meridianverlauf liegen, aber prinzipiell gegen Schmerzen aller Art.

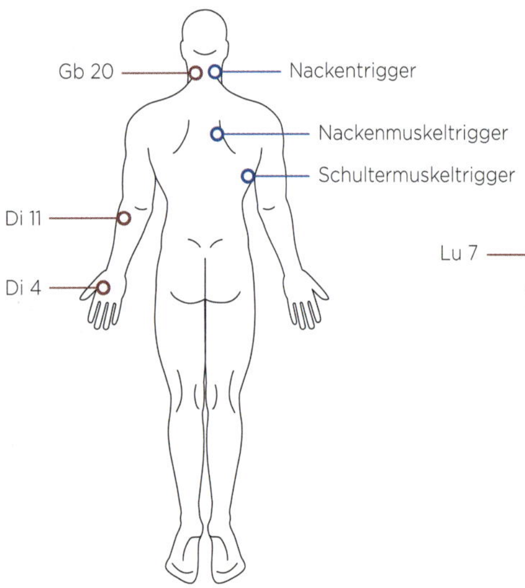

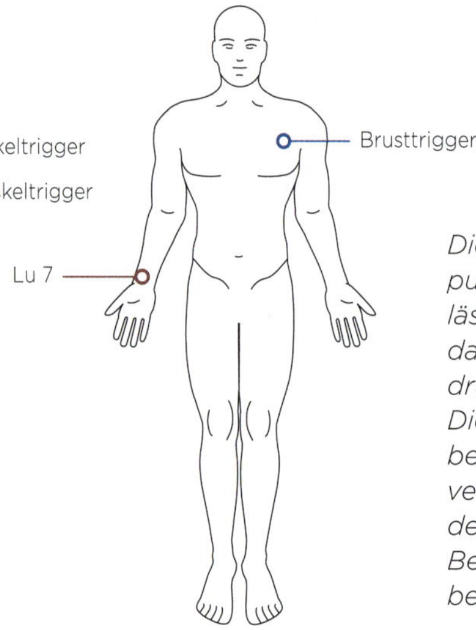

Die genaue Lage der Akupunktur- und Triggerpunkte lässt sich leicht ertasten, da die Punkte in der Regel druckempfindlich reagieren. Die eingezeichneten Punkte befinden sich spiegelverkehrt jeweils auch auf der anderen Körperseite. Behandeln Sie immer die betroffene Seite.

ENTZÜNDUNGSPRESSUR

Sie brauchen: Zirbenstäbchen

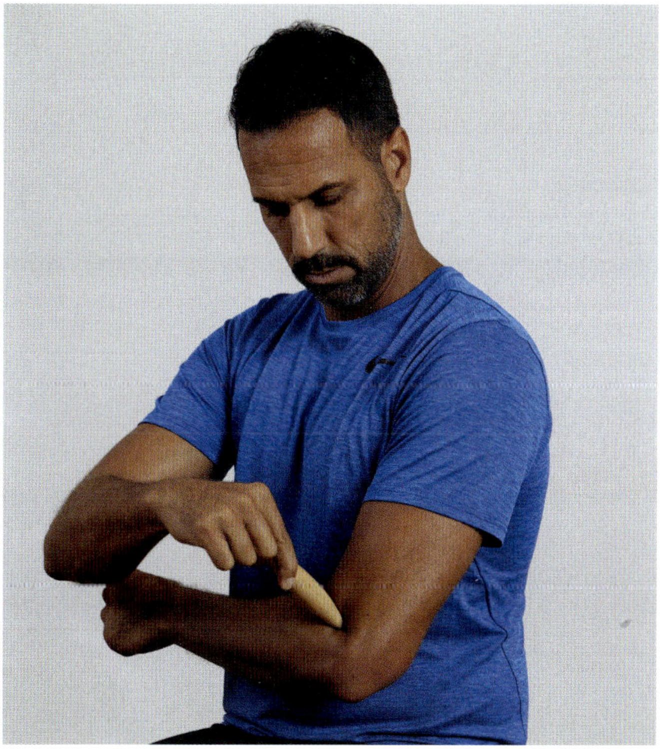

Nehmen Sie das Zirbenstäbchen mit der Spitze nach vorn in Ihre rechte Hand und drücken Sie die Spitze zunächst leicht auf den Akupunkturpunkt Di 11 am linken Unterarm (siehe Abbildung auf Seite 152). Sie spüren einen ganz milden Schmerz, wenn Sie den Punkt genau getroffen haben. Steigern Sie nach Ihrem Empfinden zunehmend den Druck und halten Sie diesen dann 1 bis 2 Minuten lang. Es kann sich ein »elektrisches« Empfinden einstellen. Das ist das in der traditionellen chinesischen Medizin (TCM) beschriebene Qi-Gefühl mit der höchsten Wirksamkeit.

Aufgepasst: Fangen Sie bei der Akupressur zunächst sanft an. Die behandelte Stelle zeigt anschließend maximal eine leichte Rötung, aber nie eine blaue Verfärbung.

Warum: Diese Akupressur wirkt generell entzündungshemmend. Sie ist speziell gut einsetzbar bei Schulter- und Nackenbeschwerden, da diese Regionen im Meridianverlauf liegen, und prinzipiell gegen Entzündungen aller Art.

ATEMPRESSUR

Sie brauchen: Zirbenstäbchen

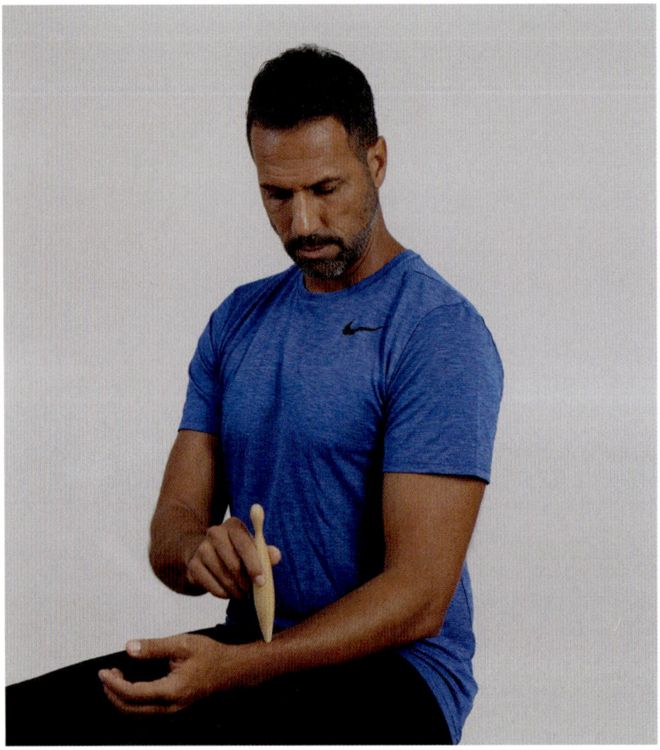

Nehmen Sie das Zirbenstäbchen mit der Spitze nach vorn in Ihre rechte Hand und drücken Sie die Spitze zunächst leicht auf den Akupunkturpunkt Lu 7 am linken Unterarm (siehe Abbildung auf Seite 152). Sie spüren einen ganz milden Schmerz, wenn Sie den Punkt genau getroffen haben. Steigern Sie nach Ihrem Empfinden zunehmend den Druck und halten Sie diesen dann 1 bis 2 Minuten lang. Es kann sich ein »elektrisches« Empfinden einstellen. Das ist das in der traditionellen chinesischen Medizin (TCM) beschriebene Qi-Gefühl mit der höchsten Wirksamkeit.

Aufgepasst: Führen Sie die Pressur genau auf dem Akupunkturpunkt und nicht auf einem Blutgefäß aus.

Warum: Dieser Akupunkturpunkt reguliert Ihre Lungenfunktion und führt zu einer verbesserten Atmung. Diese Übung ist gut einsetzbar bei von der Halswirbelsäule bedingten Atemfunktionsstörungen und reflektorischen Nackenbeschwerden.

NACKENPRESSUR

Sie brauchen: Zirbenstäbchen

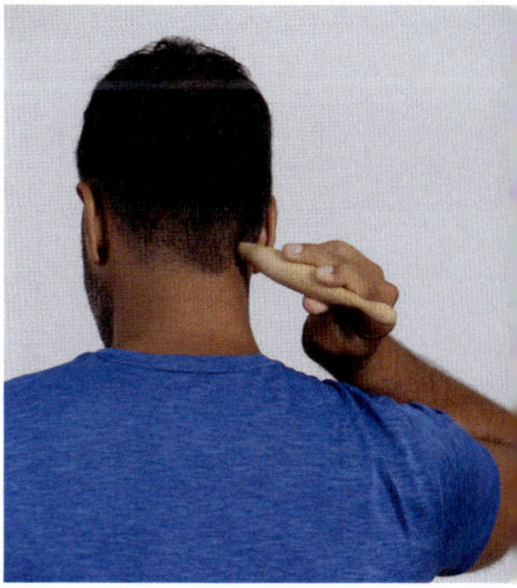

Nehmen Sie das Zirbenstäbchen mit der Spitze nach vorn in Ihre rechte Hand und drücken Sie die Spitze zunächst leicht von unten nach oben gerichtet auf den Akupunkturpunkt Gb 20 unterhalb des Schädelknochens (siehe Abbildung auf Seite 152). Sie spüren einen ganz milden Schmerz, wenn Sie den Punkt genau getroffen haben. Steigern Sie nach Ihrem Empfinden zunehmend den Druck und halten Sie diesen dann 1 bis 2 Minuten lang. Es kann sich ein »elektrisches« Empfinden einstellen. Das ist das in der traditionellen chinesischen Medizin (TCM) beschriebene Qi-Gefühl mit der höchsten Wirksamkeit.

Aufgepasst: »Spießen« Sie die Spitze nicht in den Hinterkopfbereich.

Warum: Die Nackenpressur ist das Mittel der Wahl bei anhaltenden Kopfschmerzen und Nackenverspannungen.

AKUPUNKT-CROSSTAPING AM HINTERKOPF

Sie brauchen: Crosstape

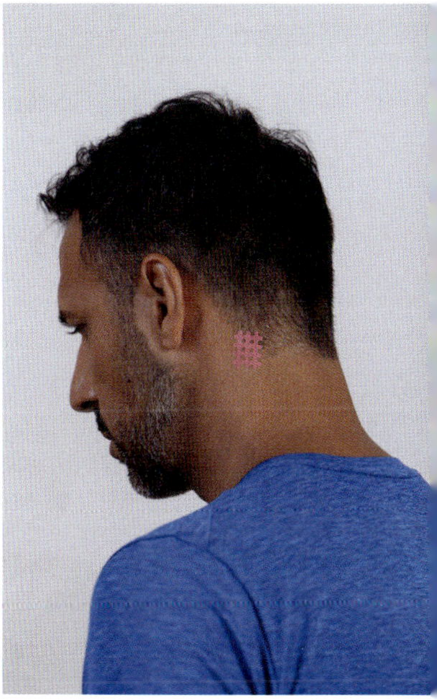

Bingen Sie unterhalb des hinteren Schädelknochens ein Crosstape auf (Akupunkturpunkt Gb 20, siehe Abbildung auf Seite 152).

Aufgepasst: Bei tiefem Haaransatz haftet das Crosstape nicht optimal. Dann empfiehlt sich der Nackentrigger (siehe Seite 151).

Warum: Der Akupunkturpunkt Gb 20 reguliert Nacken- und Kopfspannungen sowie die Sehnen und Bänder im Körper. Auch alle Pressurpunkte können sehr gut nach der Selbstbehandlung zur Vertiefung der Anwendung mit einem Crosstape versehen werden. Die Scherwirkung des Gitterpflasters im Gewebe bringt eine zusätzliche Verstärkung und Nachhaltigkeit. Es wirkt dann wie eine Dauermassage.

TRIGGERPUNKT-CROSSTAPING AM SCHULTERMUSKEL

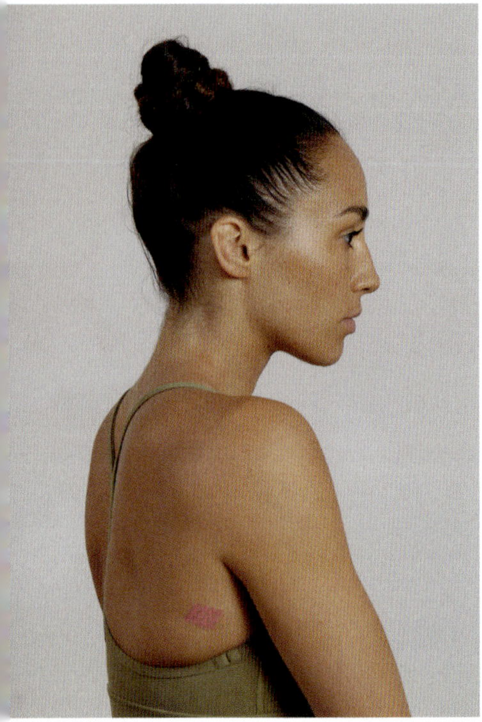

Sie brauchen: Crosstape

Spüren Sie den Triggerpunkt des *Musculus teres minor* im Bereich hinter der Achselhöhle gut auf (siehe Abbildung auf Seite 152). Bringen Sie dort ein Crosstape auf.

Aufgepasst: Oft ist eine Seite schmerzhafter als die andere. Dann genügt auch eine einseitige Selbstbehandlung auf der betroffenen Seite.

Warum: Der aktive Triggerpunkt des Schulterblatthebemuskels ist oft eine wesentliche Ursache für Nackenschmerzen. Auch alle Pressurpunkte können sehr gut nach der Selbstbehandlung zur Vertiefung der Anwendung mit einem Crosstape versehen werden. Die Scherwirkung des Gitterpflasters im Gewebe bringt eine zusätzliche Verstärkung und Nachhaltigkeit. Es wirkt dann wie eine Dauermassage.

TRIGGERPUNKT-CROSSTAPING AM NACKENMUSKEL

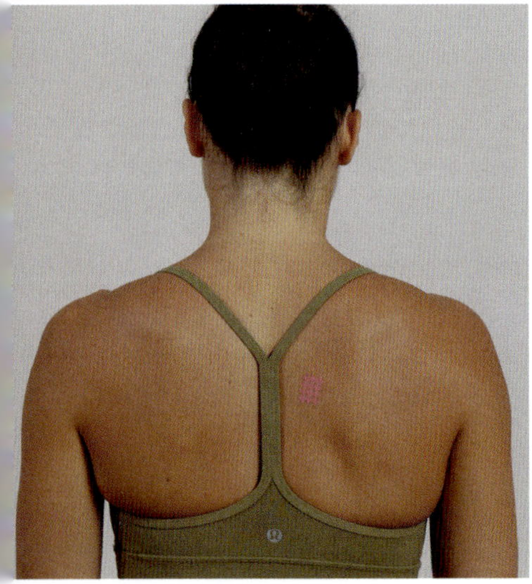

Sie brauchen: Crosstape

Spüren Sie den Triggerpunkt des Trapezmuskels im oberen Brustwirbelbereich gut auf (siehe Abbildung auf Seite 152). Bringen Sie ein Crosstape auf diesem Triggerpunkt an.

Aufgepasst: Oft ist eine Seite schmerzhafter als die andere. Dann genügt auch eine einseitige Selbstbehandlung auf der betroffenen Seite.

Warum: Der aktive Triggerpunkt des Nackenmuskels ist oft eine wesentliche Ursache für Nackenschmerzen.

NACKENTAPING

Sie brauchen: Kinesiotape, Schere

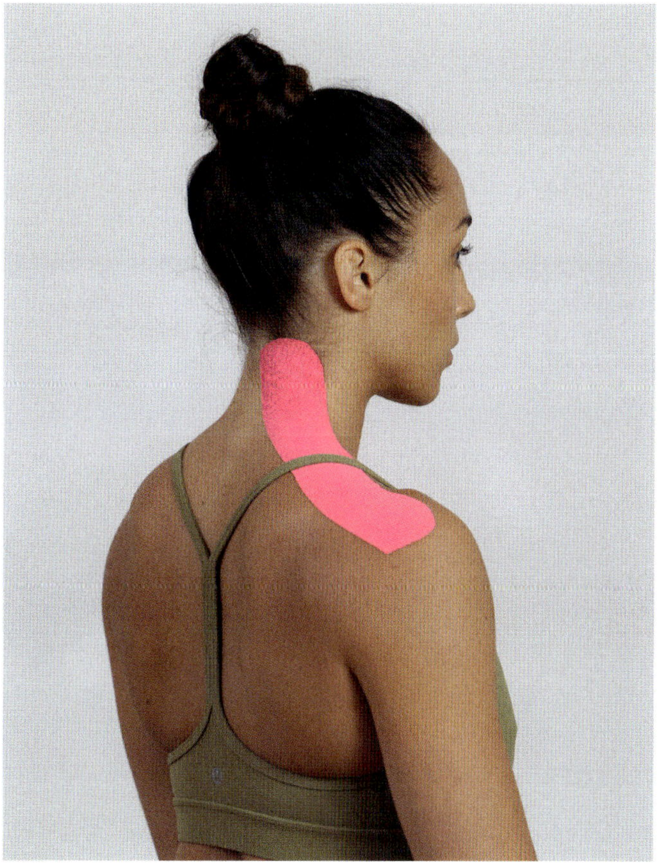

Schneiden Sie das Tape mit abgerundeten Ecken zu. Ziehen Sie das Papier zu einem Drittel ab und bringen Sie es auf die trockene Haut auf dem Schultergürtel auf. Bringen Sie langsam und ziehend das ganze Tape auf, das Papier wird entsprechend nach und nach abgelöst.

Aufgepasst: Arbeiten Sie immer mit frisch gewaschenen und trockenen Händen, da fettige Hände das gezielte Haften erschweren.

Warum: Die leinenartige Struktur des Kinesiotapes ist ideal für eine dreidimensionale Behandlung des Nackengewebes und Unterstützung der Gelenkfunktionen. Nicht gewünschte Bewegungen werden vermieden, gewünschte Freiheitsgrade in der Bewegung unterstützt.

BRUSTWIRBELSÄULENTAPING

Sie brauchen: Kinesiotape, Schere

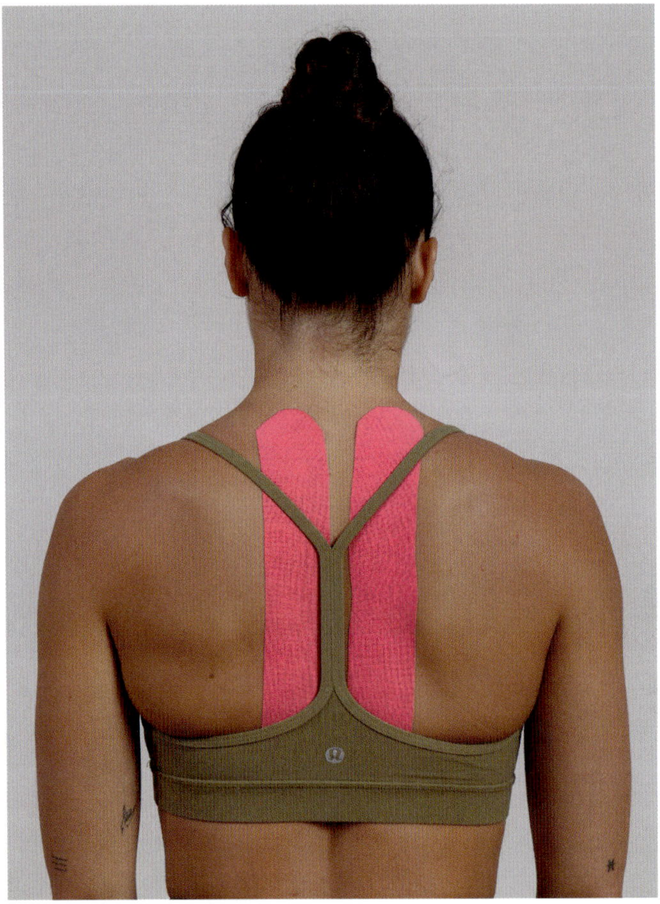

Schneiden Sie das Tape mit abgerundeten Ecken zu. Ziehen Sie das Papier zu einem Drittel ab und bringen Sie es auf die trockene Haut neben der Brustwirbelsäule auf. Bringen Sie langsam und ziehend das ganze Tape auf, das Papier wird entsprechend nach und nach abgelöst.

Aufgepasst: Arbeiten Sie immer mit trockenen Händen.

Warum: Die leinenartige Struktur des Kinesiotapes ist ideal für eine dreidimensionale Behandlung des paravertebralen Brustwirbelgewebes und Unterstützung der Gelenkfunktionen. Nicht gewünschte Bewegungen werden vermieden, gewünschte Freiheitsgrade in der Bewegung unterstützt.

MOBILISIEREN, DEHNEN UND KRÄFTIGEN

In dieser Reihenfolge der Übungen sind Sie auf dem richtigen Weg zur Beschwerdefreiheit. Erst wenn Sie richtig mobil sind, kommt das Dehnen – dieses steht immer vor der Kräftigung und nicht umgekehrt.

ENTLASTUNGSMOBILISATION DER KOPFGELENKE

Sie brauchen: Matte, Buch (maximal 2 Zentimeter dick)

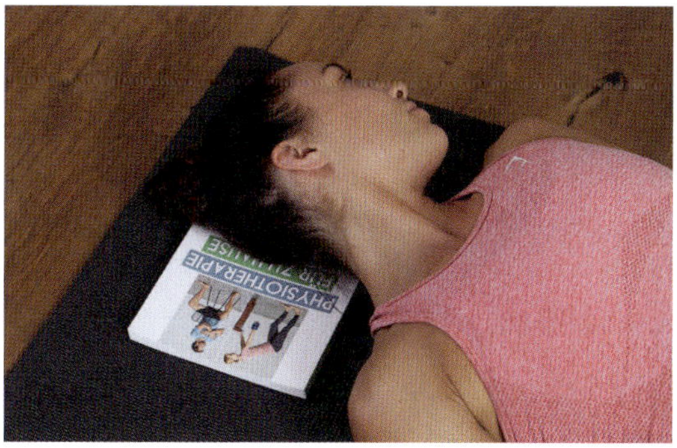

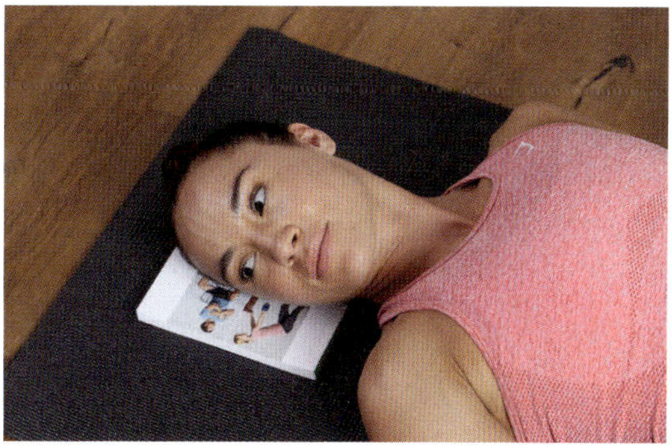

1 Legen Sie sich rückwärts auf die Matte und stellen Sie Ihre Beine auf. Ihr Hinterkopf ruht auf dem waagerecht ausgelegten Buch. Richten Sie den Blick zur Decke. Drehen Sie den Kopf zur linken Seite.

2 Drehen Sie den Kopf zur rechten Seite. Wechseln Sie 10-mal die Seite. Der Blick folgt der Drehung synchron.

Aufgepasst: Bleiben Sie mit dem Hinterkopf auf der Unterlage liegen. Bei richtiger Ausführung »hören« Sie die Bewegung, da Ihre Haare über die Unterlage reiben.

Warum: Mit dieser Übung lösen Sie Fixierungen in Ihren Kopfgelenken. Das hilft bei den typischen Beschwerden wie Tinnitus, Schwindel und Sehbeschwerden.

ÖFFNUNGSMOBILISATION DER KOPFGELENKE

Sie brauchen: Matte, Buch (maximal 2 Zentimeter dick)

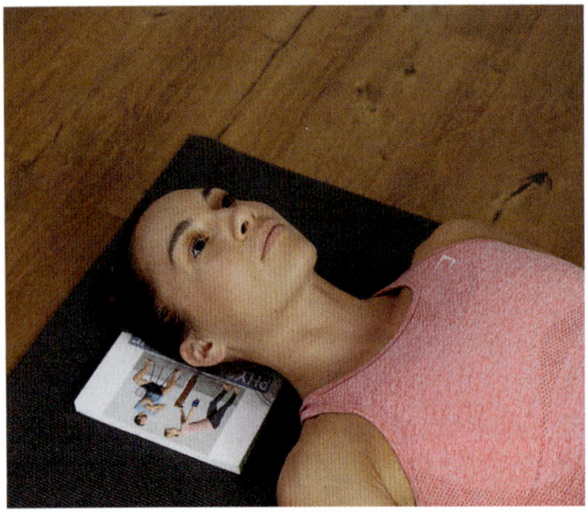

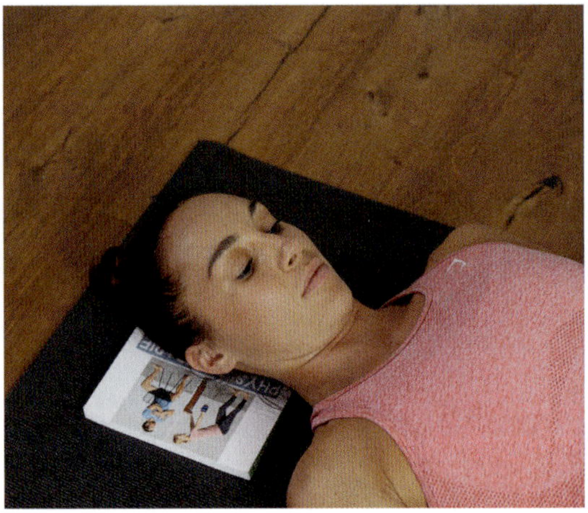

1 Legen Sie sich rückwärts auf die Matte und stellen Sie Ihre Beine auf. Ihr Hinterkopf ruht auf dem waagerecht ausgelegten Buch. Atmen Sie tief ein und richten Sie den Blick stirnwärts.

2 Atmen Sie aus und richten Sie den Blick zu den Kniespitzen.

Aufgepasst: Bleiben Sie mit dem Hinterkopf auf der Unterlage liegen.

Warum: Mit dieser Übung lösen Sie Fixierungen in Ihren Kopfgelenken. Das hilft bei den typischen Beschwerden wie Tinnitus, Schwindel und Sehbeschwerden.

ROTATIONSMOBILISATION DER KOPFGELENKE

Sie brauchen: kein Equipment

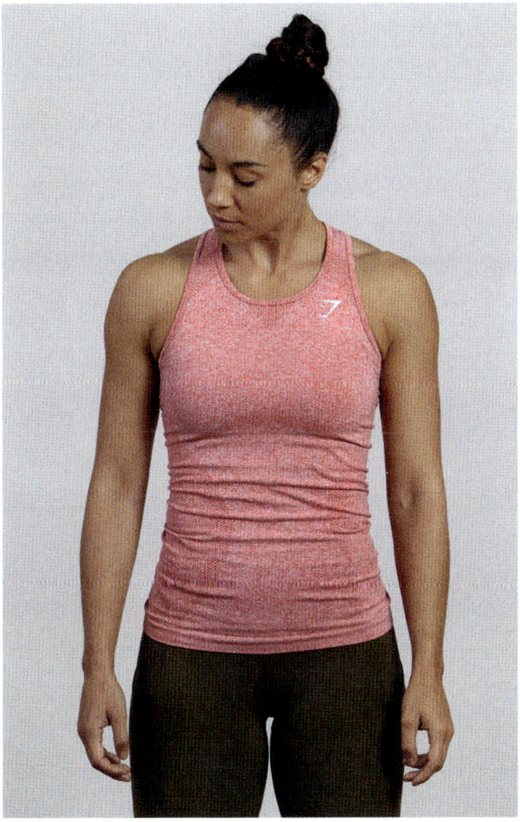

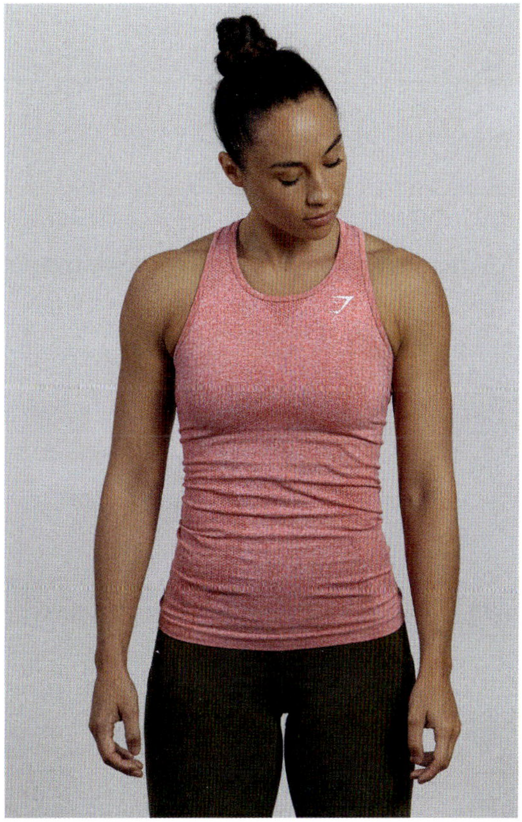

1 Stellen Sie sich aufrecht hin, die Füße stehen fußbreit nebeneinander. Neigen Sie den Kopf nach vorn und richten Sie Ihren Blick zu den Füßen. Blicken Sie entlang einer kurzen gedachten Linie, die vor Ihren Zehen verläuft, auf dem Boden nach rechts.

2 Blicken Sie am Boden nach links. Die Kopfbewegung und der Blick laufen synchron.

Aufgepasst: Überdrehen Sie Ihre Halswirbelsäule nicht durch eine zu ausladende Bewegung.

Warum: Diese Übung löst Blockierungen in den Kopfgelenken (C0 bis C3) und Fixierungen myofaszialer Strukturen.

VORNEHMES NICKEN

Sie brauchen: kein Equipment

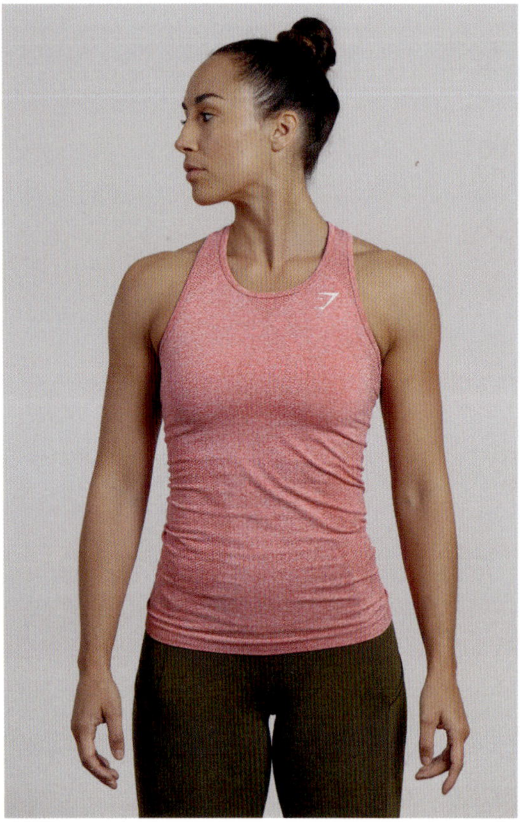

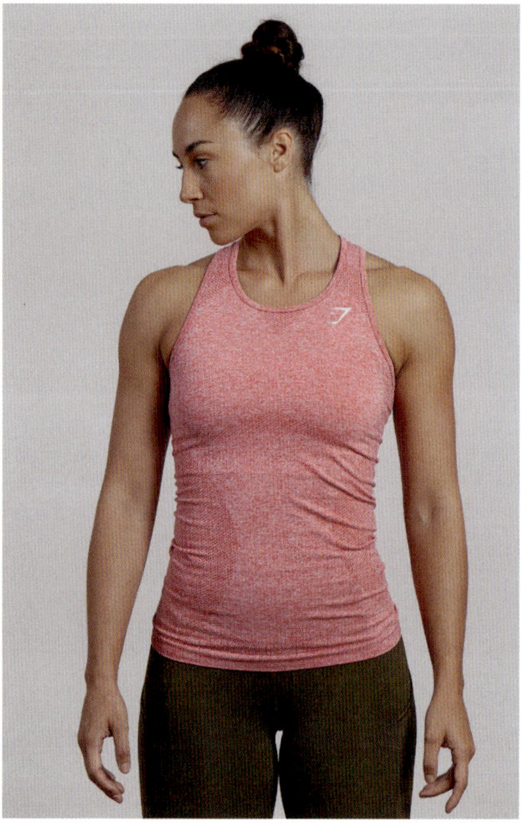

1 Stellen Sie sich aufrecht hin, die Füße stehen fußbreit nebeneinander. Drehen Sie den Kopf so gut Sie können zur Seite.

2 Führen Sie eine langsame, leichte Nickbewegung nach unten aus. Nehmen Sie den Kopf in die Ausgangsstellung zurück und nicken Sie »vornehm« und wiederholt.

Aufgepasst: Nicken Sie immer nach unten und nicht nach oben.

Warum: Diese Übung löst Blockierungen in den Kopfgelenken (C0 bis C3) und Fixierungen myofaszialer Strukturen.

MOBILISATION DER HALSWIRBELSÄULE MIT CUP

Sie brauchen: 1 kleinen Cup

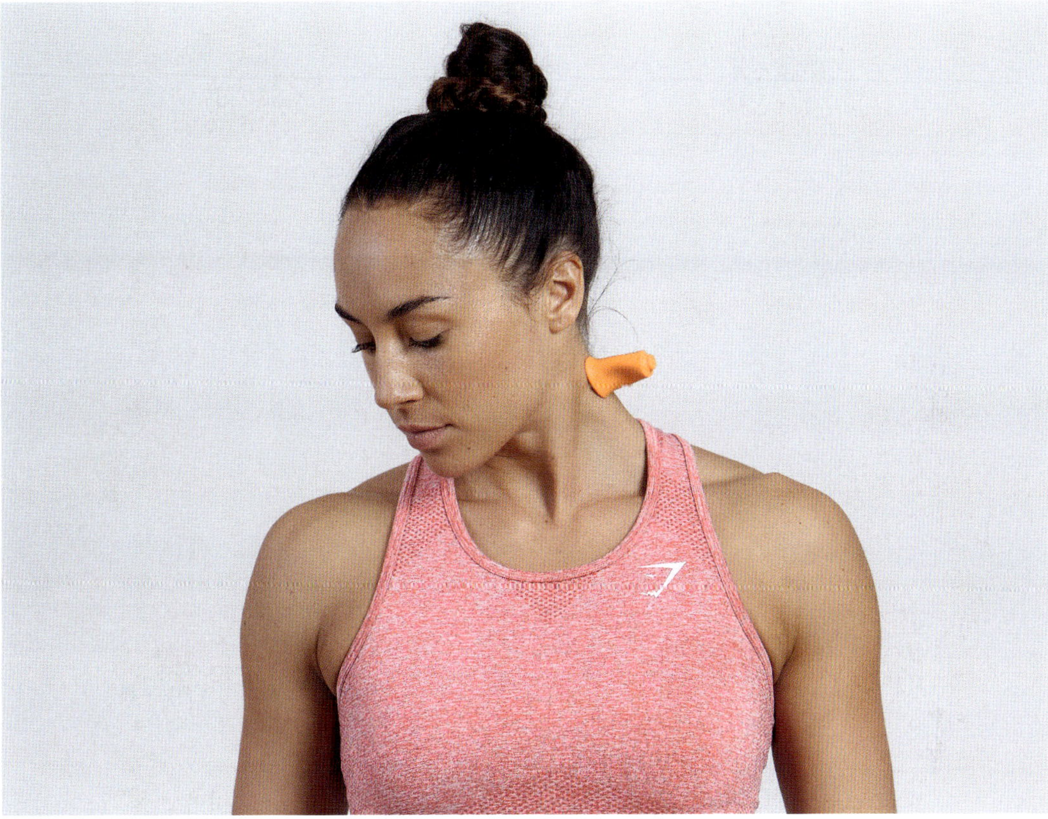

Stellen Sie sich aufrecht hin, die Füße stehen fußbreit nebeneinander. Setzen Sie den kleinen Cup seitlich auf die mittlere Halswirbelsäule. Diese Stelle ist oft etwas druckschmerzhaft. Schauen Sie vornüber zu Ihrer gegenüberliegenden Fußspitze, schauen Sie wieder geradeaus und wiederholen Sie diese Übung einige Male. Dann lösen Sie den Cup.

Aufgepasst: Achten Sie auf die synchrone Bewegungsfolge von Kopf und Blickrichtung.

Warum: Mit dieser Übung lösen Sie Blockierungen und myofasziale Strukturen der mittleren Halswirbelsäule (C4 bis C6).

ROTATIONSMOBILISATION DER HALS-/BRUSTWIRBELSÄULE

Sie brauchen: kein Equipment

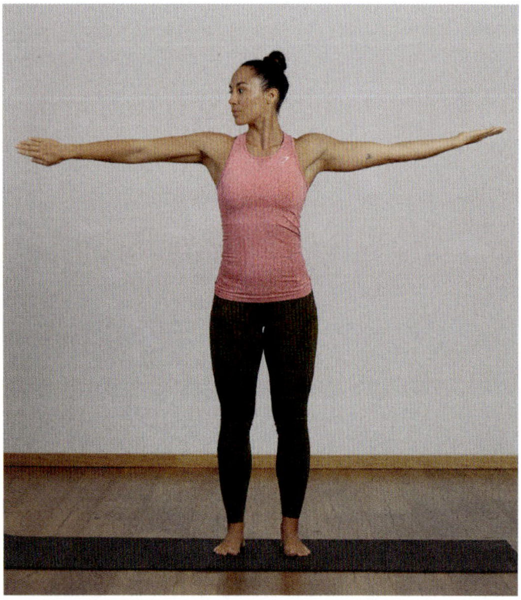

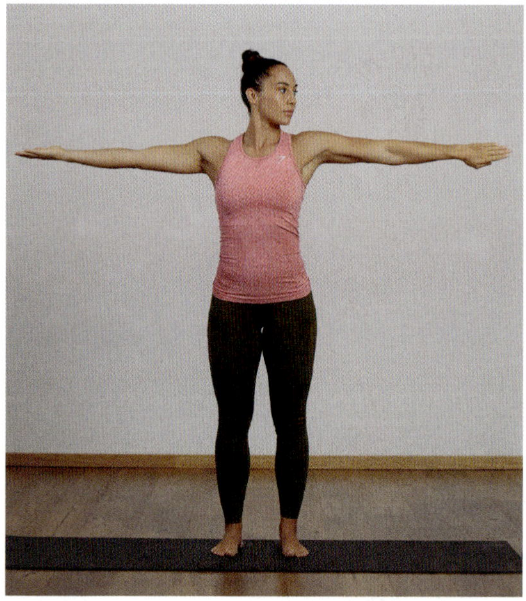

1 Stellen Sie sich aufrecht hin, die Füße stehen fußbreit nebeneinander. Breiten Sie Ihre Arme seitlich aus. Drehen Sie Ihre rechte Handfläche nach hinten, die andere nach oben. Drehen Sie Ihre Arme gegenläufig. Blicken Sie immer zu der nach hinten gedrehten Hand.

2 Wechseln Sie die Richtung. Die Armdrehung erfolgt gleichzeitig mit dem Wechsel der Blickrichtung.

Aufgepasst: Lassen Sie Ihren Schultergürtel während des Übens entspannt herabhängen.

Warum: Mit dieser Übung lösen Sie rotatorisch Blockierungen und myofasziale Strukturen des Übergangs der Halswirbelsäule zur Brustwirbelsäule (C6 bis Th2).

HORIZONTALMOBILISATION DER HALS-/BRUSTWIRBELSÄULE

Sie brauchen: kein Equipment

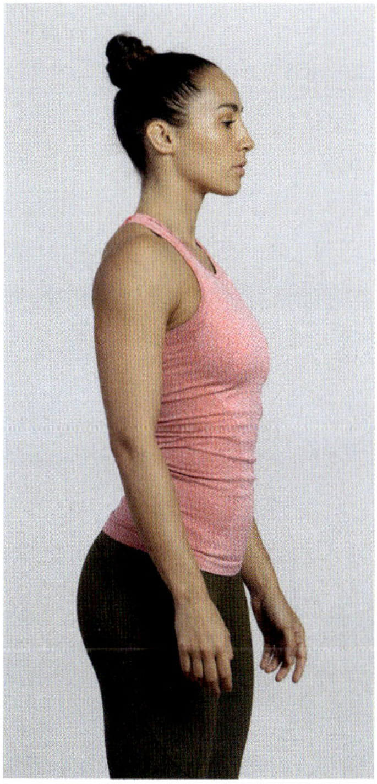

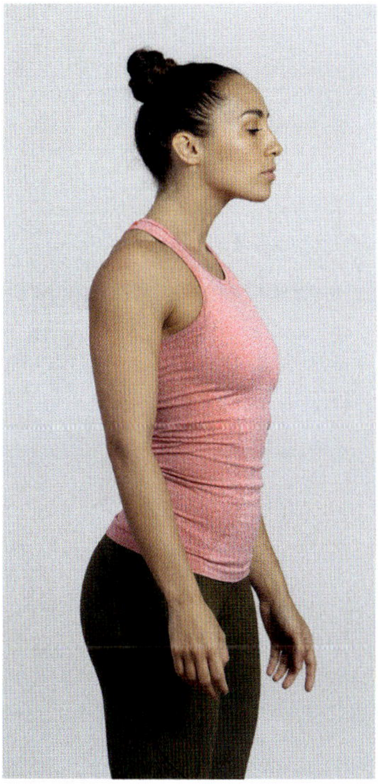

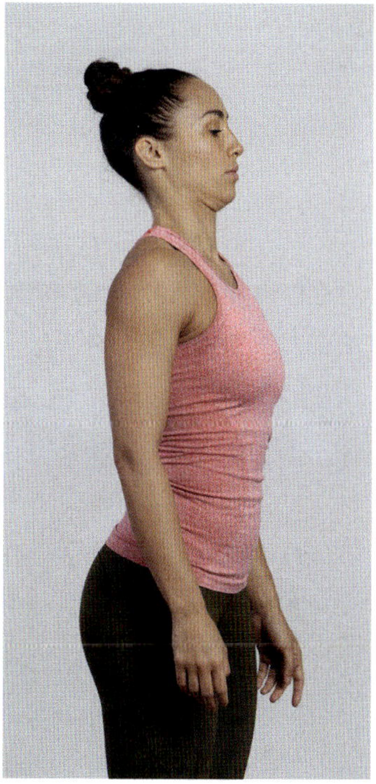

1 Stellen Sie sich aufrecht hin, die Füße stehen fußbreit nebeneinander. Richten Sie Ihren Blick nach vorn.

2 Bewegen Sie Ihren Kopf wie auf einer imaginären Schiene leicht nach vorn.

3 Bewegen Sie Ihren Kopf in Richtung eines Doppelkinns wie auf einer imaginären Schiene rückwärts.

Aufgepasst: Blicken Sie dabei immer geradeaus und nicht nach unten.

Warum: Mit dieser Übung lösen Sie horizontale Blockierungen und myofasziale Strukturen des Übergangs der Halswirbelsäule zur Brustwirbelsäule (C6 bis Th2).

MOBILISATION DES KEHLKOPFS

Sie brauchen: kein Equipment

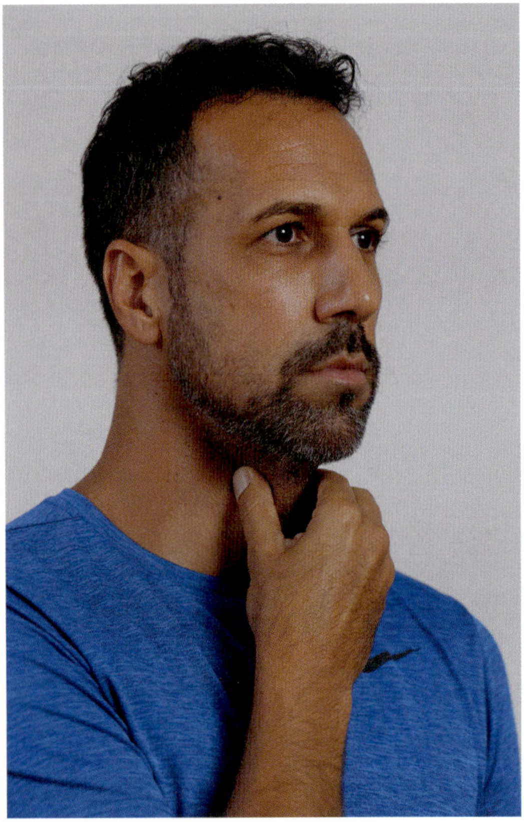

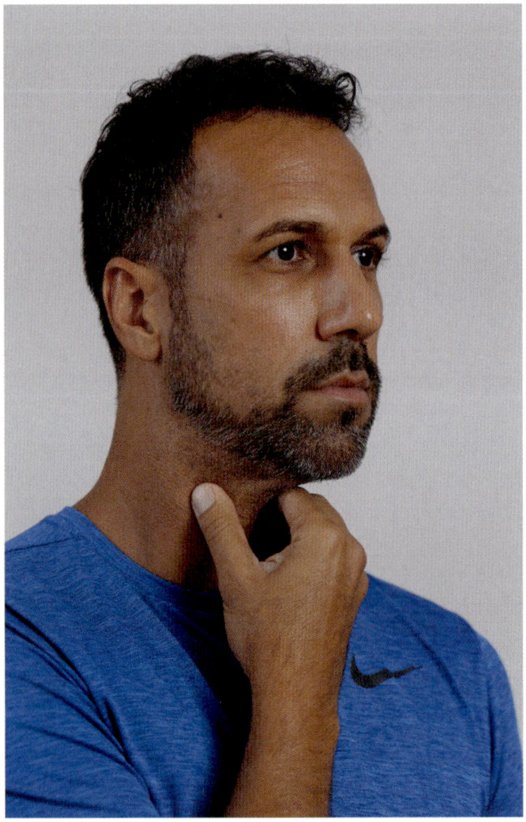

1 Umfassen Sie mit Ihrem Daumen und Ihrem Zeigefinger den Kehlkopf. Schieben Sie diesen großen Knorpel sanft nach links.

2 Schieben Sie den Knorpel sanft nach rechts.

Aufgepasst: Halten Sie Ihre Kinnspitze geradeaus und etwas abgesenkt.

Warum: Diese Übung hilft gegen Schluckstörungen, Atembeschwerden und Räusperzwang.

SCHLUCKFUNKTION VERBESSERN

Sie brauchen: kein Equipment

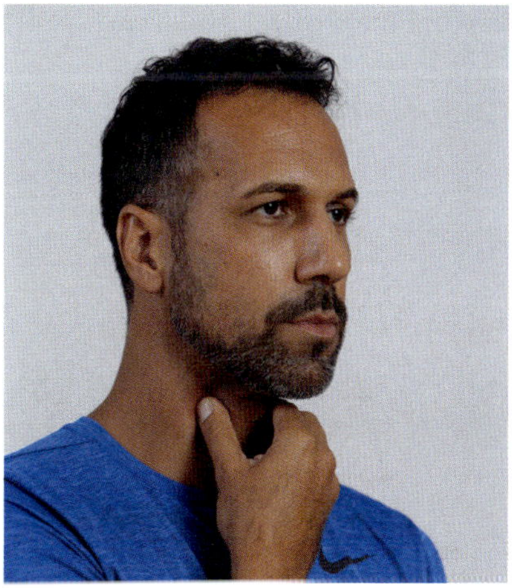

Umfassen Sie mit Ihrem Daumen und Ihrem Zeigefinger den Kehlkopf. Halten Sie den Kehlkopf sanft fest und schlucken Sie einige Male gut.

Aufgepasst: Der Kehlkopf bewegt sich bei dieser Übung nicht mit.

Warum: Diese Übung hilft gegen Schluckstörungen, Atembeschwerden und Räusperzwang.

ENTLASTUNGSZUG FÜR DIE SCHULTER

Sie brauchen: Gewichtsmanschette, Tisch

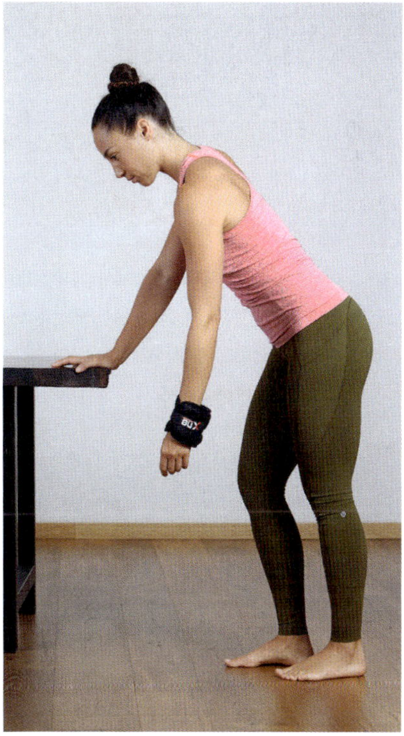

Fixieren Sie die Gewichtsmanschette an Ihrem Unterarm. Stellen Sie sich in Schrittstellung seitlich an den Tisch. Stützen sie sich mit der freien Hand auf den Tisch. Beugen Sie Ihren Rumpf leicht nach vorn und lassen Sie den Arm mit der Gewichtsmanschette für 2 Minuten senkrecht zum Boden aushängen.

Aufgepasst: Lassen Sie Ihre Hand geöffnet.

Warum: Mit dieser Übung ziehen Sie sanft den Oberarm aus der Schultergelenkkapsel. Das wirkt schmerzlindernd und bewegungsfördernd.

NACKEN LOCKERN

Sie brauchen: Wand

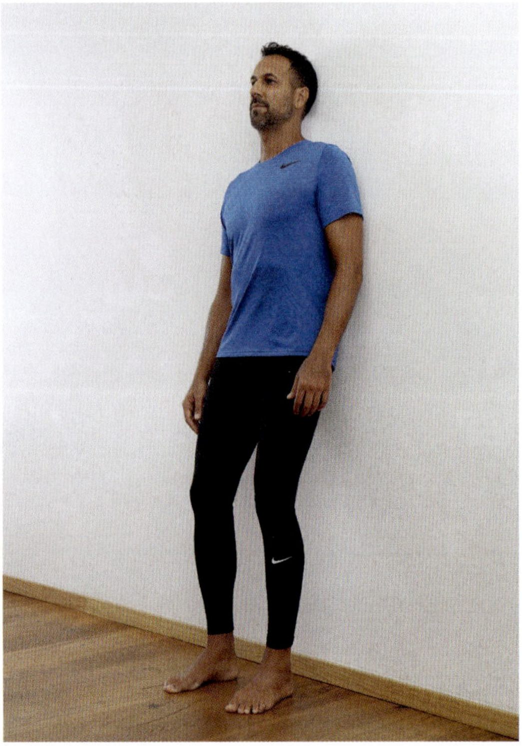

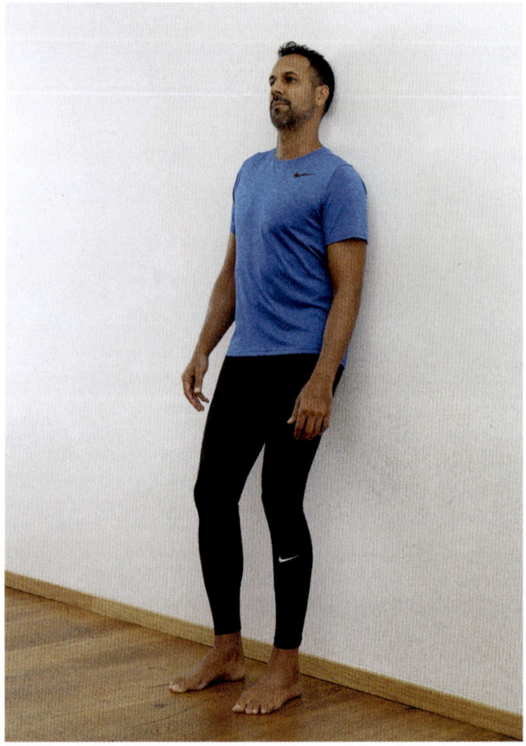

1 Stellen Sie sich rückwärts gegen eine Wand. Spüren Sie den sanften Widerstand der Wand an Ihrem Hinterkopf. Mobilisieren Sie Ihren Schultergürtel ganz locker und entspannt mit kleinen Bewegungen in alle diagonalen Bewegungsrichtungen. Der Schulterblattdruck geht auf das rechte Schulterblatt.

2 Der Schulterblattdruck geht auf das linke Schulterblatt.

Aufgepasst: Der Blick ist nach vorn gerichtet und der Hinterkopf wird konstant an der Wand gehalten.

Warum: Die Übung löst Verspannungen und entspannt sanft und locker den Schultergürtel und die Nackenmuskeln.

SCHULTERGÜRTEL LOCKERN

Sie brauchen: Wand

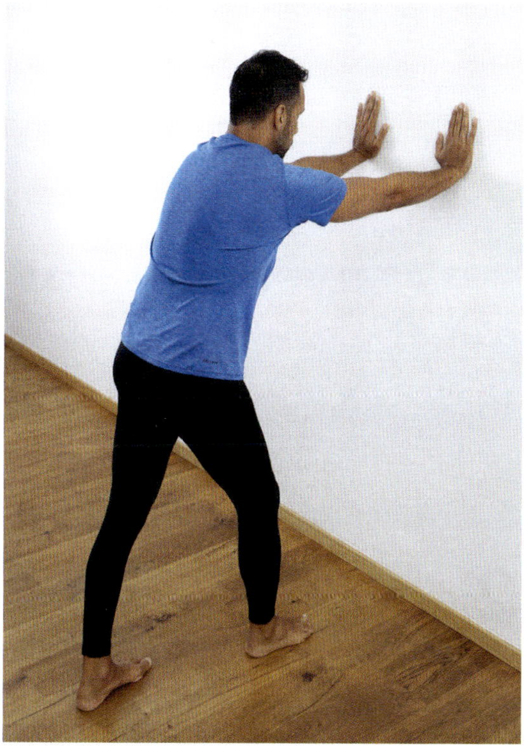

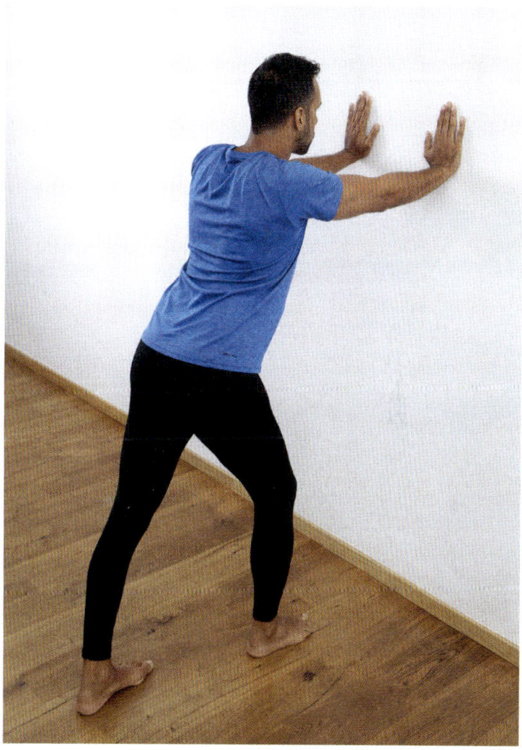

1 Stellen Sie sich in Schrittstellung frontal vor eine Wand. Setzen Sie Ihre Hände mit gestreckten Ellenbogen in Schulterhöhe gegen die Wand. Ihr Körpergewicht ist auf dem hinteren Bein.

2 Bewegen Sie Ihren Oberkörper gegen die ausgestreckten Arme so weit Sie können nach vorn, Ihr Körpergewicht ist auf dem vorderen Bein, und wieder zurück.

Aufgepasst: Der Blick ist geradeaus gegen die Wand gerichtet.

Warum: Mit dieser Mobilisation des Schultergürtels und des Nackens ändern Sie die Belastungen in Ihrer Alltagsroutine. Im Alltag werden eher der Kopf und die Arme bewegt und der Oberkörper bleibt der Fixpunkt. Bei dieser Übung ist es umgekehrt.

SCHULTERBLATT LOCKERN IN RÜCKENLAGE

Sie brauchen: Matte, ovales Kissen

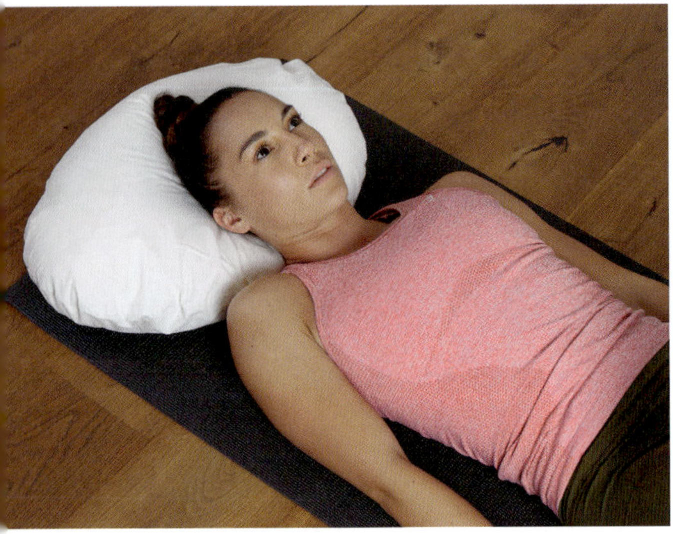

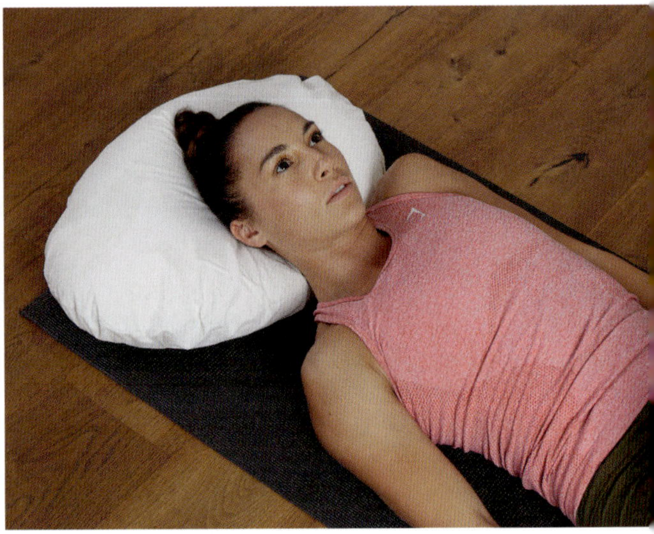

1 Legen Sie sich mit dem Kissen unter dem Kopf auf die Matte. Spüren Sie Ihre Schulterblätter auf der Unterlage. Bewegen Sie sich wohlig mit Ihrem Oberkörper in alle Richtungen auf und ab.

2 Bewegen Sie sich diagonal mit Ihrem Schultergürtel nach rechts und links.

Aufgepasst: Halten Sie immer den Kontakt mit den Schulterblättern und dem Hinterkopf auf der Unterlage.

Warum: Mit dieser Übung mobilisieren Sie die Schulterblätter und richten Nacken und Schultergürtel auf.

SCHULTERBLATT LOCKERN IM STAND

Sie brauchen: kein Equipment

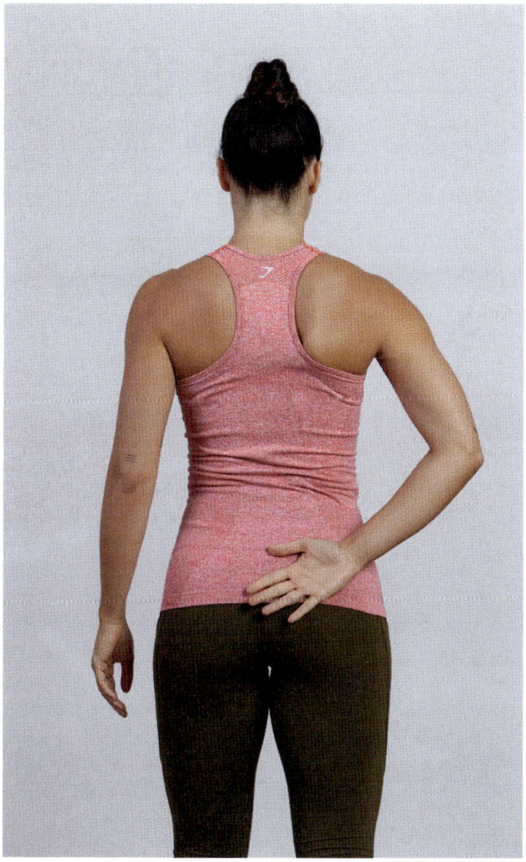

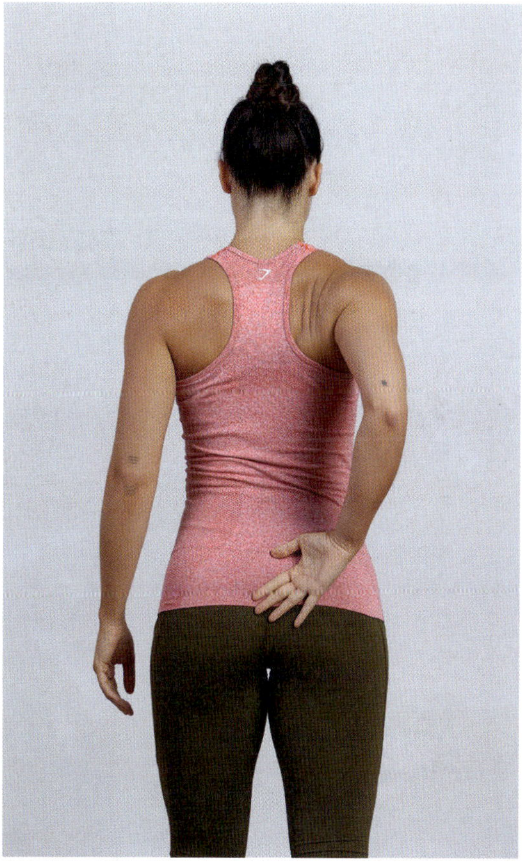

1 Stellen Sie sich aufrecht hin, die Füße stehen fußbreit nebeneinander. Legen Sie Ihren rechten Handrücken auf Ihr Gesäß.

2 Ziehen Sie Ihren rechten Ellenbogen weit nach hinten. Spüren Sie, wie das Schulterblatt gegen Ihre Brustwirbelsäule drückt. Der Blick bleibt während der Übung nach vorn gerichtet.

Aufgepasst: Legen Sie Ihren Handrücken nicht auf die Lendenwirbelsäule.

Warum: Mit dieser Übung mobilisieren Sie das rechte Schulterblatt und richten Nacken und Schultergürtel auf.

MOBILISATION DER ERSTEN RIPPE

Sie brauchen: kein Equipment

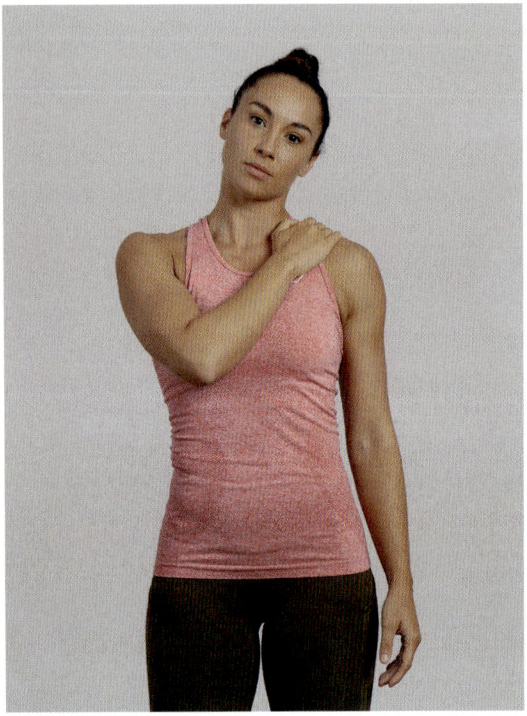

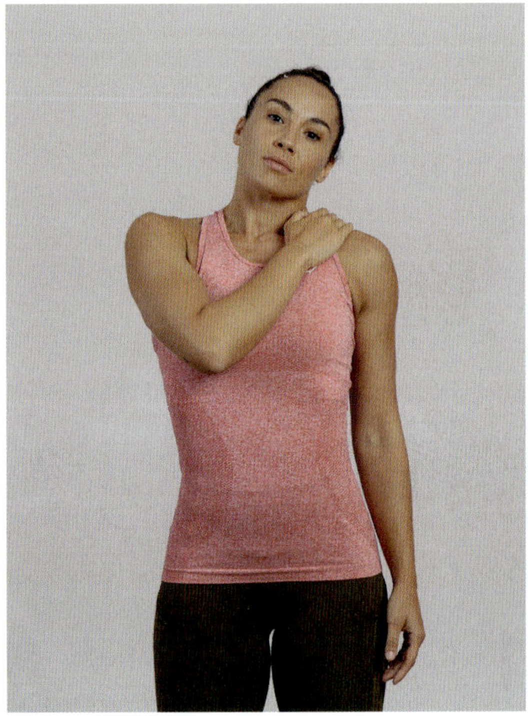

1 Stellen Sie sich aufrecht hin, die Füße stehen fußbreit nebeneinander. Fixieren Sie Ihren rechten Mittel- und Ringfinger genau auf der ersten Rippe links. Sie befindet sich zentral zwischen dem linken oberen Schulterblattrand und dem Schlüsselbein. Sie ist oft schmerzempfindlich bei Nackenbeschwerden. Neigen Sie den Kopf leicht zur linken Seite.

2 Halten Sie den Fingerdruck konstant auf der Rippe und atmen Sie 5-mal kräftig ein und aus. Sie spüren bei der Einatmung die Aufwärtsbewegung der ersten Rippe und mobilisieren sie durch den Fingerdruck. Richten Sie Ihren Kopf anschließend wieder auf.

Aufgepasst: Führen Sie die Übung sanft aus.

Warum: Mit dieser Übung mobilisieren Sie einen strategisch wichtigen Bereich im Nacken. Eine blockierte erste Rippe kann oft zu sehr unangenehmen Kopfschmerzen führen.

BRUSTWIRBELSÄULE LOCKERN

Sie brauchen: Matte, ovales Kissen

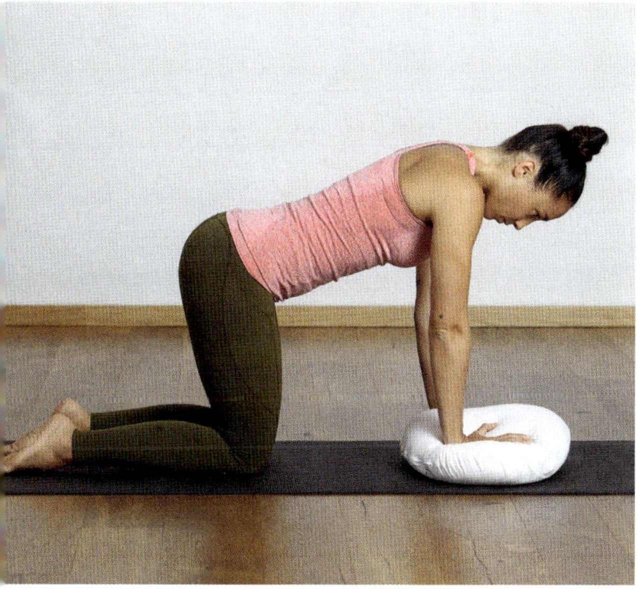

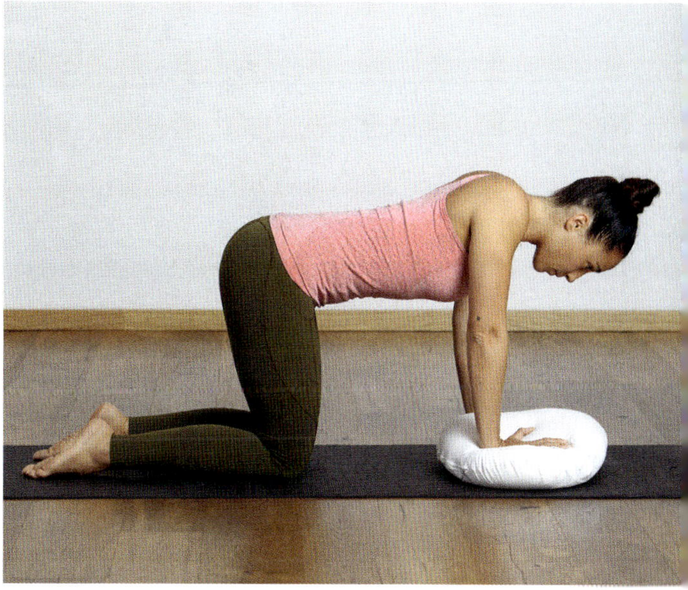

1 Stellen Sie sich im Vierfüßlerstand auf die Matte. Ihre Hände sind mit dem ovalen Kissen unterlagert.

2 Bewegen Sie Ihre obere Brustwirbelsäule und das Brustbein Richtung Matte nach unten. Wiederholen Sie 5- bis 8-mal die Bewegungsfolge auf und ab.

Aufgepasst: Der Blick ist während der Übung zur Matte gerichtet. Unterlagern Sie unbedingt Ihre Hände, da Sie mit dem üblichen Vierfüßlerstand nicht den gewünschten oberen Rückenbereich erreichen.

Warum: Durch die Kissenunterlagerung erreichen Sie mit dieser Übung genau die obere Brustwirbelsäule. Fixierungen dort sind oft der Auslöser für Nackenbeschwerden.

BRUSTWIRBELSÄULE STRECKEN

Sie brauchen: Stuhl mit Armlehnen

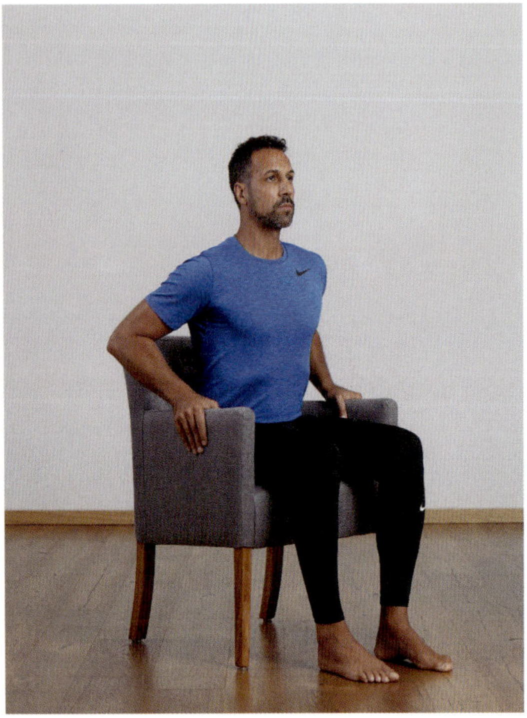

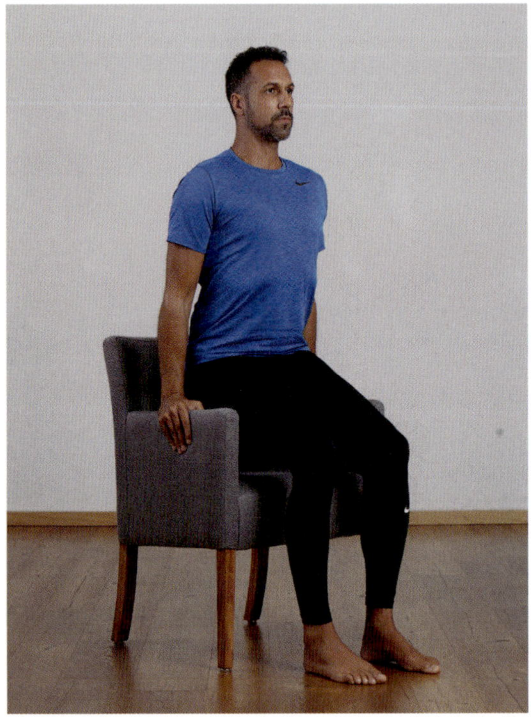

1 Setzen Sie sich aufrecht auf den Stuhl und umfassen Sie die Armlehnen. Ihre Ellenbogen sind gebeugt und zeigen nach außen.

2 Stützen Sie sich kräftig auf die Armlehnen, strecken Sie die Ellenbogen ganz durch und halten Sie diese Position für etwa 10 bis 20 Sekunden. Ihr Blick ist nach vorn gerichtet und Ihre Brust »vor Stolz geschwollen«.

Aufgepasst: Der Stuhl muss stabil sein. Ihr Gesäß ist von der Sitzfläche gelöst.

Warum: Diese Übung zieht auf angenehme Weise Ihre Brustwirbelsäule auseinander, der Schultergürtel wird aufgerichtet und der Kopf kann sich gut nach oben strecken.

MOBILISATION DER BRUSTWIRBELSÄULE

Sie brauchen: Stuhl

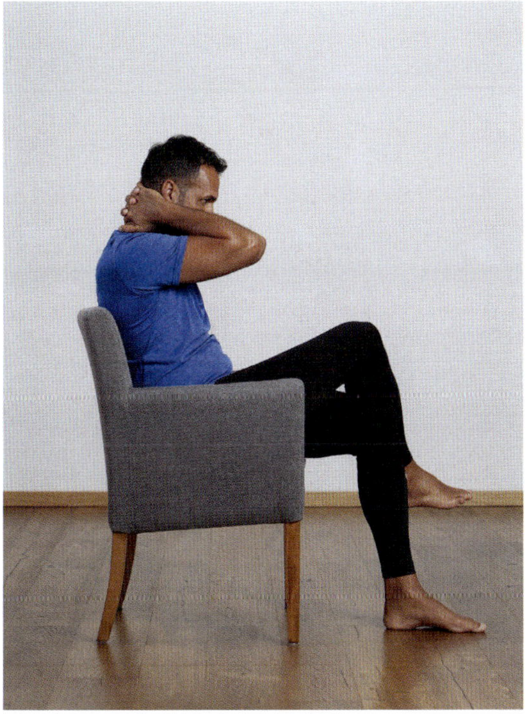

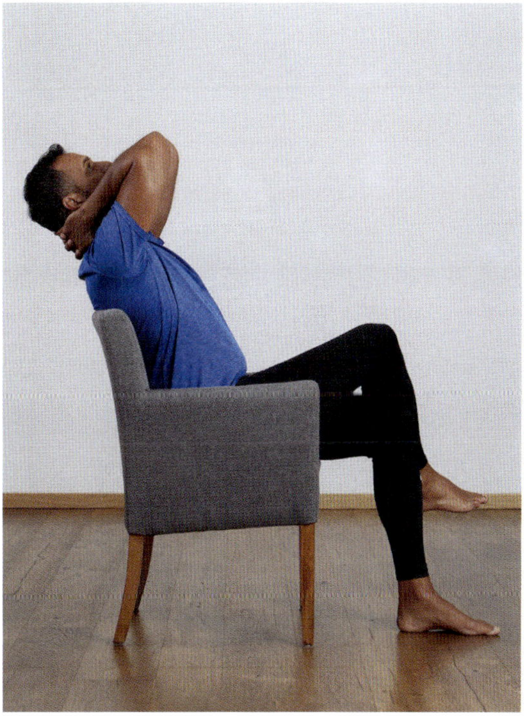

1 Setzen Sie sich auf einen Stuhl, rutschen Sie mit dem Gesäß leicht nach vorn. Schlagen Sie ein Bein über das andere. Verschränken Sie Ihre Hände hinter dem Kopf im Nacken. Halten Sie Ihre Ellenbogen schulterbreit geöffnet.

2 Lehnen Sie sich mit der Einatmung leicht über die Stuhllehne nach hinten und kommen Sie mit der Ausatmung wieder nach vorn in die Ausgangsstellung zurück. Der Blick folgt jeweils der Bewegung vom Boden bis zur Decke.

Aufgepasst: Öffnen Sie beim Üben Ihre Ellenbogen nicht weiter als schulterbreit. Die Hals- und Lendenwirbelsäule bewegen sich nicht mit.

Warum: Das ist eine spezifische Mobilisation der oberen Brustwirbelsäule. Ihre Halswirbelsäule ist durch die Armhaltung und Ihre Lendenwirbelsäule durch die Rundausbiegung »verriegelt« – dadurch sind beide fixiert.

GOLDMEDAILLE ZEIGEN

Sie brauchen: Hocker

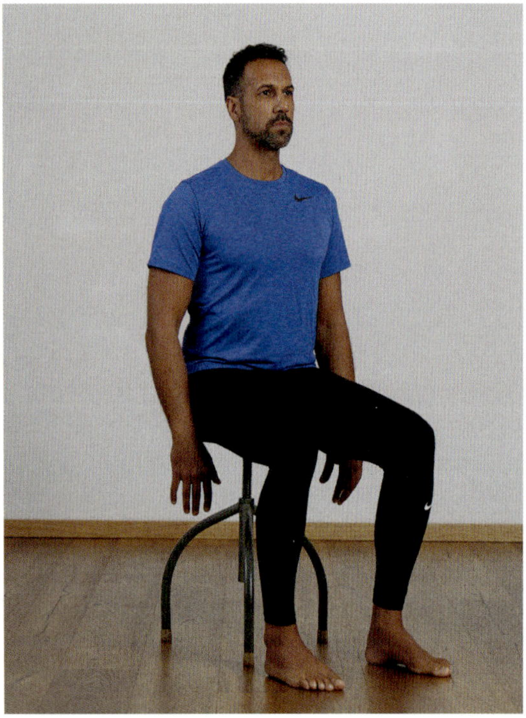

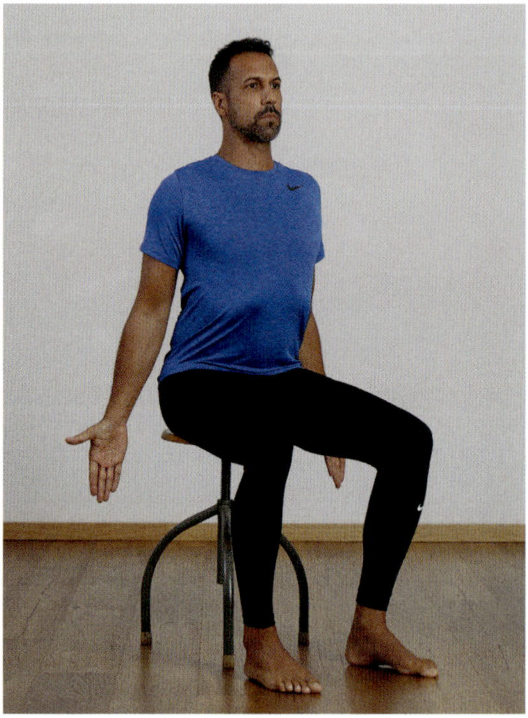

1 Setzen Sie sich entspannt und gerade auf einen Hocker. Ihre Arme hängen locker neben dem Körper.

2 Atmen Sie tief ein, blicken Sie geradeaus und strecken Sie Ihr Brustbein nach vorn oben, als hätten Sie eine Goldmedaille gewonnen und wollten sie allen zeigen. Drehen Sie Ihre Hände mit den Daumen nach hinten auf. Wiederholen Sie die Übung 8- bis 10-mal.

Aufgepasst: Die Schultern hängen locker herunter.

Warum: Diese Übung richtet den Brustkorb und die obere Brustwirbelsäule auf und lässt Sie tief durchatmen.

MOBILISATION DES SCHULTERGÜRTELS

Sie brauchen: Matte, ovales Kissen

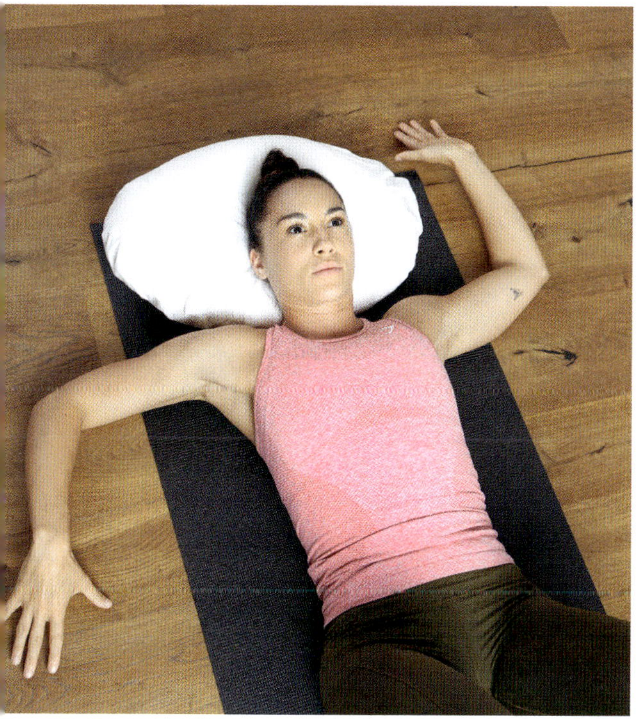

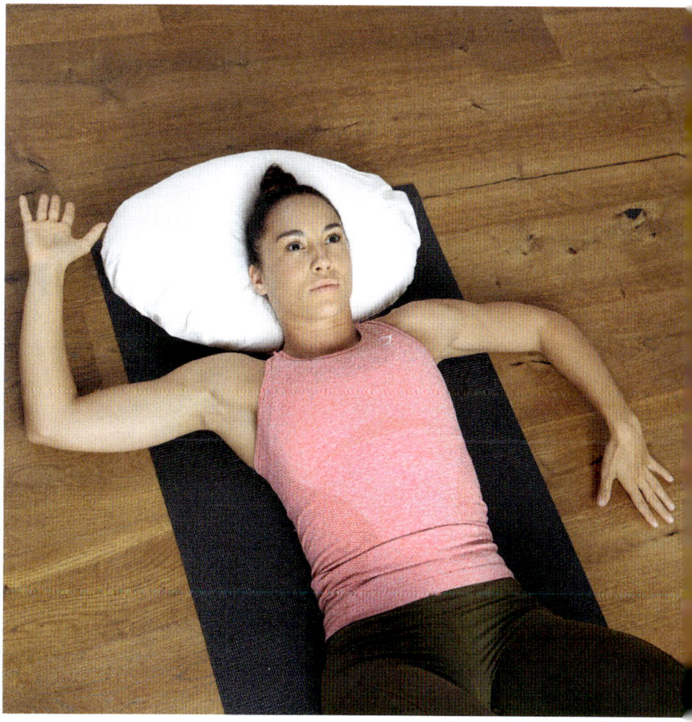

1 Legen Sie sich mit dem Kissen unter dem Kopf auf die Matte. Positionieren Sie Ihren rechten Arm im rechten Winkel mit um 90 Grad nach unten gebeugtem Ellenbogen neben sich. Der linke Arm liegt entsprechend nach oben gerichtet.

2 Wechseln Sie die Ausrichtung Ihrer Arme.

Aufgepasst: Der Oberarm bleibt immer auf der Unterlage liegen.

Warum: Diese Übung mobilisiert Ihren gesamten Schultergürtel.

MOBILISATION DER SCHULTER

Sie brauchen: Matte, ovales Kissen

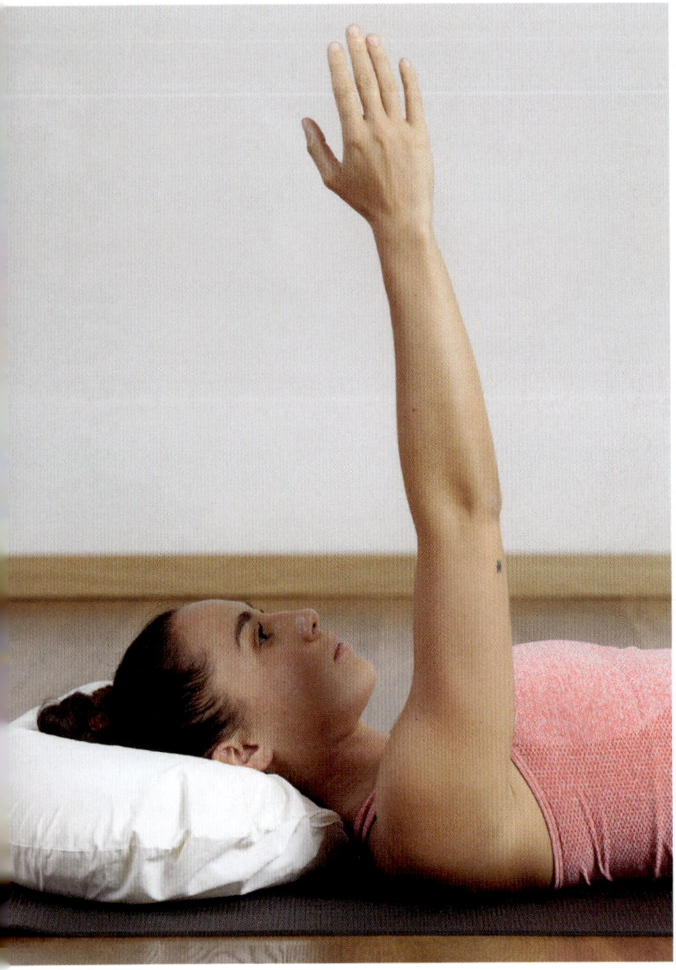

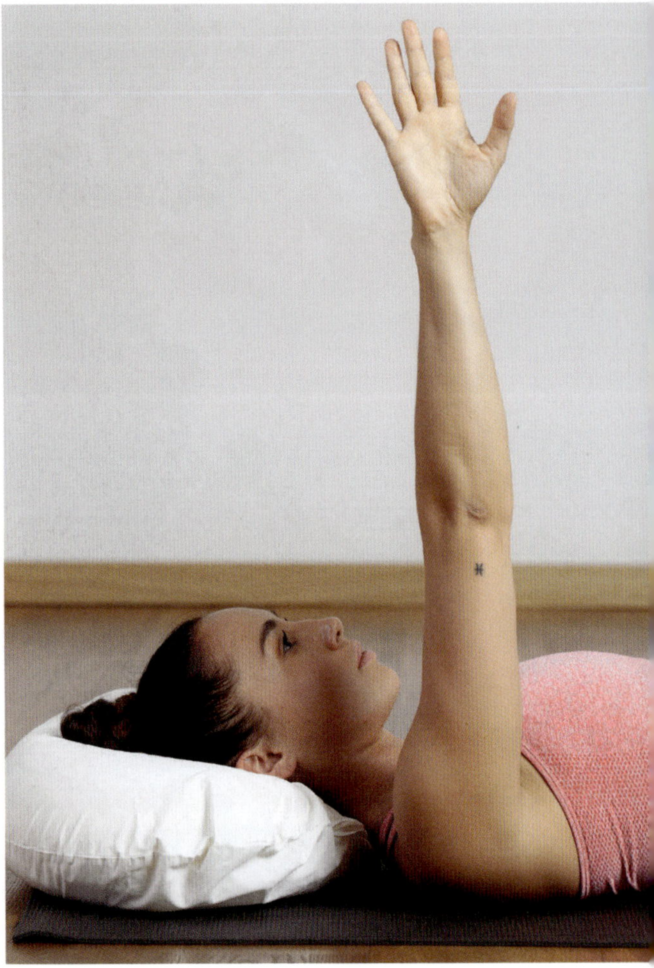

1 Legen Sie sich mit dem Kissen unter dem Kopf auf die Matte. Strecken Sie Ihren Arm deckenwärts und drehen Sie ihn mit geöffneter Hand einwärts.

2 Drehen Sie den Arm und die Hand auswärts.

Aufgepasst: Spüren Sie während des Übens immer Ihr Schulterblatt auf der Unterlage und halten Sie Ihren Ellenbogen durchgestreckt.

Warum: Diese Übung mobilisiert rotatorisch Ihre Schulterkapsel.

STABILISATION DER KOPFGELENKE

Sie brauchen: Hocker

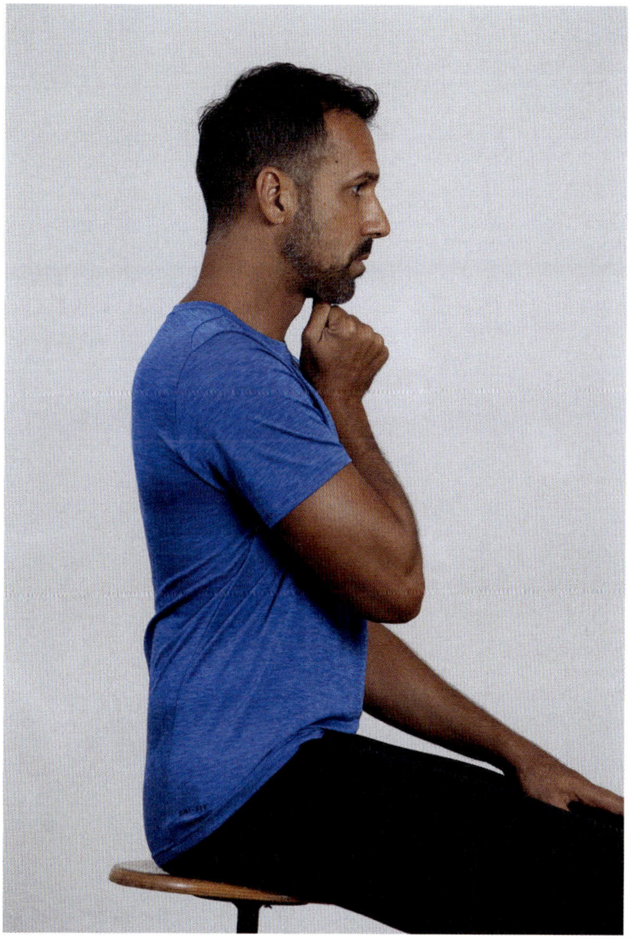

Setzen Sie sich aufrecht auf den Hocker und legen Sie einen Daumen unter Ihr Kinn. Blicken Sie geradeaus. Drücken Sie isometrisch, also ohne Bewegungsausschlag, etwa 30 Sekunden lang mit Ihrer Kinnspitze gegen Ihren Daumen. Wiederholen Sie diese Übung 5-mal.

Aufgepasst: Ihr Blick bleibt während dieser Anspannungsübung konstant geradeaus gerichtet.

Warum: Bei Instabilität der Kopfgelenke, zum Beispiel nach einem Schleudertrauma, hilft diese Übung zurück in die notwendige Stabilität.

NACKENROSETTE LÖSEN

Sie brauchen: Matte, Buch (maximal 2 Zentimeter dick)

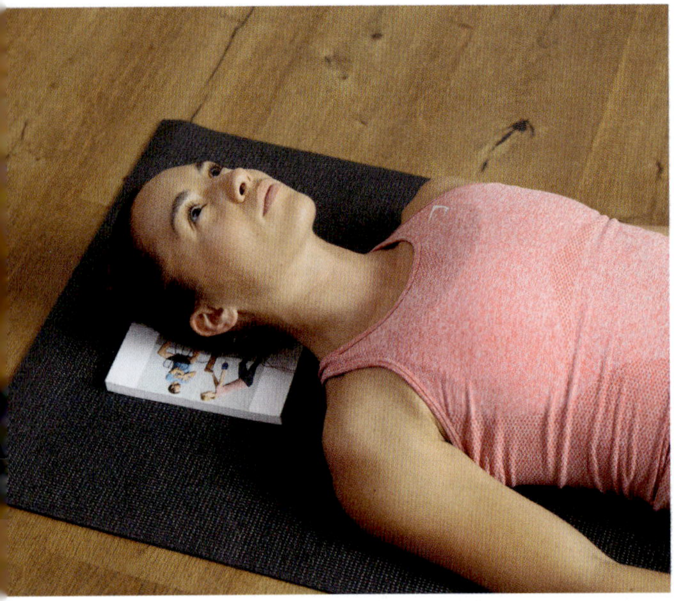

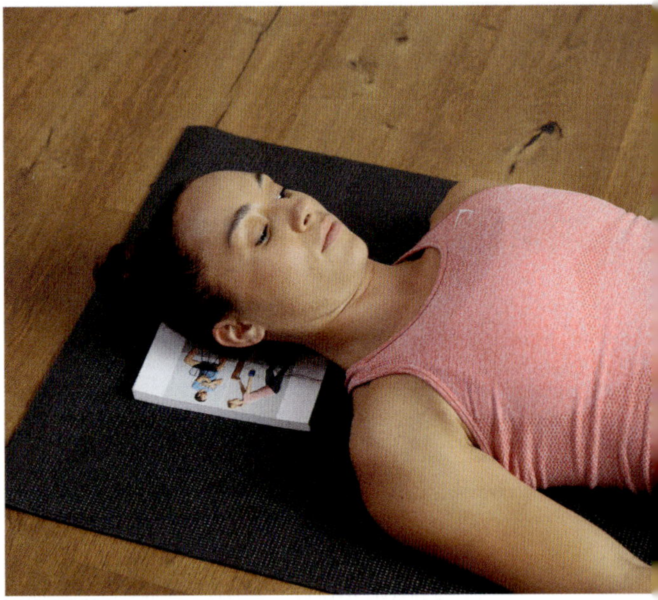

1 Legen Sie sich rückwärts auf die Matte und stellen Sie Ihre Beine auf. Der Hinterkopf ruht auf dem Buch. Richten Sie den Blick zur Decke und atmen Sie tief durch die Nase ein.

2 Mit der Ausatmung senken Sie den Blick und schauen zu Ihren Kniespitzen. Wiederholen Sie den Ablauf 8- bis 10-mal.

Aufgepasst: Die Atmung und die Bewegung werden bewegungserweiternd nach unten ausgeführt. Vermeiden Sie deswegen den Blick hinter Ihren Kopf und bleiben Sie mit dem Kopf auf der Unterlage.

Warum: Diese Übung mobilisiert und dehnt die autochthone Nackenmuskulatur (Nackenrosette).

NACKENROSETTE IM SITZEN LÖSEN

Sie brauchen: Hocker, Wand

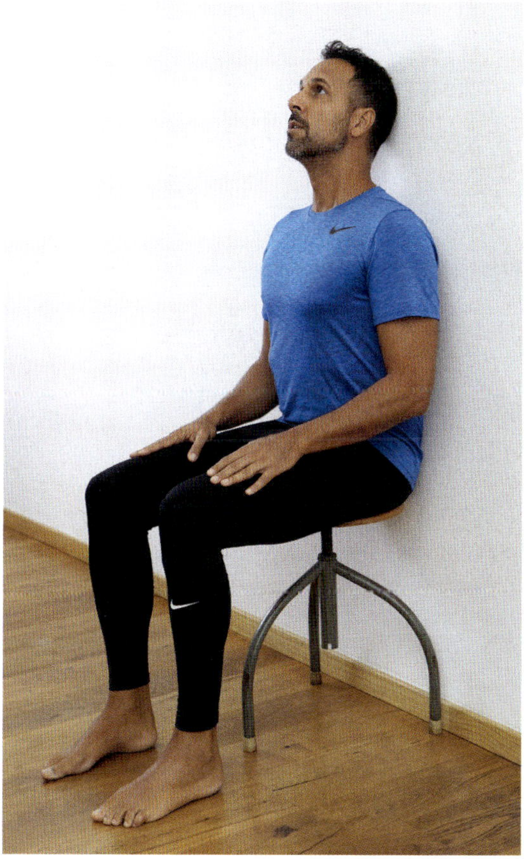

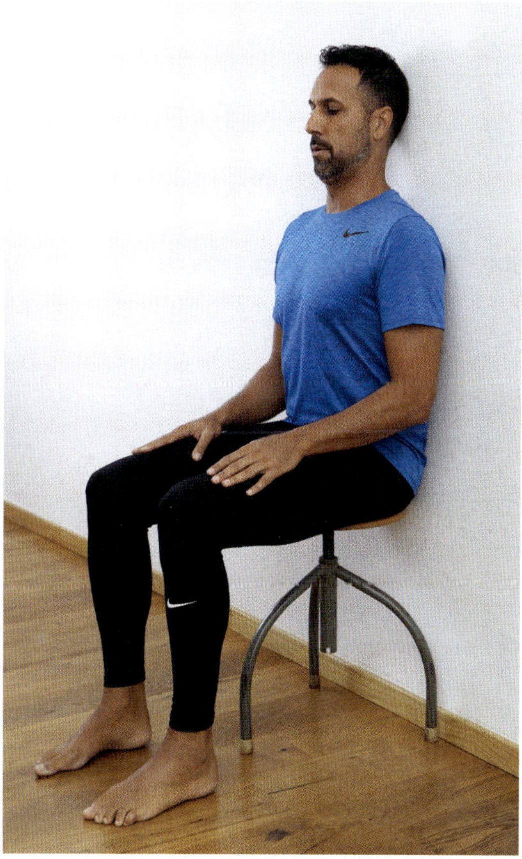

1 Setzen Sie sich mit dem Rücken zur Wand aufrecht auf den Hocker. Der Hinterkopf ruht an der Wand, der Blick ist nach oben gerichtet. Atmen Sie tief ein.

2 Mit der Ausatmung senken Sie den Blick. Schauen Sie zu Ihren Kniespitzen. Wiederholen Sie den Ablauf 8- bis 10-mal.

Aufgepasst: Atmung und Bewegung werden bewegungserweiternd nach unten ausgeführt. Bleiben Sie mit dem Kopf an der Wand.

Warum: Diese Übung mobilisiert und dehnt die autochthone Nackenmuskulatur (Nackenrosette).

KAPSELDEHNUNG DER SCHULTER

Sie brauchen: Matte, ovales Kissen

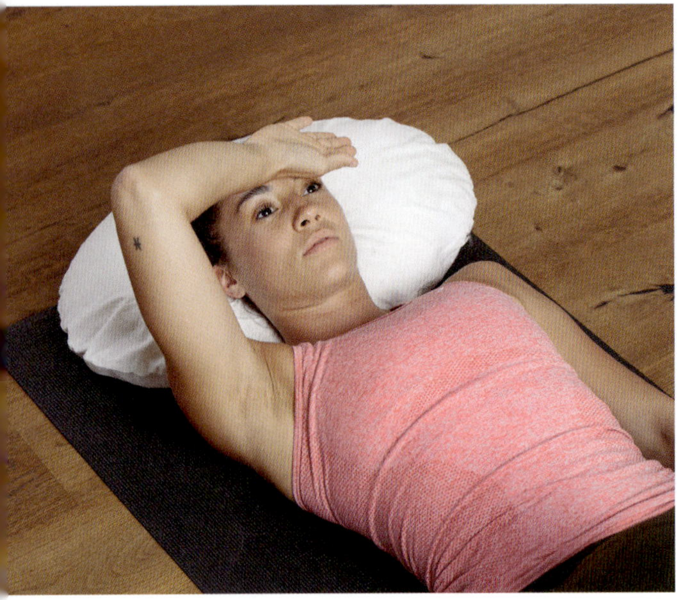

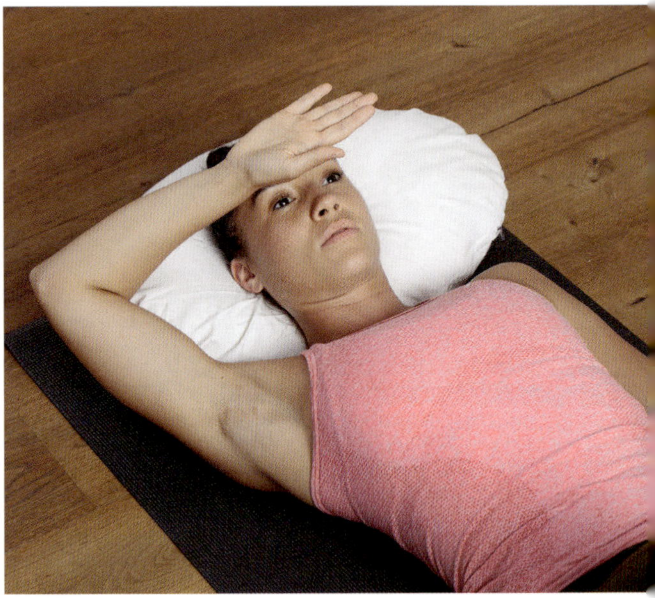

1 Legen Sie sich rückwärts auf die Matte mit dem Kopf auf dem Kissen. Heben Sie einen Arm hoch und legen Sie Ihren Handrücken auf die Stirn.

2 Lassen Sie 3 bis 4 Minuten lang den gebeugten Ellenbogen rückwärts in Richtung der Matte absinken.

Aufgepasst: Lassen Sie Ihren Handrücken auf der Stirn liegen.

Warum: Diese Übung dehnt Ihre Schulterkapsel und macht sie beweglicher.

DEHNUNG DES NACKENMUSKELS

Sie brauchen: kein Equipment

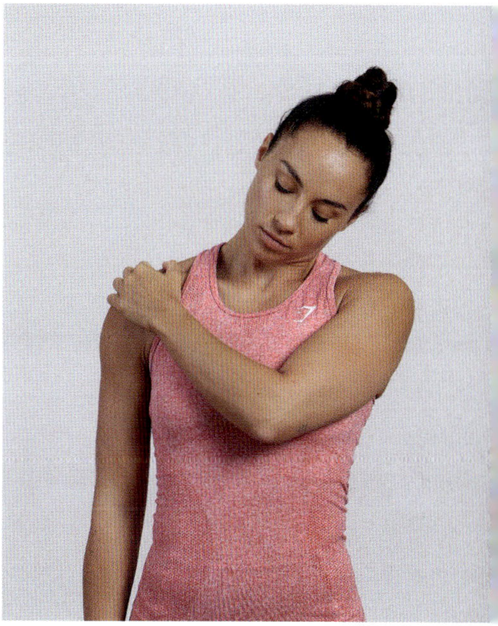

Stellen Sie sich aufrecht hin und lassen Sie Ihre Schultern entspannt herabhängen. Legen Sie Ihre linke Hand zum Fixieren auf Ihre rechte Schulter. Neigen Sie Ihren Kopf zur linken Seite. Schauen Sie 1 Minute lang langsam abwärts zu Ihrem linken Knie. Dann richten Sie sich langsam wieder auf.

Aufgepasst: Halten Sie die Schulter während der gesamten Dehnung gut nach unten fixiert und ziehen Sie sie nicht nach vorn.

Warum: Mit dieser Dehnung verbessern Sie die Funktion des Trapezmuskels.

DEHNUNG DES SCHULTERBLATTHEBERS

Sie brauchen: Hocker

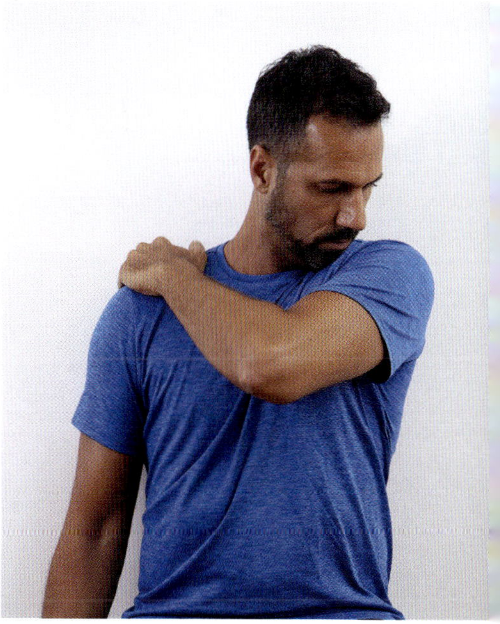

Setzen Sie sich aufrecht auf den Hocker und lassen Sie Ihre Schultern entspannt herabhängen. Legen Sie Ihre linke Hand zum Fixieren auf Ihre rechte Schulter. Schauen Sie 1 Minute lang in einer langsamen Bewegung abwärts zu Ihrem linken Knie. Dann richten Sie sich langsam wieder auf.

Aufgepasst: Halten Sie die Schulter während der gesamten Dehnung gut nach unten fixiert und ziehen Sie sie nicht nach vorn.

Warum: Mit dieser Dehnung verbessern Sie die Funktion des Schulterblatthebers.

DEHNUNG DES BRUSTMUSKELS

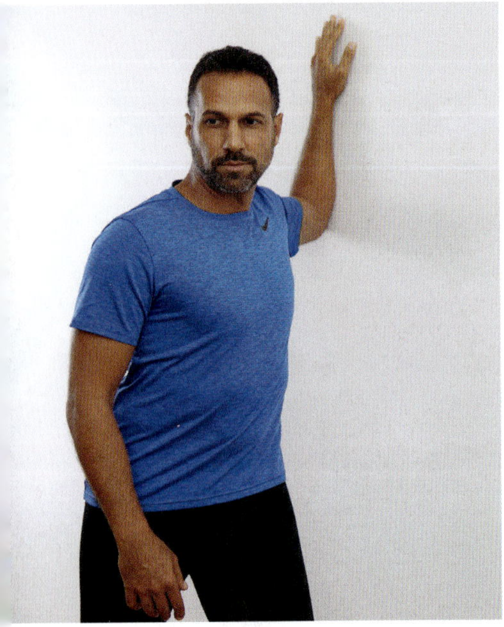

Sie brauchen: Wand

Stellen Sie sich seitlich an eine Wand. Beugen Sie Ihren linken Ellenbogen um 90 Grad und legen Sie Unterarm und Handfläche gegen die Wand. Treten Sie mit Ihrem linken Bein einen Schritt nach vorn und drehen Sie sich 1 Minute lang leicht von der Wand weg. Spüren Sie die Dehnung im Brustmuskel.

Aufgepasst: Der Kontakt von Unterarm und Hand an der Wand bleibt konstant.

Warum: Mit dieser Dehnung lösen Sie Ihren großen Brustmuskel und bringen ihn wieder auf seine Solllänge. Das hilft gegen Kopf-, Nacken- und Schulterschmerzen.

DEHNUNG DES BIZEPS

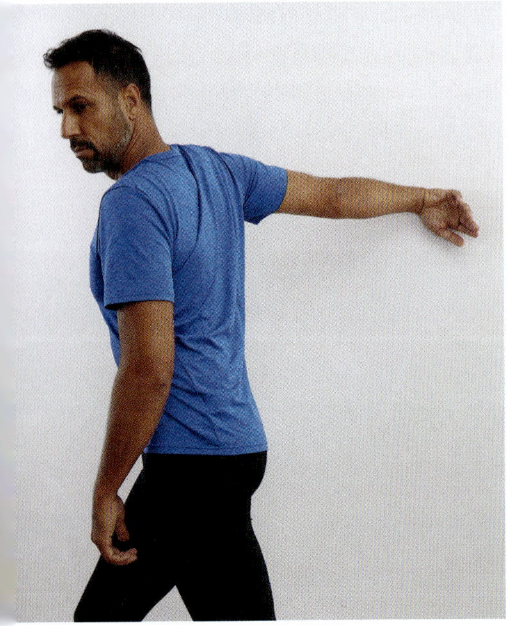

Sie brauchen: Wand

Stellen Sie sich aufrecht neben die Wand. Ziehen Sie Ihre rechte Hand gebeugt gegen Ihren Unterarm und legen Sie diesen oberhalb des Handrückens gegen die Wand. Machen Sie mit dem rechten Bein einen Schritt nach vorn. Halten Sie diese Position für 1 Minute und spüren Sie die Dehnung im Oberarm.

Aufgepasst: Der Kontakt des Unterarms an der Wand bleibt konstant.

Warum: Mit dieser Dehnung lösen Sie Ihren Bizepsmuskel und bringen ihn wieder auf seine Solllänge. Das hilft gegen Schulter- und Ellenbogenschmerzen.

KRÄFTIGUNG DER VORDEREN HALSMUSKULATUR

Sie brauchen: Matte, Buch (maximal 2 Zentimeter dick)

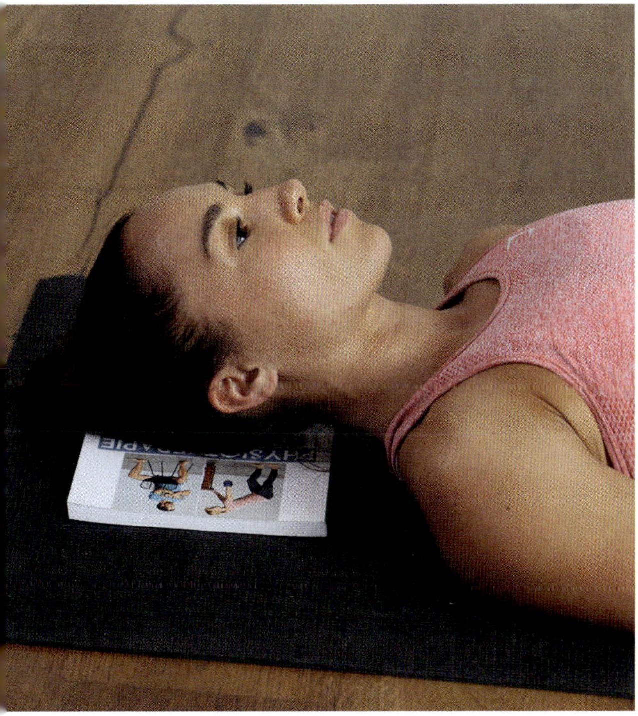

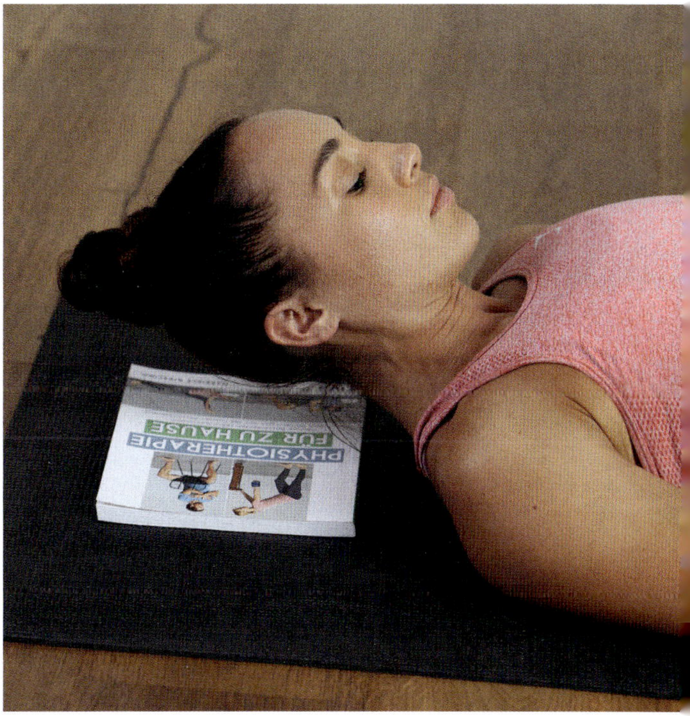

1 Legen Sie sich entspannt auf den Rücken und stellen Sie Ihre Beine auf. Ihr Hinterkopf liegt auf dem Buch.

2 Ziehen Sie Ihre Kinnspitze nach unten und heben Sie den Kopf minimal, etwa 1 bis 2 Zentimeter, von der Unterlage ab. Halten Sie diese Doppelkinnspannung etwa 20 Sekunden, bis Sie den Kopf wieder ablegen. Wiederholen Sie die Übung 5-mal.

Aufgepasst: Atmen Sie ruhig weiter bei der Übung.

Warum: Eine kräftige vordere Halsmuskulatur entlastet die Halswirbelsäule und den Nacken.

KRÄFTIGUNG DES TRIZEPS

Sie brauchen: Gewichtsmanschette

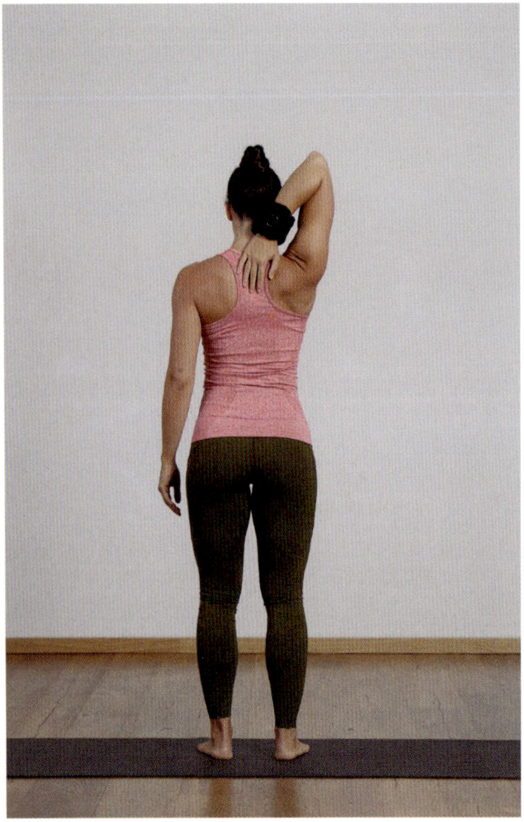

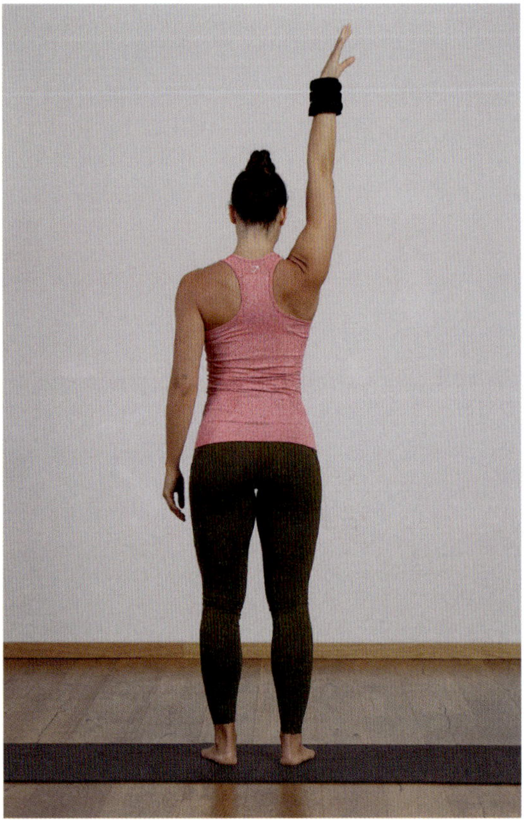

1 Fixieren Sie die Gewichtsmanschette an einem Unterarm. Stellen Sie sich aufrecht hin. Heben Sie Ihren Arm mit gebeugtem Ellenbogen so weit an, bis Sie Ihre geöffnete Hand im Nacken spüren.

2 Strecken Sie aus dieser Ausgangsposition den Ellenbogen und führen Sie dadurch die geöffnete Hand, wie bei einer Wurfbewegung, in die Luft.

Aufgepasst: Der Blick geht geradeaus.

Warum: Die Kräftigung des Trizepsmuskels stabilisiert die Nacken- und Schulterfunktion.

LEICHTE KRÄFTIGUNG DES NACKENS

Sie brauchen: Gewichtsmanschetten

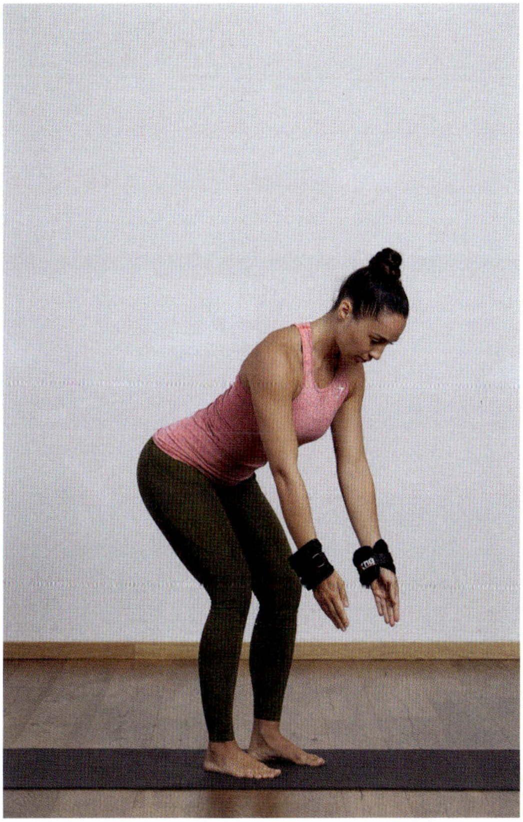

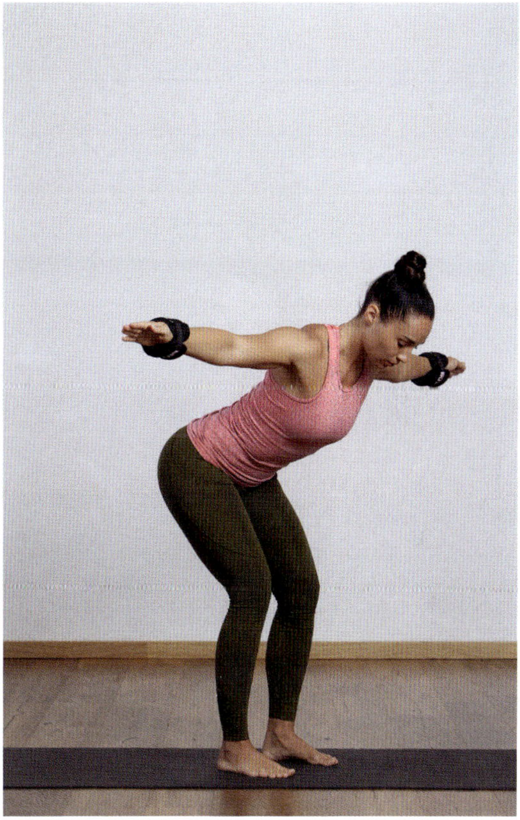

1 Fixieren Sie die Gewichtsmanschetten an Ihren Unterarmen. Stellen Sie sich mit leicht gebeugten Knien und vorwärts geneigtem Rumpf auf. Lassen Sie Ihre Arme hängen und sehen Sie vor sich auf den Boden.

2 Heben Sie beide Arme gestreckt seitlich hoch und spüren Sie dabei die Anspannung der Schulterblätter gegen Ihre Brustwirbelsäule.

Aufgepasst: Ziehen Sie nicht die Schultern zu den Ohren.

Warum: Mit dieser Übung kräftigen Sie den unteren Teil Ihres Trapezmuskels und stabilisieren Ihren Nacken.

GESAMTKRÄFTIGUNG DES NACKENS

Sie brauchen: Tisch

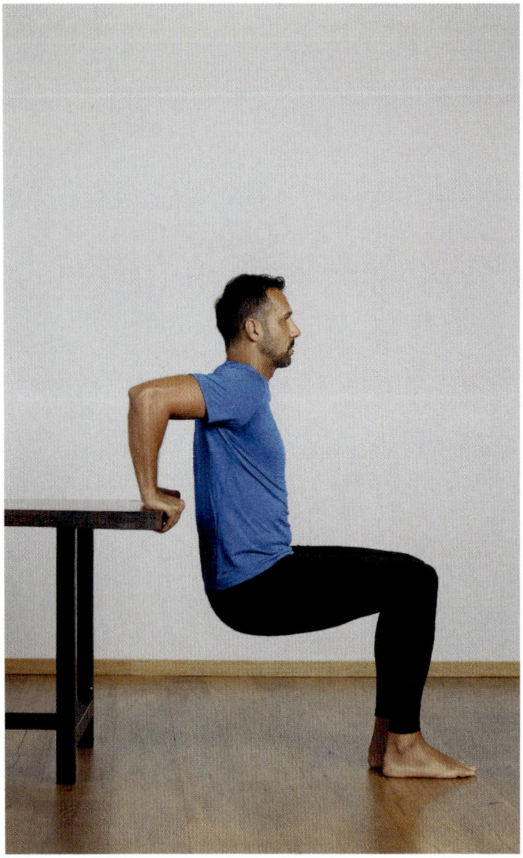

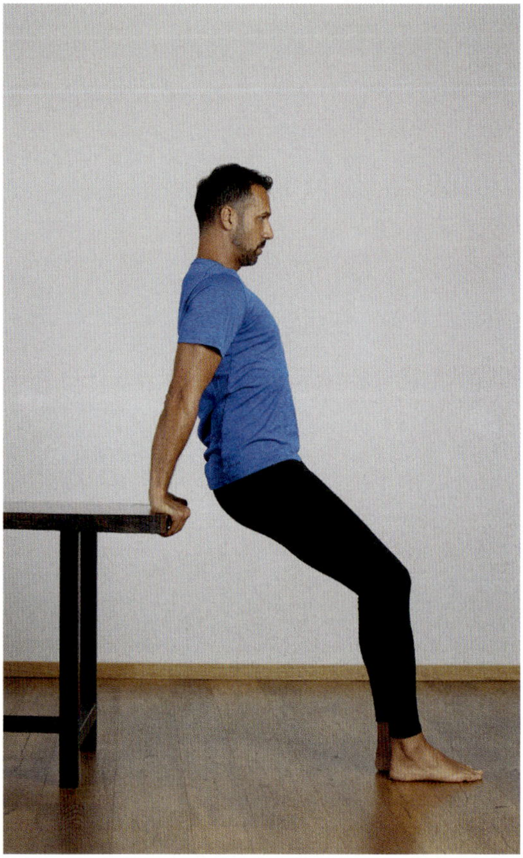

1 Stellen Sie sich rückwärts an einen Tisch und setzen Sie Ihre Hände auf die Tischkante. Ihre Ellenbogen sind etwa um 90 Grad gebeugt.

2 Strecken Sie Ihre Ellenbogen durch und richten Sie Ihren Oberkörper auf.

Aufgepasst: Der Blick ist nach vorn gerichtet.

Warum: Mit dieser Übung kräftigen Sie Ihren Trizeps-, den aufsteigenden Trapez- und den Latissimusmuskel.

SEILSPRINGEN

Sie brauchen: Springseil

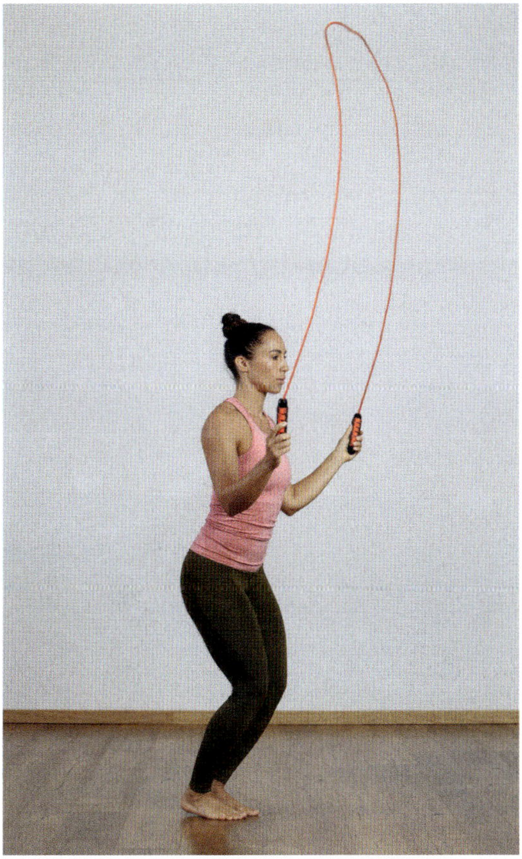

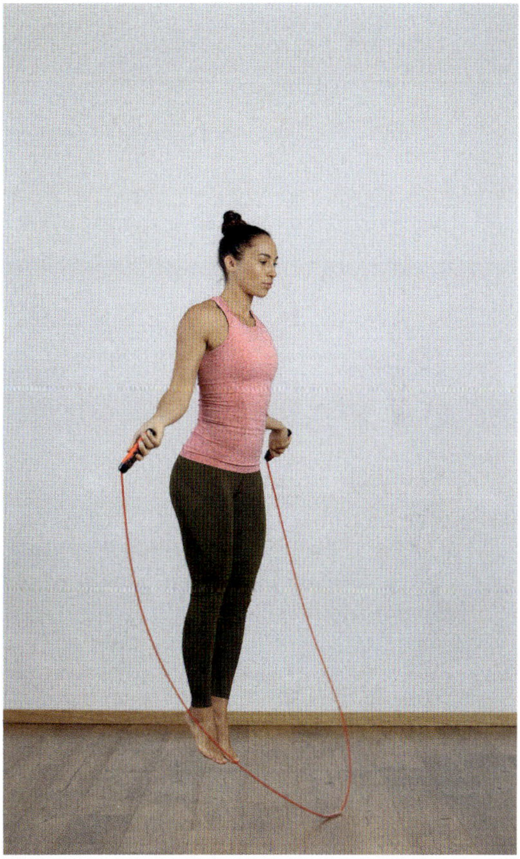

1 Umgreifen Sie die Enden des Springseils und stellen Sie sich aufrecht hin. Holen Sie mit dem Seil Schwung, indem Sie es über Ihren Kopf schwingen, und springen Sie los.

2 Springen Sie weit genug vom Boden ab, sodass Sie das Seil unter Ihren Füßen durchschwingen können. Wiederholen Sie den Ablauf als fließende Bewegung.

Aufgepasst: Der Blick ist nach vorn gerichtet.

Warum: Die aufrechte Kopf- und Nackenhaltung bei dem Ganzkörpertraining fördert die Koordination im Schulter-Nacken-Bereich und kräftigt den Deltamuskel.

WANDDRÜCKEN

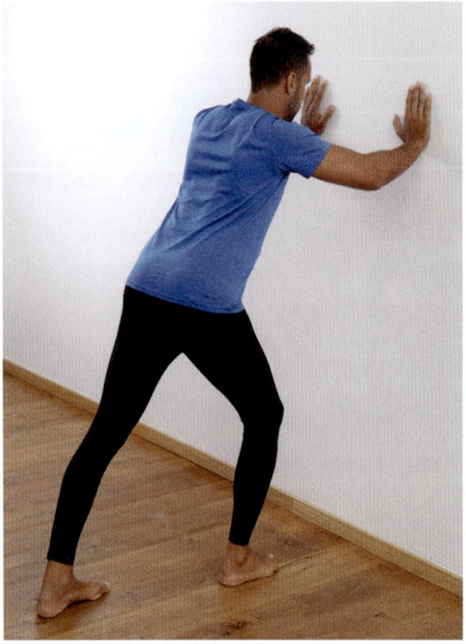

Sie brauchen: Wand

Legen Sie Ihre Hände in Augenhöhe gegen eine Wand. Stellen Sie sich in Schrittstellung auf. Das Körpergewicht liegt auf dem vorderen Bein. Drücken Sie kraftvoll 20 Sekunden lang gegen die Wand und wiederholen Sie die Übung 5-mal.

Aufgepasst: Der Blick ist nach vorn gerichtet.

Warum: Mit dieser Übung kräftigen Sie Ihre aufrichtende Nackenmuskulatur.

BANK

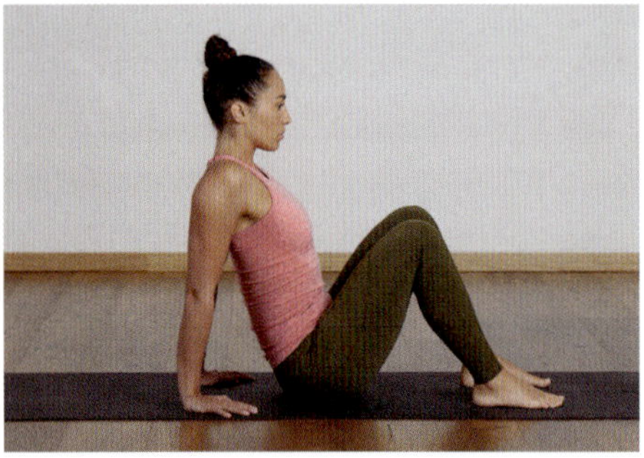

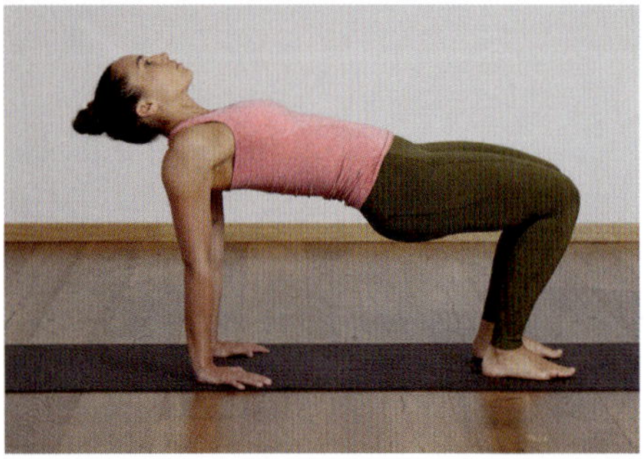

Sie brauchen: Matte

1 Nehmen Sie auf der Trainingsmatte Platz und stellen Sie Ihre Füße auf. Setzen Sie Ihre Hände rückwärts auf. Die Finger zeigen fußwärts.

2 Stützen Sie sich kraftvoll mit Ihrem Körper in die Bankstellung ab. Ihre Ellenbogen sind durchgestreckt; die Füße bleiben fest auf der Unterlage.

Aufgepasst: Der Blick bleibt deckenwärts gerichtet.

Warum: Mit dieser Übung trainieren Sie komplex die Kräftigung des Oberkörpers.

WUV

Sie brauchen: Gewichtsmanschetten

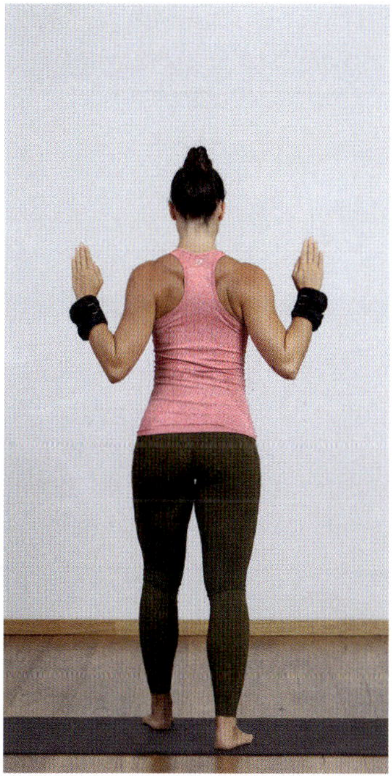

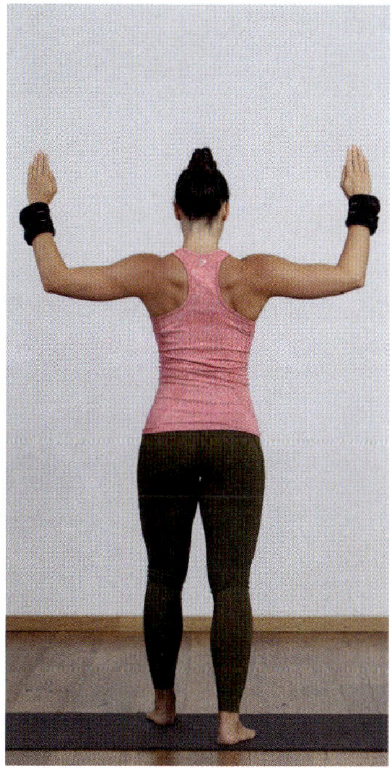

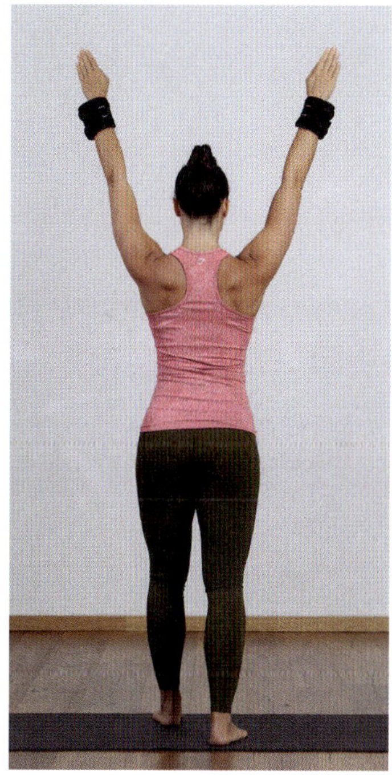

1 Fixieren Sie die Gewichtsmanschetten an Ihren Unterarmen. Stellen Sie sich in Schrittstellung hin und belasten Sie Ihr vorderes Bein. Halten Sie Ihre Arme und Ellenbogen auf Taillenhöhe in »W-Position«.

2 Heben Sie die Arme um 90 Grad nach oben in die »U-Position«.

3 Strecken Sie die Arme seitlich des Kopfs nach oben in die »V-Position«. Wechseln Sie zügig und variabel mehrfach die Positionen.

Aufgepasst: Der Blick bleibt nach vorn gerichtet.

Warum: Mit dieser Übung trainieren Sie komplex die Kräftigung des Oberkörpers. Die Belastung des vorderen Beins stabilisiert das Becken und die Lendenwirbelsäule und unterstützt die Übung durch klare Fokussierung auf die obere Körperhälfte.

GROSSER ARMSCHWUNG

Sie brauchen: kein Equipment

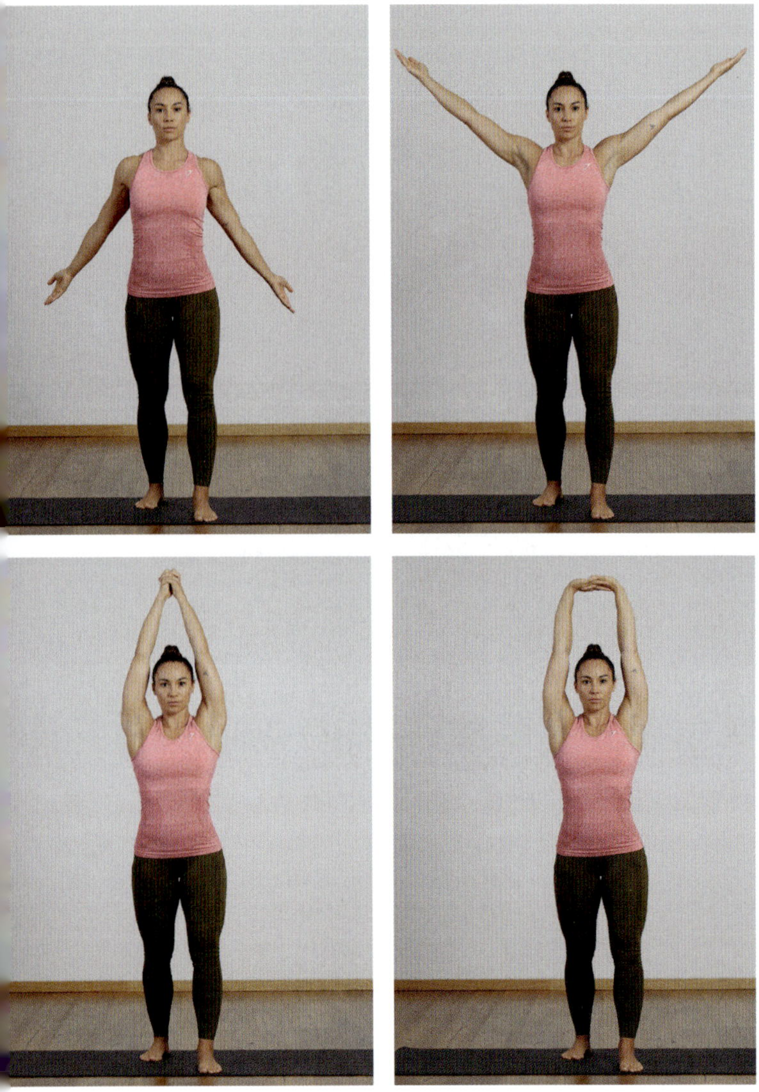

1. Stellen Sie sich aufrecht und in Schrittstellung auf. Das Körpergewicht liegt auf dem vorderen Bein.
2. Heben Sie beide Arme von rückwärts nach oben und kommen Sie in die V-Haltung.
3. Bewegen Sie Ihre Arme weiter nach oben und falten Sie die Hände über dem Kopf.
4. Drehen Sie die Handflächen deckenwärts. Wiederholen Sie den Bewegungsablauf und verharren Sie in der Position, an der Sie die meiste Zugspannung in Ihren Faszien spüren, bevor Sie weitermachen.

Aufgepasst: Der Blick ist nach vorn gerichtet.

Warum: Endgradige Bewegungen mit Ausharren in Dehnpositionen lösen Ihr fasziales Gewebe und bringen wieder Schwung in Ihre Bewegungsabläufe. Die Belastung des vorderen Beins stabilisiert das Becken und die Lendenwirbelsäule und unterstützt die Übung durch klare Fokussierung auf die obere Körperhälfte.

HACKEN

Sie brauchen: kein Equipment

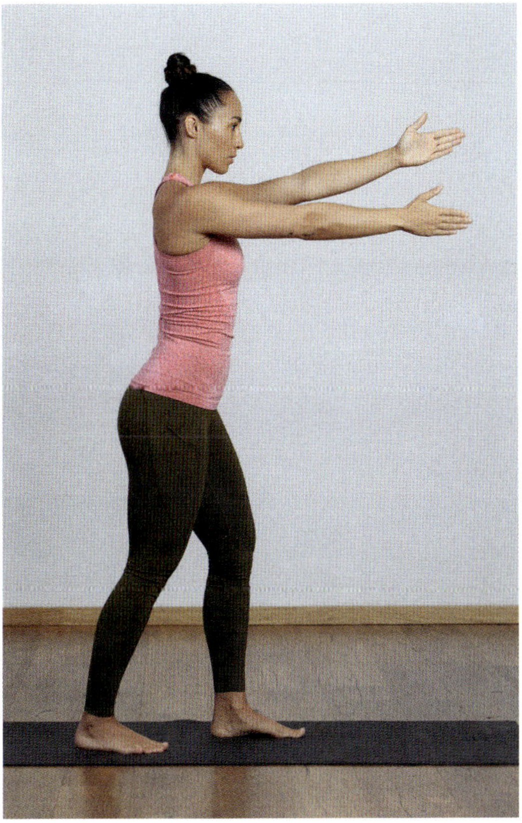

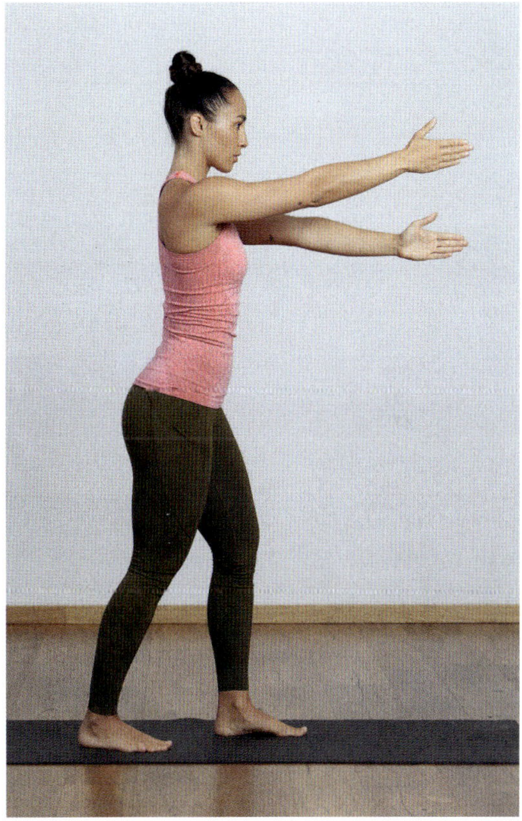

1 Stellen Sie sich in Schrittstellung hin und belasten Sie Ihr vorderes Bein. Halten Sie Ihre Arme gestreckt vor Ihren Körper. Stellen Sie sich vor, Sie wollten mit Ihren Handkanten einen imaginären Holzscheit spalten.

2 Führen Sie die Hackübung im schnellen Wechsel mit den Armen auf und ab durch.

Aufgepasst: Halten Sie die Schrittposition und schauen Sie dabei immer nach vorn.

Warum: Mit dieser Übung trainieren Sie komplex die Kräftigung des Oberkörpers. Die Belastung des vorderen Beins stabilisiert das Becken und die Lendenwirbelsäule und unterstützt die Übung durch klare Fokussierung auf die obere Körperhälfte.

LEICHTES GEWICHTHEBEN

Sie brauchen: kein Equipment

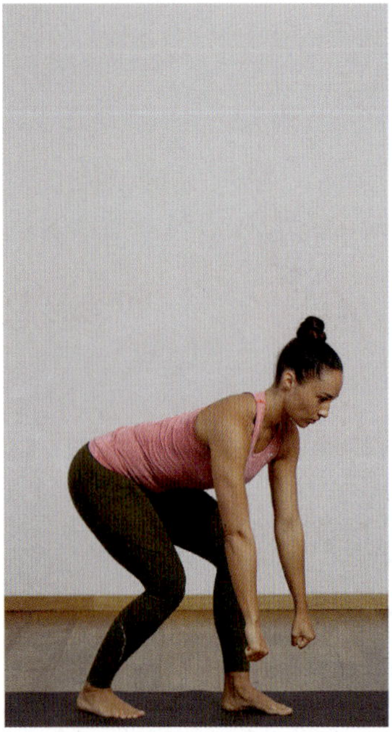

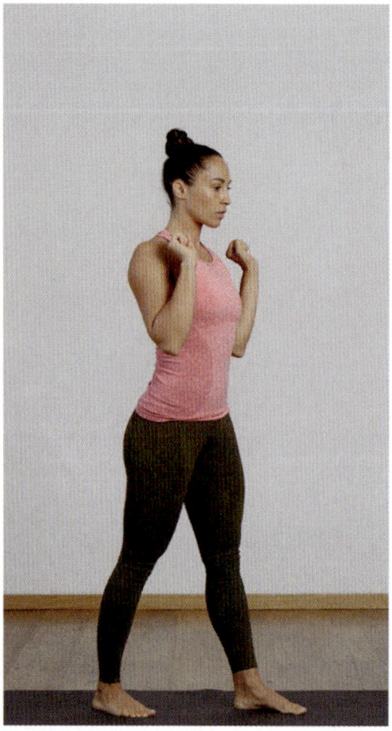

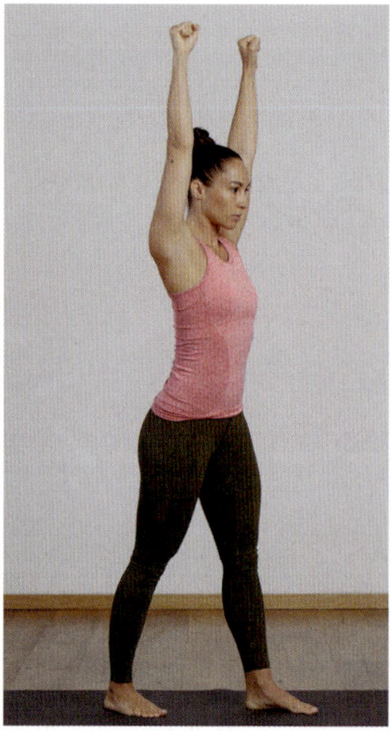

1 Stellen Sie sich in Schrittstellung hin, neigen Sie Ihren Oberkörper vornüber und belasten Sie Ihr vorderes Bein. Machen Sie mit beiden Händen eine Faust, als würden Sie ein schweres Gewicht umgreifen.

2 Heben Sie das imaginäre Gewicht auf Schulterhöhe.

3 Heben Sie Ihre Arme wie ein Gewichtheber gestreckt über Ihren Kopf. Wiederholen Sie den Bewegungszyklus 5- bis 8-mal.

Aufgepasst: Halten Sie die Schrittposition. Ihr Blick folgt der jeweiligen Bewegung vom Boden kommend geradeaus.

Warum: Mit dieser Übung trainieren Sie komplex die Kräftigung des Oberkörpers. Die Belastung des vorderen Beins stabilisiert das Becken und die Lendenwirbelsäule und unterstützt die Übung durch klare Fokussierung auf die obere Körperhälfte.

SCHATTENBOXEN

Sie brauchen: Boxhandschuhe (optional)

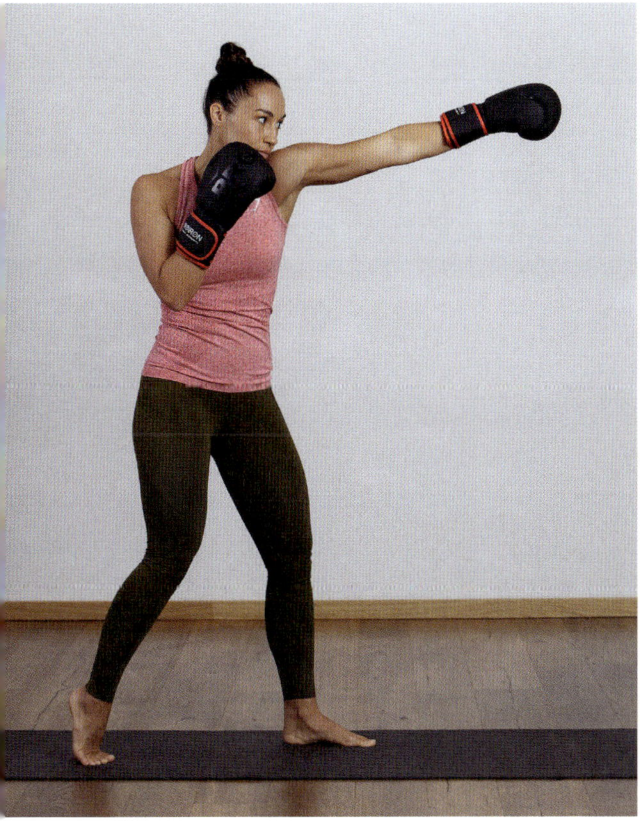

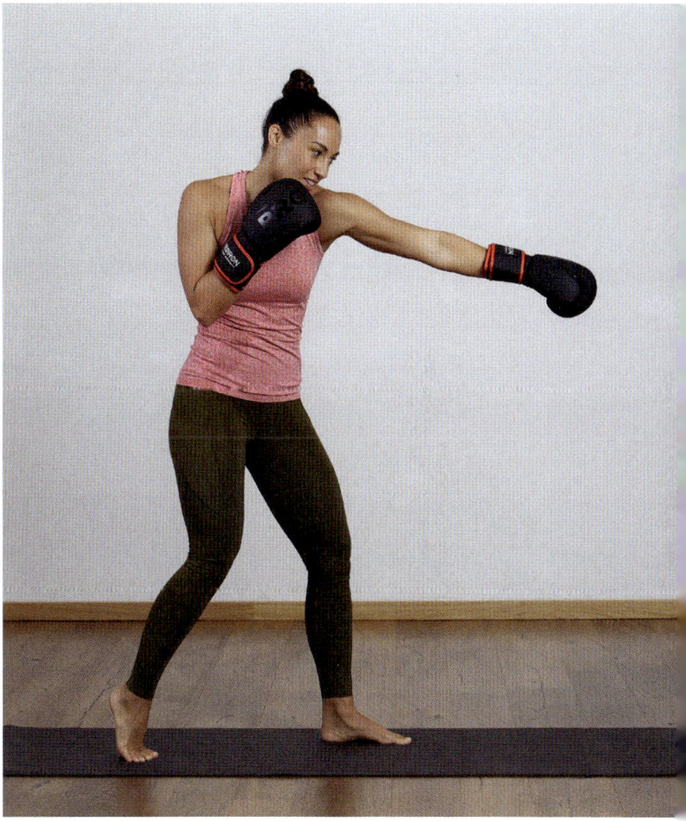

1 Ziehen Sie, falls vorhanden, die Boxhandschuhe an. Stellen Sie sich in die Boxerposition mit im Ellenbogen angewinkelten Armen. Boxen Sie mit kurzen schnellen Bewegungen und mit beiden Armen abwechselnd nach vorn gegen einen imaginären Gegner in verschiedene Körperabschnitte bis zum Kopf.

2 Boxen Sie Ihrem imaginären Gegner gegen den Rumpf.

Aufgepasst: Der Blick ist nach vorn auf einen imaginären Gegner gerichtet.

Warum: Diese Übung stabilisiert die Kopf- und Nackenposition.

GEWICHTHEBEN

Sie brauchen: große Wasserflasche

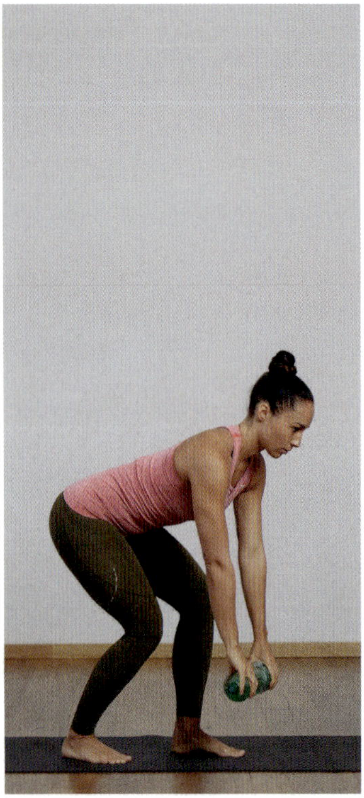

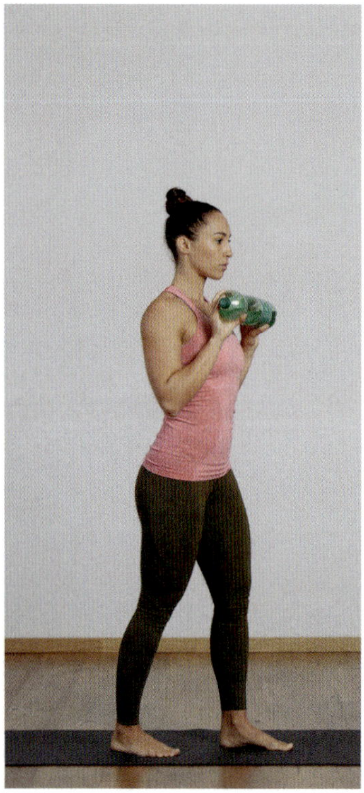

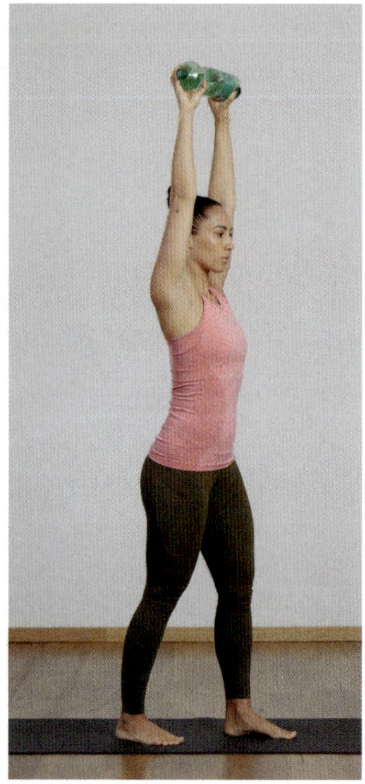

1 Stellen Sie sich in Schrittstellung hin, beugen Sie Ihren Rumpf vornüber und belasten Sie Ihr vorderes Bein. Umgreifen Sie die Wasserflasche.

2 Ziehen Sie die Flasche waagerecht bis auf Schulterhöhe.

3 Stemmen Sie die Wasserflasche zügig, wie ein Gewichtheber, mit gestreckten Armen über Ihren Kopf.

Aufgepasst: Halten Sie die Schrittposition und schauen Sie dabei immer nach vorn.

Warum: Mit dieser Übung trainieren Sie komplex die Kräftigung des Oberkörpers. Die Belastung des vorderen Beins stabilisiert das Becken und die Lendenwirbelsäule und unterstützt die Übung durch klare Fokussierung auf die obere Körperhälfte.

HANDSTÜTZ

Sie brauchen: Matte, Nackenhörnchen

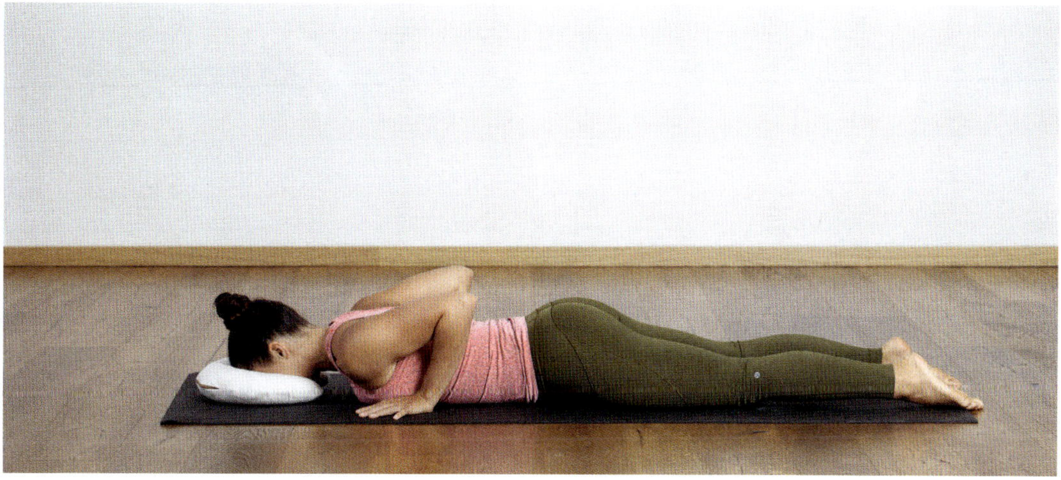

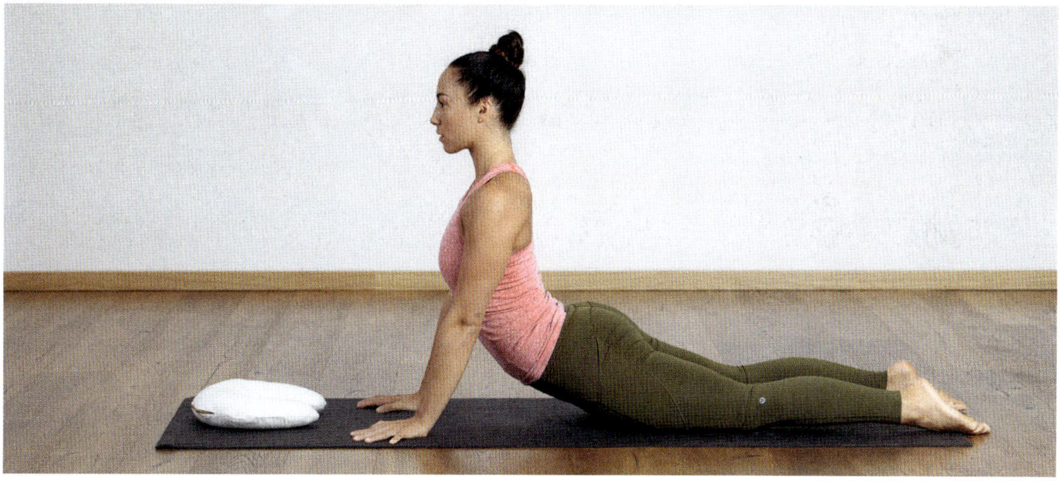

1 Legen Sie sich bäuchlings auf die Matte mit dem Gesicht in das Nackenhörnchen. Positionieren Sie die Hände neben dem Schultergürtel auf dem Boden.

2 Stützen Sie sich auf Ihre Hände und halten Sie diesen Stütz etwa 1 Minute lang.

Aufgepasst: Der Blick ist erst auf die Matte, dann nach vorn gerichtet.

Warum: Mit dieser Übung trainieren Sie komplex die Kräftigung des Oberkörpers.

BUCH BALANCIEREN

Sie brauchen: Buch

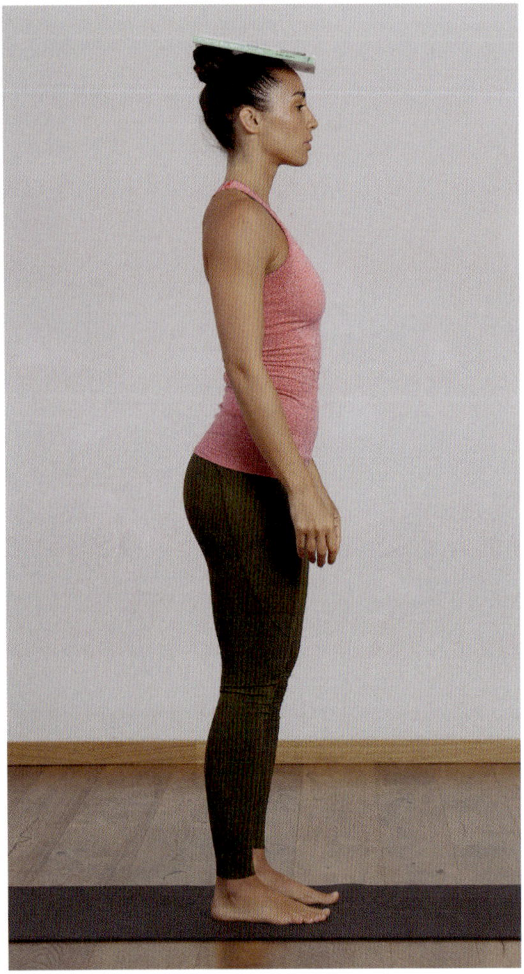

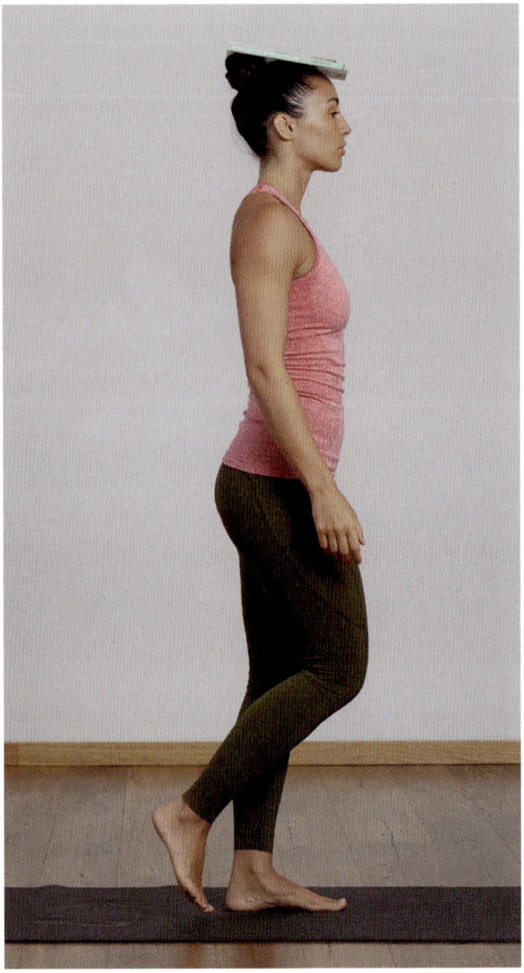

1 Stellen Sie sich aufrecht hin und legen Sie vorsichtig das Buch auf den Kopf. Halten Sie den Blick geradeaus gerichtet.

2 Gehen Sie einige Schritte vor und zurück.

Aufgepasst: Halten Sie Ihren Kopf ganz ruhig.

Warum: Mit dieser komplexen Übung trainieren Sie die Koordination und Stabilisation vom Kopf zur Halswirbelsäule und umgekehrt.

BALLONKREISEN

Sie brauchen: Luftballon, Wand

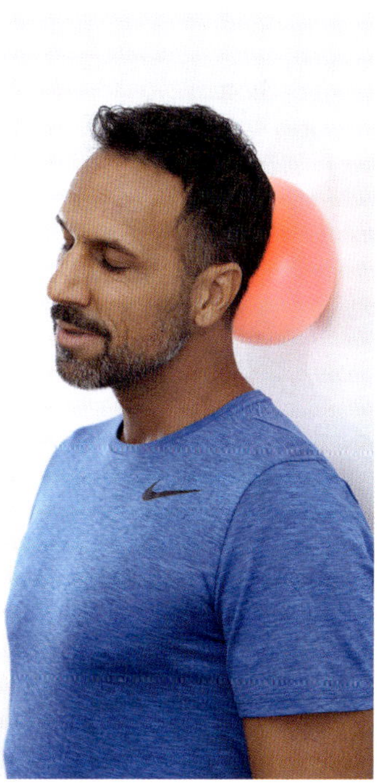

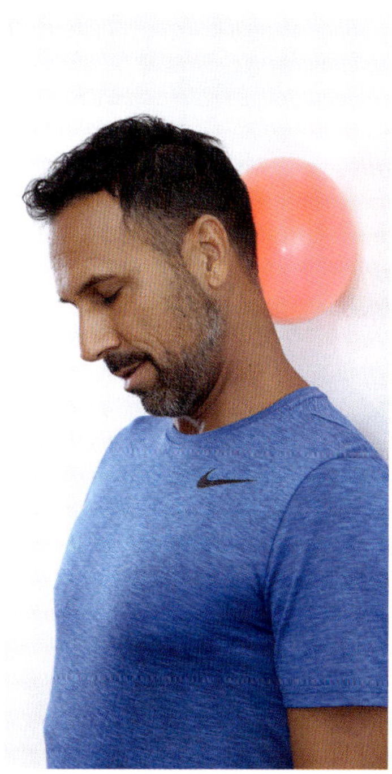

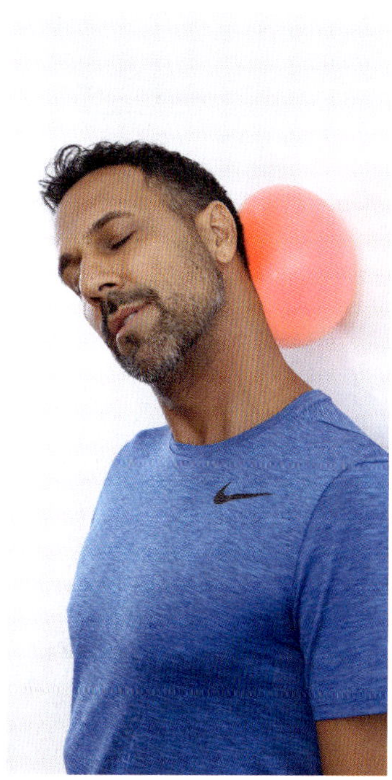

1 Stellen Sie sich aufrecht mit dem Rücken zur Wand und platzieren Sie einen Luftballon zwischen Ihren Hinterkopf und die Wand. Schließen Sie die Augen und spüren Sie die Entspannung Ihres Nackens.

2 Stellen Sie sich das Ziffernblatt einer Uhr vor und folgen Sie mit Ihrem Kopf im Uhrzeigersinn den Zahlen auf dem Ziffernblatt.

3 Führen Sie die Bewegung mit Ihrem Kopf gegen den Uhrzeigersinn aus. Ihre Augen können die ganze Zeit geschlossen bleiben.

Aufgepasst: Der sanfte Druck des Hinterkopfs auf den Ballon wird beibehalten, um das Herunterfallen des Ballons zu verhindern.

Warum: Mit dieser sanften Mobilisationsübung entspannen und koordinieren Sie Ihre Kopfbewegung und lösen die autochthone Nackenmuskulatur.

JUST FOR FUN

Ist es nicht schön, wenn nichts mehr wehtut, die bekannte Bewegungsfreude wieder da ist und man wieder die Lieblingsübungen machen kann? Also los!

STANDWAAGE

Sie brauchen: Matte

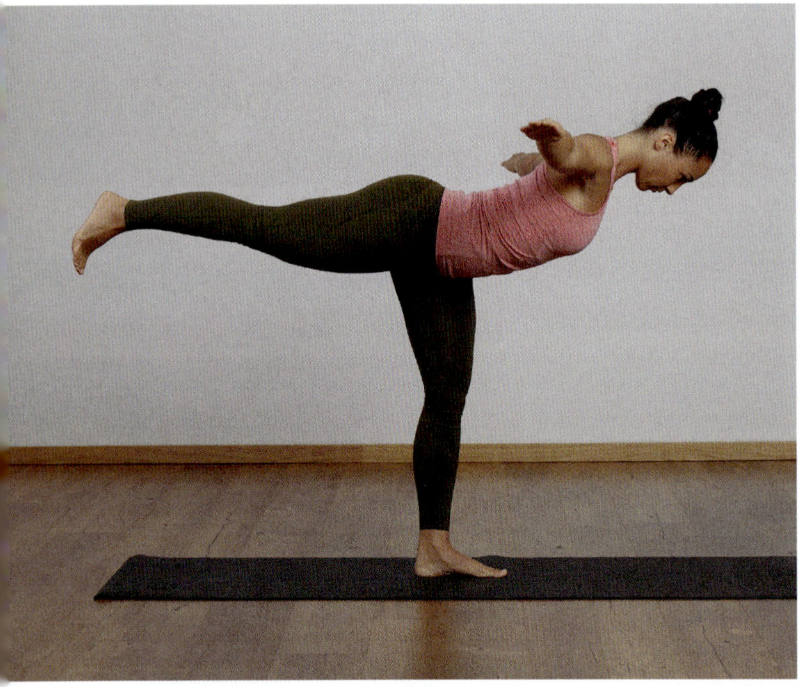

Stellen Sie sich mit einem Bein auf die Matte. Heben Sie das andere Bein vom Boden ab und strecken Sie es in die Luft. Breiten Sie Ihre Arme weit aus und bleiben Sie in dieser Stellung stehen. Ihr Blick ist zum Boden gerichtet. Wechseln Sie das Standbein und wiederholen Sie die Übung auf der anderen Seite.

Aufgepasst: Der Blick folgt der Bewegung und ist in der Endposition zum Boden gerichtet.

Warum: Diese Übung stabilisiert die Kopf- und Nackenposition.

KOPFSTAND

Sie brauchen: Matte, Nackenhörnchen

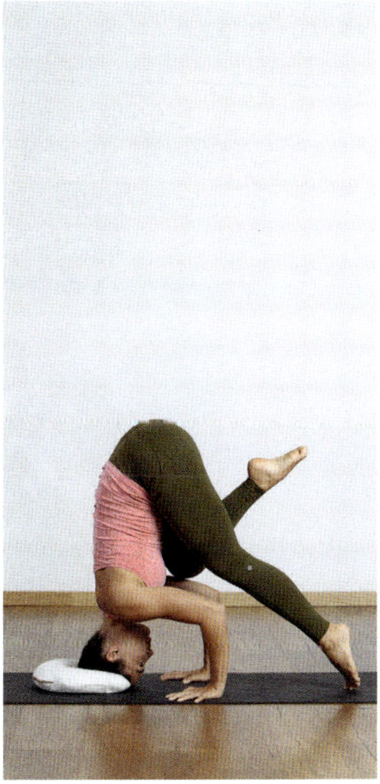

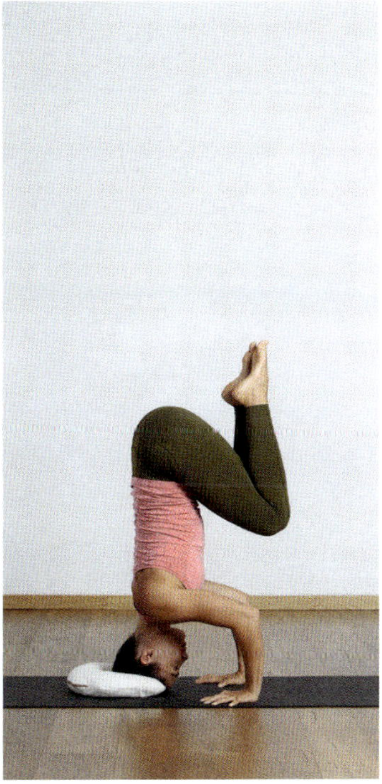

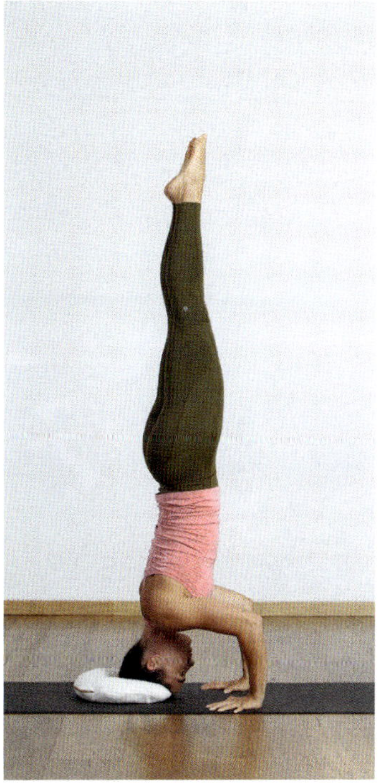

1 Setzen Sie Ihren Kopf zentriert in das Nackenhörnchen auf der Matte und stützen Sie Ihre Hände neben dem Körper auf die Matte.

2 Heben Sie den Körper und die Füße langsam vom Boden ab und kommen Sie mit Ihrem ganzen Gewicht auf die Hände und den Kopf.

3 Strecken Sie Ihre Beine zur Decke aus. Halten Sie die Position so lange, wie Sie können.

Aufgepasst: Halten Sie gut die Körperbalance, bis Sie die Bewegung zurück durchführen.

Warum: Diese Übung stabilisiert die Kopf- und Nackenposition optimal.

KOPFBALLON

Sie brauchen: Partner, Luftballon

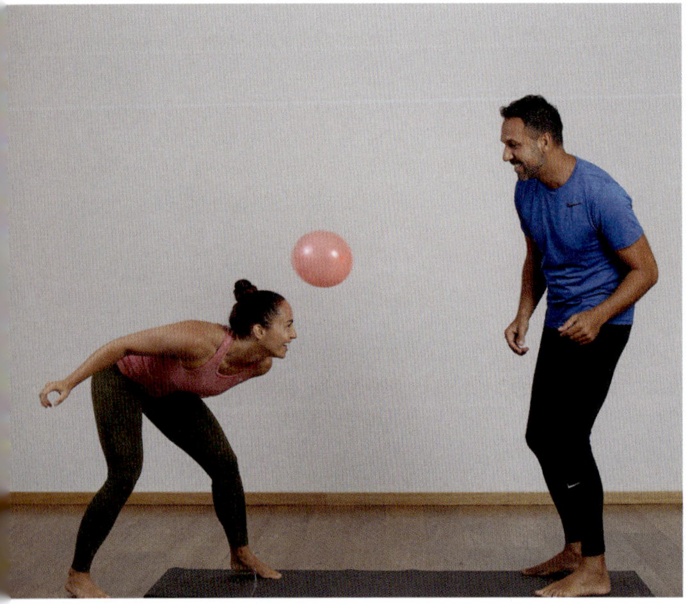

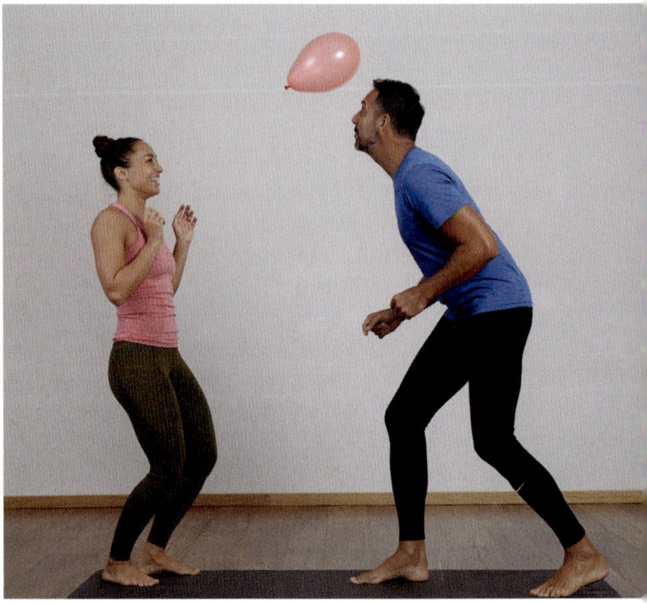

1 Köpfen Sie einen Luftballon zu zweit mit dem Oberkopf hin und her.

2 Köpfen Sie mit dem Stirnbereich hin und her.

Aufgepasst: Der Blick ist zum Ballon gerichtet.

Warum: Diese spielerische Mobilisation hilft Ihrem Nacken und stabilisiert Ihre Muskulatur.

JAB UND CROSS BOXEN

Sie brauchen: Partner, Boxhandschuhe (optional)

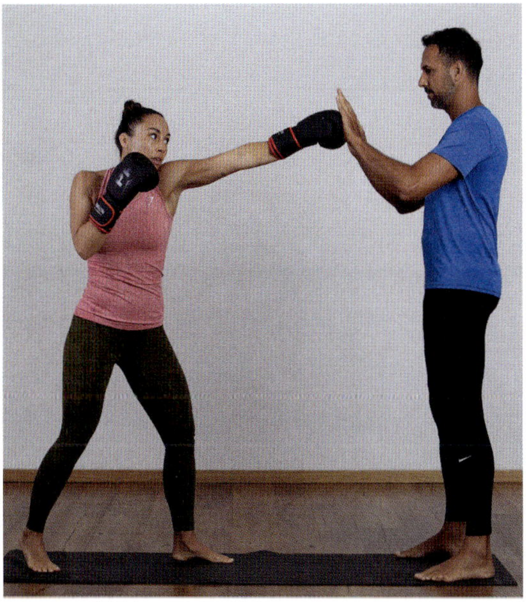

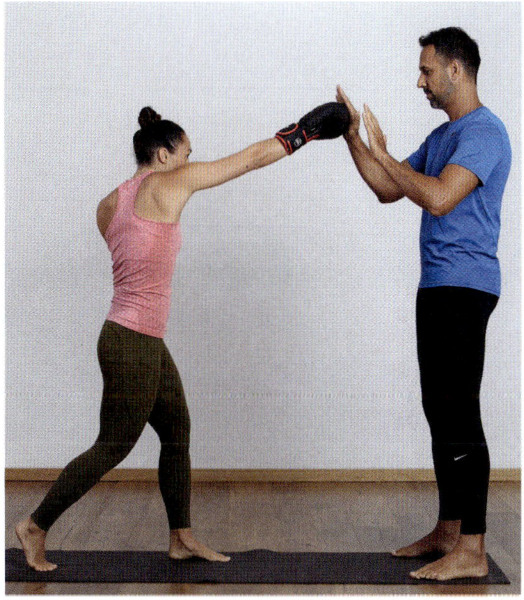

1 Ziehen Sie, falls vorhanden, die Boxhandschuhe an. Stellen Sie sich Ihrem Partner in Schrittstellung gegenüber auf. Ihr Partner hebt die geöffneten Hände wie eine Zielscheibe vor sein Gesicht. Boxen Sie 20-mal kraftvoll mit Ihrer linken Führungshand geradeaus ins Ziel (Jab).

2 Boxen Sie 20-mal kraftvoll mit Ihrer rechten Schlaghand geradeaus ins Ziel (Cross).

Aufgepasst: Halten Sie den Blick konstant auf Ihr Ziel gerichtet.

Warum: Mit diesem Boxtraining stabilisieren Sie Ihren Nacken und die Kopfposition und kräftigen Ihre Schultermuskulatur.

ÜBUNGS- UND MASSNAHMENVERZEICHNIS

LITERATURVERZEICHNIS

Dvořák, Jiří; Dvořák, Václav: *Manuelle Medizin*. Stuttgart: Thieme Verlag, 1991

Guimberteau, Jean-Claude; Armstrong, Collin: *Faszien. Architektur des menschlichen Fasziengewebes*. Berlin: KVM Verlag, 2016

Gustavsen, Rolf; Streek, Renate: *Trainingstherapie im Rahmen der manuellen Medizin*. Stuttgart: Georg Thieme Verlag, 1997

Gustavsen, Rolf: *Fra aktiv avspenning til trening*. Oslo: Norlis Bokhandel, 1997

Haas, Christian; Turbanski, Stephan; Schmidtbleicher, Dietmar: »Stochastisches Resonanz-Training«. In: *Forschung Frankfurt* 04 (2006): S. 19–24

Hamilton, Christine: »40 Jahre Muskuloskelettale Physiotherapie«. Vortrag auf dem IFK-Jubiläumssymposium. In: *Physiotherapie. Fachmagazin des IFK* 5/21: S. 34–35

Kapandji, Adalbert I.: *Funktionelle Anatomie der Gelenke*. Stuttgart: Georg Thieme Verlag, 2016

Kiesling, Gabriele: *Rücken – schmerzfrei in 30 Tagen*. München: riva Verlag, 2022

Kiesling, Gabriele: *Physiotherapie – Hausapotheke*. München: riva Verlag, 2021

Kiesling, Gabriele: *Schmerzfrei durch Cupping*. München: riva Verlag, 2020

Kiesling, Gabriele: *Physiotherapie für zu Hause*. München: riva Verlag, 2018

Kiesling, Gabriele: *Neuroorthopädie fängt dort an, wo allgemeine Krankengymnastik aufhört. Neuroorthopädischer Befund, Dokumentation und Berichtsform*. Berlin: diqp, 2013

Kiesling, Gabriele: *Physiotherapie heute ist viel mehr, als ausschließlich zu behandeln*. Berlin: diqp Verlag, 2010

Lewit, Karel: *Manuelle Medizin bei Funktionsstörungen des Bewegungsapparates*. München: Elsevier, 2014

Nachemson, Alf: »Disc Pressure Measurements«. In: *Spine* 6 (1981): S. 93–97

Sachse, Jochen; Schild, Karla: *Manuelle Untersuchung und Mobilisationsbehandlung der Wirbelsäule (Praktische Neuroorthopädie)*. Wien: Springer Verlag, 1989

Schleip, Robert: *Faszien-Fitness*. München: riva Verlag, 2018

Schleip, Robert (Hrsg.): *Lehrbuch Faszien. Grundlagen – Behandlung – Forschung*. München: Urban & Fischer/Elsevier, 2014

Shahar, David; Sayers, Mark G. L.: »Prominent exostosis projecting from the occipital squama more substantial and prevalent in young adult than older age groups«. In: *Scientific Reports* 8 (1), 20. Februar 2018: S. 3354

Simons, David; Travell, Janet: *Handbuch der Muskel-Triggerpunkte*. München: Urban & Fischer, 2014

Stecco, Carla: *Atlas des menschlichen Fasziengewebes*. München: Elsevier, 2016

Winkel, Dos; Vleeming, Andry; Fisher, Sally: *Nichtoperative Orthopädie und Manualtherapie, Teil 3*. Stuttgart: Gustav Fischer Verlag, 1997

ÜBER DIE AUTORIN

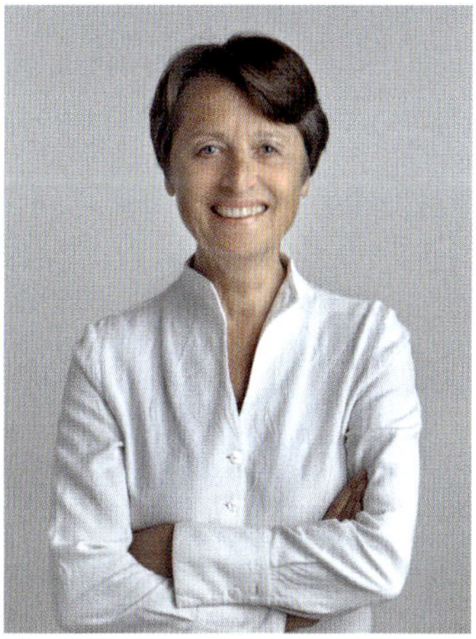

Gabriele Kiesling ist Physiotherapie- und Faszienexpertin. Seit über 50 Jahren arbeitet sie in eigener Praxis mit Leib und Seele am und mit Patienten auf den Grundlagen der Osteopathie, Neuroorthopädie, medizinischen Trainingstherapie und der TCM. Ihr sind viele innovative Konzepte in der Übungsmethodik zu verdanken. Mit ihrer Fachliteratur für Patienten und Laien ist sie auch Expertin für verstehbare Übungsliteratur. In randomisierten Studien wurde die Wirksamkeit ihrer Übungsmethodik bestätigt.

Sie entwickelte die Faszien-Physiotherapie und ist die Begründerin der Buchreihe *Physiotherapie für zu Hause* des riva Verlags, München. Als Geschäftsführerin des Deutschen Instituts für Qualität in der Physiotherapie (diqp), Berlin, ist Gabriele Kiesling Sachverwalterin für Qualitätssicherung in Therapie und Praxis. Sie lebt in Berlin. Besuchen Sie unter »Gabriele Kiesling – Die Physiotherapie-Expertin« den Youtube-Kanal der Autorin und ihre Websites diqp.de und gabriele-kiesling.at.

DANK

Mein Dank gilt allen Lesern dieses Buches! Sie haben entschieden, ihre Nacken- und Schulterbeschwerden selbst zu besiegen. Danke für Ihr Vertrauen und Ihren Mut, eigenständig an Ihrer Gesundung und Ihrer Gesundheit mitzuwirken.

Herzlichen Dank dem riva Verlag für die tolle Unterstützung meiner Buchreihe *Physiotherapie für zu Hause*. Katharina May half mir erneut mit Ihrem immensen Fachwissen in der Redaktion des Buches.

Vielen Dank für das gelungene Lektorat gilt Ulrike Reinen und meinen sehr geschätzten Kolleginnen Marianne Dietz und Susanne Fritz für ihre freundliche Unterstützung beim Fehlerfinden.

Nils Schwarz ist der beste Fotograf für meine Bücher, danke Nils! Die Models Christina Bohle und Nicki Laungani waren superschick und hoch motiviert am Set.

Meiner Familie danke ich für ihre Nachsicht, dass ihre Mutter und Großmutter wegen ihrer »Buchschreiberei« nicht immer zur Verfügung stand.

Gabriele Kiesling

Rücken – schmerzfrei in 30 Tagen

Mit über 100 Übungen gegen akute und chronische Beschwerden

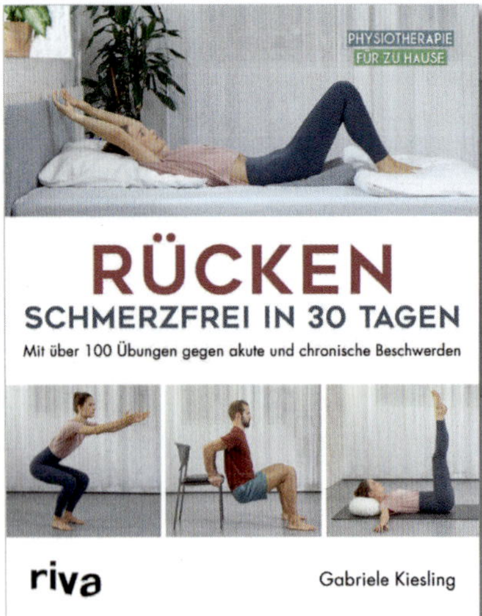

Auch als E-Book erhältlich

208 Seiten
20,00 € (D) | 20,60 € (A)
ISBN 978-3-7423-1972-2

Gabriele Kiesling

Physiotherapie für zu Hause

Häufige Beschwerden selbst behandeln – mit über 90 Übungen aus der Faszien-Physiotherapie

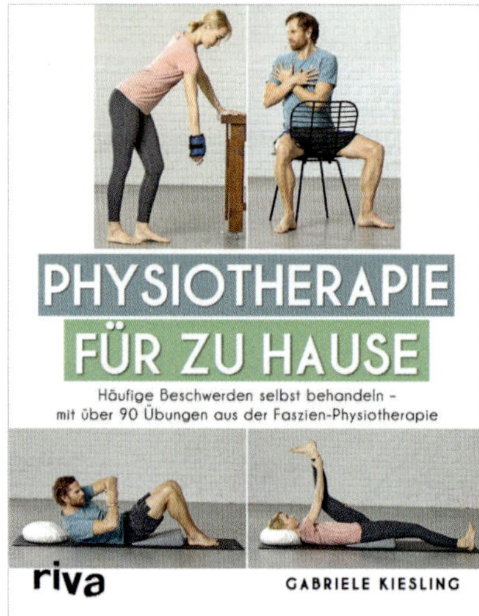

Auch als E-Book erhältlich

176 Seiten
19,99 € (D) | 20,60 € (A)
ISBN 978-3-7423-0615-9

Gabriele Kiesling

Schmerzfrei durch Cupping

Durch modernes Schröpfen die Faszien lösen – mit über 90 Übungen

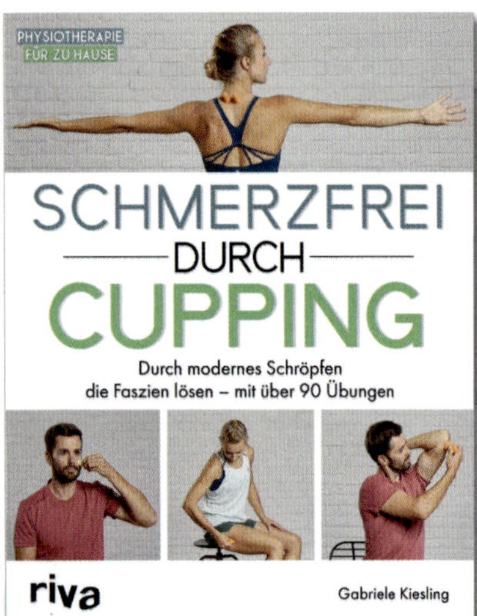

Auch als E-Book erhältlich

176 Seiten
19,99 € (D) | 20,60 € (A)
ISBN 978-3-7423-1213-6

Gabriele Kiesling

Physiotherapie-Hausapotheke

Über 100 effektive Maßnahmen und Übungen, um Schmerzen und Beschwerden zu behandeln – mit Quickfinder zur Selbstdiagnose

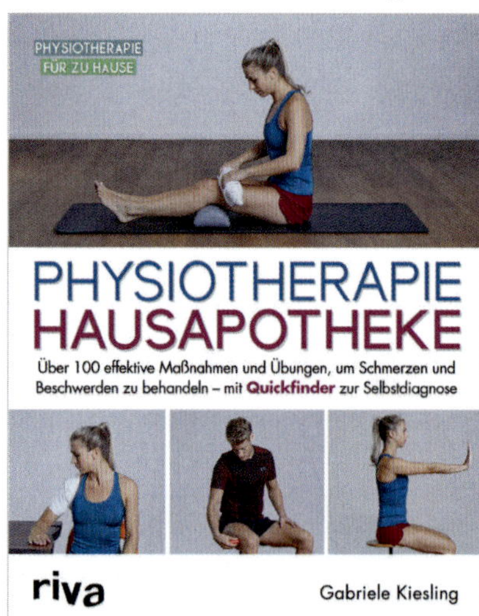

Auch als E-Book erhältlich

224 Seiten
19,99 € (D) | 20,60 € (A)
ISBN 978-3-7423-1622-6

riva